# 陈大年论治中医妇科疾病拾萃

主　审：陈惠林　王大增

主　编：徐莲薇

副主编：陈应超　刘慧聪　赵　莉　汤倩珏

编　委（以拼音顺序排序）：

蔡诗莹　曹　诚　陈应超　陈逸嘉

郭姗珊　韩虹宇　刘慧聪　刘　敛

刘小菲　刘　洋　汤倩珏　王珍贞

徐莲薇　赵　莉　赵　巍

标注：上海市进一步加快中医药事业发展三年行动计划项目《基于高FSH排卵障碍不孕的临床研究建设中医特色不孕症专科》，批号：ZY3-JSFC-1-1010

人民卫生出版社

**图书在版编目（CIP）数据**

陈大年论治中医妇科疾病拾萃 / 徐莲薇主编 . —北京：人民卫生出版社，2017

ISBN 978-7-117-25068-9

Ⅰ. ①陈… Ⅱ. ①徐… Ⅲ. ①中医妇科学 - 中医临床 - 经验 - 中国 - 现代 Ⅳ. ①R271.1

中国版本图书馆 CIP 数据核字（2017）第 237075 号

| 人卫智网 | www.ipmph.com | 医学教育、学术、考试、健康，购书智慧智能综合服务平台 |
| 人卫官网 | www.pmph.com | 人卫官方资讯发布平台 |

**陈大年论治中医妇科疾病拾萃**

主　　编：徐莲薇
出版发行：人民卫生出版社（中继线 010–59780011）
地　　址：北京市朝阳区潘家园南里 19 号
邮　　编：100021
E – mail：pmph@pmph.com
购书热线：010–59787592　010–59787584　010–65264830
印　　刷：三河市尚艺印装有限公司
经　　销：新华书店
开　　本：710×1000　1/16　印张：14　插页：2
字　　数：244 千字
版　　次：2017 年 11 月第 1 版　2017 年 11 月第 1 版第 1 次印刷
标准书号：ISBN 978–7–117–25068–9/R · 25069
定　　价：42.00 元

打击盗版举报电话：**010-59787491　E-mail：WQ@pmph.com**
（凡属印装质量问题请与本社市场营销中心联系退换）

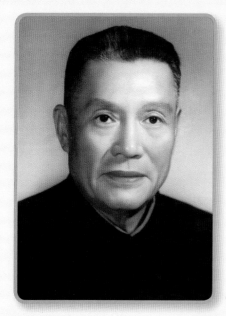

◀ 陈大年先生

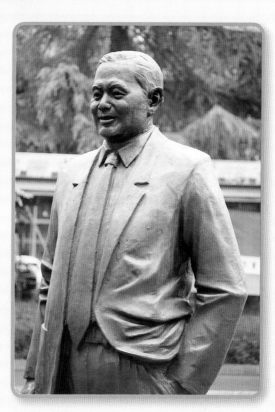

上海龙华医院陈大年先生铜像 ▶

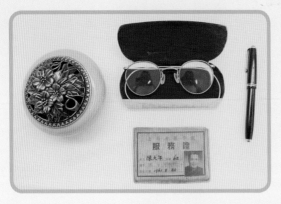

▲ 陈大年先生工作物品

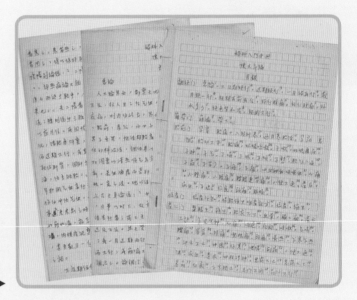

陈大年先生手稿 ▶

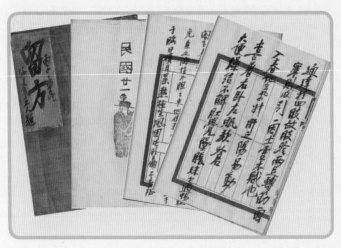

◀ 陈大年先生的留方笔记

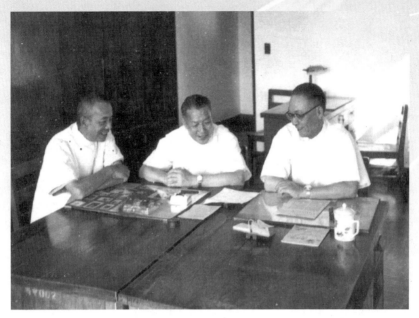

陈大年先生（中）与朱小南先生（右）、沈建侯先生（左）合影

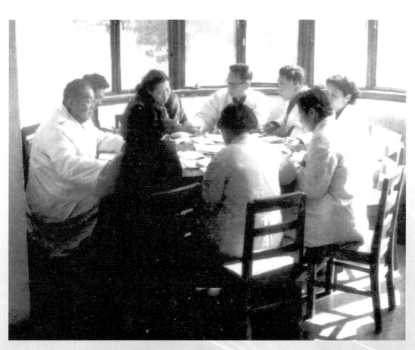

陈大年先生带教学生，传授中医药知识和临床经验
（左一陈大年先生，右二王大增先生，右三李国维先生）

5

## 經歷 (包括學歷，从七岁填起)

| 起 止 年 月 | 地区和部門 | 职 务 | | 起 止 年 月 |
|---|---|---|---|---|
| 1905年1月至1909年12月 | 私塾 | 求学 | | 年 月至 年 月 |
| 1910年1月至1915年12月 | 敬业书院 | 求学 | | 年 月至 年 月 |
| 1916年1月至1918年12月 | 法文书馆毕业 | 求学 | | 年 月至 年 月 |
| 1918年12月至1924年1月 | 专修中医(先父陈筱宝亲授) | 中医学习 | | 年 月至 年 月 |
| 1924年1月至1937年8月 | 三辉搏72号开业中医女科 | 女科医师 | | 年 月至 年 月 |
| 1937年8月至——年月 | 麒麟路611号开业中医妇科 | 女科医师 | | 年 月至 年 月 |
| 1952年10月至——年月 | 上海名义卖隆痔方五门诊部 | 妇科中医(顾问) | | 年 月至 年 月 |
| 1955年1月至——年月 | 上海市一医院 | 妇产科医院顾问 | | 年 月至 年 月 |
| 1956年1月至——年月 | 全国妇产科学会 | 委员 | | 年 月至 年 月 |
| 1958年11月至——年月 | 上海市第二医学院广慈医院 | 妇产科顾问 | | 年 月至 年 月 |
| 1959年11月至——年月 | 上海中医学院妇科 | 教研组主任 | | 年 月至 年 月 |
| 年 月至 年 月 | | | | 年 月至 年 月 |

上海龙华医院档案室保存的陈大年先生简历

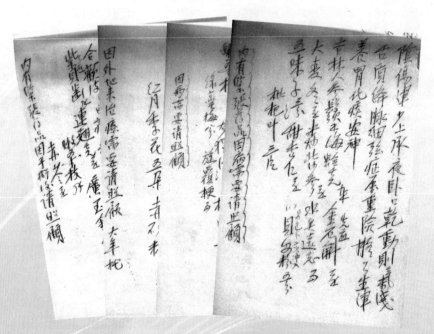

陈大年先生奉行"三德为宗"，重视行医中的人文关怀，时时为患者着想。
手写处方上写有"紧缺药材、因病照顾"等字样

6

# 内 容 提 要

陈氏妇科流派的代表性传承人大年先生是上海中医药大学附属龙华医院妇科的创始人、第一任科主任。为推进海派陈氏妇科流派传承建设，龙华医院于2015年8月成立了"陈氏妇科学术思想研究室"。工作室成立至今，竭尽所能地收集既有的和散落的图文资料，包括陈氏妇科大年先生相关论文、出版物、医案、处方、手稿，挖掘出诸多尘封已久的珍贵原始资料，现整理出版本书籍——《陈大年论治中医妇科疾病拾萃》，传承陈氏妇科流派精粹，与广大同仁共享。

　　欣然得知《陈大年论治中医妇科疾病拾萃》即将出版，此书由编写至今付梓完成实属不易。受徐莲薇主任之托尽已所能地收集先师相关资料，以及随师临床笔记等，在此过程中，与先师之间点滴跃然眼前。此番受托写序，更是往事历历在目。

　　我原是一名西医妇产科医师，后随着党的中医政策的贯彻走中西医结合的道路，在离职学习中医研究班后转入龙华医院工作，有幸入大年先生门墙，受其亲身教导和培养。在中医药工作上的所悟所得离不开先生的言传身教，实在是师恩难忘！

　　先师大年先生为陈氏妇科陈筱宝次子，继承父业。先生为沪上有名望的妇科专家，以特邀身份在上海市公费医疗第五门诊部工作，远近闻名而来找陈师看病者甚众。至上海龙华医院成立，先生放弃开业，出任龙华医院妇科第一任科主任。在跟随先生学习、共事的数载中，为其精湛学术、高尚医德所折服。因先生的社会影响与地位，时任诸多社会兼职，但推动龙华妇科的发展仍是其心之所系。先生在医、教、研各方面所做贡献都为龙华妇科后期的发展构建了良好的平台。

　　临诊方面　先生在家传理法方药的基础上，兼容并蓄，博采各家所长，有其独到心得体悟。正如本书中对大年先生临证经验之总结，在"陈氏妇科"学术思想之上更有其个人的精华凝炼。每每临诊精致入微，药到病除。而先生接诊时待病人平易近人的态度是为另一印象深刻之处。陈氏妇科筱宝公一生致力于服务百姓，以"吾尽吾心"为座右铭，而大年先生受家传祖训影响，在诊疗时常谈笑风生，又善于言辞，宽譬诱导和精神上的安慰，常使患者所忧思幻想顿消，也为下一步用药治病打下基础。

　　科研方面　大年先生当时担任全国计划生育委员会委员，科研工作重点搞中草药避孕与绝育。先生与我在不断探索控制生育的处方，对古代一些绝育、避孕单方进行实验或临床研究，付出了艰辛的劳动。如为弄清"蚕蜕子"的避孕作用，他亲自去无锡养蚕场；为了证明"茶子油煎水银"的绝育效果，我们就在先生自家花园里操作,将煎成的海绵状物喂小鼠,全不顾有毒气体的危害。先生这种探索科研的认真态度,持之以恒的精神深深感染了我,后来我与其他同事继续做了七十多种复方与单味绝育、避孕与堕胎药的删选实验,使龙华医院成为上海最早从事这方面工作的单位。

教学方面　临床带教认真细致,一字一句,一方一药,都不遗漏;课堂教学深入浅出,结合临床经验讲解,同学反映甚好。其严谨的治学教学态度,观其教学讲义即可见一斑。本书中亦收录了大年先生讲义之荟萃,其中内容之全面、医理之透彻实在值得后辈晚学研读切磋。

身为陈氏妇科传人,深感荣幸,也倍感责任重大。此番本书的整理出版也是推进海派陈氏妇科传承的一件大事。书中尽可能全面地向世人介绍先师的学术经验,也为中医妇科学术流派的研究提供了重要的历史资料。

由徐莲薇主任领衔陈氏妇科学术思想工作室成员悉心编纂此书,本人深感欣喜。对大年先生经验的总结,是为继承,亦是发展的基础。寄望于门人后学不断充实内容,是为创新,进而不断弘扬海派陈氏妇科,造福人民,并以此序寄托对恩师深情思念。

海派陈氏妇科流派传人

王大增

2017 年 3 月

于沪上，一旦提及"陈氏妇科"，实乃是谁家不知，无人不晓。20世纪新中国成立前的旧上海，业界与坊间所称颂的"上海三筱"，即是指伤科石筱山，外科顾筱岩，妇科陈筱宝。由此可知："陈氏妇科"有着无可比拟的学术影响和地位，获得了社会民众的极度信任。

近代海派中医，流派纷呈，医家荟萃，名医贤士辈出。"陈氏妇科"以其饱孕匠心而形成的特色和优势在整个中医学界广被传颂，社会民众赞誉之词更是不胜枚举。陈大年先贤，是陈氏筱宝公的次子，是"陈氏妇科"流派第三代杰出的代表性传承人。1959年任上海中医药大学妇科教研室主任，1960年赴任刚刚建院开业的上海中医药大学附属龙华医院妇科主任，是龙华医院开院的学术元老。在其整个医学生涯，素以精湛学术，高尚医德著称，以至领衔医界，折服世人。于当今的龙华医院大草坪上所矗立的八尊栩栩如生的先贤铜像群中，陈大年先贤作为开院元老，无可争议地位列其中（说也巧合，最右三位先贤的组合无形中迎合了"上海三筱"（伤、外、妇）的传说）。这是医院全体后学对其一生为医院发展所做贡献的肯定；也是对"陈氏妇科"以其深邃的学术内涵，至高的学术地位为医院集聚起无可比拟的无形资产的肯定。

时下，"流派学术"的传承研究与创新发展风起云涌，学术氛围浓郁，为了更好地弘扬"陈氏妇科"学术，推进"中医妇科学"的发展，由徐莲薇主任领衔一众门人后学，满怀崇敬之情，深怀敬仰之意，悉心编纂的《陈大年论治中医妇科疾病拾萃》一书，即将付梓出版发行。有幸先睹专著，感触至深，感慨无比；直感这是一部满是"学术干货"，足具启迪后学奋进，推进学科发展效应的集作。

一、虽说本书总结的是陈大年先贤的临证经验，然折射出来的则是"陈氏妇科"的学术观点、学术思想，乃至已近乎"新理论"雏形的学术体系。"陈氏妇科"自先祖陈耀宗奠基，由陈氏筱宝公奠定，经历代陈氏子嗣及门人弟子的弘扬传承，迄今临证经验的学术体系更为殷实。

二、本书的又一亮点，精选了验方12张，方证的解析详尽透剔，对专业人士的诊治思路拓展,尤其是于临证上的应用,真有"信手拈来"之便。大凡流派、名家的验方,谓之"名方"实不为过。这是大医由自身的临证实践中,经过梳理、筛选、总结而成的结晶。验方(我谓之"名方")的诞生一定孕含着医家的学术观点,日后能被业界后学予以应用与传播,这是对流派"立方"的学术观点、学术思想的认可。全然不必苛求理论上的完整性。要坚信,随着时代的发展,学术的升华,新理论一定会诞生的。仁者见仁、智者见智吧!

三、本书的第六部分留方随笔,也极有新意。我体悟这"随"字之义,既决非"随时""随意",也绝非"无心插柳柳成荫"之嫌。实乃是"及时""认真"之两词的"谦谦"之示。俗语说"好记性不如烂笔头",无论"好记性",抑或"烂(懒)笔头",这两者比之"即""勤"都差之千里、万里之遥。及时的记载、记录最能保障"诊治过程一切的真实性"。谨记:最真实的资料,才能最终整理、总结成最真实的科学成果。

四、本书虽总约20万字数,单从字数上论,离"百万巨著"确是离得大了,远了。然这20万字数的集作,其中含有"挖掘出的诸多尘封已久的珍贵的原始资料",这是极其不易的一点。是作者基于对陈大年先贤、对"陈氏妇科"充满钦佩之心、诚爱之意,历经艰辛付出而所获取的成就。因为我也是"流派"的传承人之一,在对"顾氏外科"学术流派的研究建设过程中怀有同样的情意。完全是认认真真、实实在在、扎扎实实、不畏艰辛、不挟杂念地参与其中。因感受颇深,故而在序中特意写上一笔。

感谢徐莲薇主任邀写此序,不妥之处诚望谅解。

顾氏外科流派传人

2017 年 3 月

# 序 三

　　上海陈氏妇科自陈筱宝创派，享誉沪上已有近百年历史。陈筱宝之子盘根、大年均承父业，在中医妇科上有所建树，人称"陈氏妇科一门三杰"。陈大年，陈筱宝次子，陈氏妇科第二代传人，是上海中医药大学附属龙华医院首任妇科主任，建院八老之一，为龙华医院的中医妇科建设和医院发展做出了卓越的贡献。此次，由陈氏妇科学术思想研究室主持编写的《陈大年论治中医妇科疾病拾萃》出版，本书聚焦临床，集陈氏妇科学术精髓，既有学术观点之立论，临证经验之解析，又有处方用药之心得，讲义经典之荟萃，纵览全书纲举目张，文字精炼，内容深邃，我认为有以下三大特点。

　　一、大医情怀，传承匠心。在首篇"医家传略"中细数陈氏妇科家学渊源，让读者一窥著名的医学流派和医学大家是如何炼成的。陈氏妇科为医始终遵循祖上传下的"三德为宗"（心德、口德、行为德），大年先生临诊细致入微，善解人意，彰显中医大家情怀和医学人文光辉。先生治学严谨，兼容并蓄，精益求精，治疗月经病、不孕症、产后病得心应手，采用中西医结合方法治疗宫外孕、功能失调性子宫出血、子宫肌瘤、子宫脱垂等病，均获良效，在仁心仁术救治患者的过程中不断传承和发扬着工匠精神。

　　二、海纳百川，凝练出新。大年先生学术上推崇陈素庵、王肯堂、傅青主和叶天士，尤其赞赏明代陈文昭的《陈素庵妇科补解》，继承其父的学术思想，并有所发扬，提纲挈领，化繁为简，如强调保护元气、调经重视气药配合、不孕首辨任脉通调与否，产后宜补虚祛瘀温化等，同时创制了大量经验方，形成具有海派中医特色的中医药防治妇科疾病的理论学说和学术观点。"医案解析"一章通过列举经、带、胎、产、杂病的典型病案，让读者犹如跟师伺诊，良师在侧，感受处方之精当、用药之细微、疗效之显著。

　　三、奖掖后学，提携晚进。大年先生长期致力于中医药事业，除了潜心医术治病救人，他也无私奉献在中医妇科教学的岗位上，将海派陈氏妇科的诊疗要旨传授给更多中医学子，成为许多中医后辈在医学成长路上的领路人，可谓桃李满天下。本书中"讲义荟萃"一章精选了大年先生多年的教学讲义文稿，静心研读,仿佛把我们又带回大年先生在三尺讲台耕耘的场景,他细致教学,谆谆教导,给人以熏陶和启发。

"芳林陈叶推新叶",感谢陈氏先贤留下的宝贵学术财富,相信本书的出版将为海派陈氏妇科流派的创新发展提供助力,为医学同道的学习研究提供借鉴,造福于更多病患。

上海中医药大学附属龙华医院院长

2017 年 3 月

# 前　言

海派陈氏妇科享誉沪上百余年，是上海著名妇科四大学术流派之一，历来以医术精湛，医德高尚著称。作为沪上中医妇科重要学术流派之一，梳理、诠释、传承、传播、实践、发展陈氏妇科的学术思想和临证经验，是陈氏妇科各代传承人的责任和义务。

海派陈氏妇科流派的代表性传承人大年先生是龙华医院和龙华妇科的创始人、第一任妇科主任，在流派发展中起到了承上启下、继往开来的重要作用。自龙华医院成立"陈氏妇科学术思想研究室"至今，工作室极尽所能地收集大年先生既有的和散落的资料，包括其相关论文、出版物、医案、处方、手稿，挖掘出诸多尘封已久的珍贵原始资料，现整理出版本书籍——《陈大年论治中医妇科疾病拾萃》。

全书分为医家传略、医论医话、验方精选、医案解析、讲义荟萃、留方随笔及附录，共七部分，系统介绍了大年先生的学术思想特点、临床治病经验以及妇科医理讲义。其中医案解析、留方随笔皆为大年先生所诊之病的立案处方，或所读之书的化裁运用，资料实为珍稀，陈氏妇科学术思想研究室成员在研读之后，加之评析，以飨读者。讲义荟萃为大年先生对中医妇科学教学的系统整理，经、带、胎、产、杂病诸类俱全，既透妇科之医理，又合临床之实用，供后辈晚学研读切磋。书中另附经由大年先生学术继承人所整理的内容，包括先生的临床经验，或随师临证心得等，精当中肯。

推进海派陈氏妇科流派的传承，是我们继承者义不容辞的职责，望本书的出版能成为推广学习海派陈氏妇科学术经验之钥匙。

衷心感谢关心、帮助、支持陈氏妇科传承和发展工作的每一位领导和同道，特别是大年先生公子陈统一教授和得意弟子王大增教授，提供了大量第一手宝贵资料，是大家的不懈努力使得本书得以顺利出版。

本文收集的资料主要为陈大年先生的手迹、学生的手抄稿或油印稿，字体多为繁体字，文式多为白话文，我们尽可能保留了大年先生的原文原意，原稿中应根据国家药典改为水牛角的犀角等,具有年代的特性,也保留下来未作更改。由于编写者能力和经验有限,其中或有差讹疏漏,恳望各位老师和同道谅解和指正。

上海龙华医院陈氏妇科学术思想研究室

2017 年 3 月

# 目　录

# 第一章

# 医 师 传 略

陈大年（1900—1975 年），沪上名医陈筱宝次子，海派陈氏妇科承上启下的重要代表人物。

大年先生自垂髫之年就跟随父亲学习国学和医学。1913 年从中法学堂毕业后随父侍诊，后受业于名医苏列侯。1925 年出师后，在上海城内三牌楼开业行医，病家日盈门庭。"八一三"抗战时期，转移到法租界巨鹿路执业。新中国成立后历任上海市公费医疗第五门诊部医师、上海中医学院（上海中医药大学）妇科教研组组长、附属龙华医院妇科主任，1958 年始历任上海市中医学会常务理事、妇科分组副组长、全国计划生育委员会委员。

## 家学渊源，一门三杰

大年先生是海派陈氏妇科流派第三代传人。

陈氏妇科缘起清朝咸丰年间御医陈耀宗。陈老先生于 1851 年 32 岁时进宫，40 多岁致仕迁居上海浦东行医，故世称"浦东陈家"。陈老先生教子学医和行医要求甚高，有一次，发觉筱宝公的思想开小差，他气愤地将竹竿不住地往地上戳顿，说："你这样不学好，将来是要害人的，我也不能再往下教了"；又有一次，发觉筱宝公开错了一味药，认为错误比较严重，就说："这个病人家在哪里，明天你陪我去一次。"第二天，陈老先生在筱宝公的陪同下到病人的家里，亲自讯问病情、诊脉，并重拟处方。陈老先生认真严谨的治学和诊病态度伴随着知识传授，犹如润物细无声的细雨，滋润、浇灌了筱宝公的成长，筱宝公也一生律己、律子甚严，形成陈氏一派高尚的医德、医风和精湛的医术、医技。

筱宝公 23 岁失怙，拜沪上妇科名医诸香泉为义父，并侍诊学习，得到诸香泉妇科真传。30 岁时意外地得到宋代陈素庵《妇科医要》手抄残本，筱宝公

1

爱不释手,苦心研读,并且触类旁通,结合学习清代傅青主、叶天士、徐灵胎等医家的妇科医著,兼收并蓄,形成陈氏妇科学术体系的雏形。筱宝公将基础理论与经验良方进行归类整理和实践运用,著成《陈氏医案》《医事散记》等,并取得很好的临床疗效,受到病人与同道的赞许和推重,名重当时,成为医林一杰,陈氏妇科也成为一块响当当的金字招牌。

筱宝公膝下二男,长子盘根,次子大年,承担着继承家业的责任。盘根和大年自幼就跟随筱宝公学习中国文化和医学知识。两位先生都是白天抄方,从父学医,晚间攻读医书,一刻不离父亲,都得到其父真传。

两个儿子到了而立之年后,筱宝、盘根、大年父子三人便在家中坐诊,老宅门口常排着长龙般的队伍,每天门诊量经常可达三百来号,沪上大街小巷无人不知陈家父子三人,人们便称他们三人为陈氏"一门三杰"。

## "三德"为宗,精诚济世

大年先生医德高尚,遵循祖上传下的"三德为宗",救死扶伤。"三德"是"心德""口德""行为德",为陈氏妇科行医准则。

"心德"是做医生一定要心地纯正,心术不正就会影响诊断的准确性,越轨、少德的事就会发生;"口德"是在言语上要顾及病患的处境、心境,譬解宽慰、开导病人,对穷苦人,不应出语冷淡伤害作践,而对于有家庭矛盾的病患,要语出安慰,促进和好;"行为德"是要善待别人,洁身自好,行为举止不能有越轨之处,不能要不义之财。

大年先生善解人意,临诊时经常谈笑风生,使那些忧郁寡欢的病人心情舒畅,所以到大年先生这里看病是一件愉快的事。曾经有一位婚后多年未育的年轻女子,由一位老太陪同前来就医。陈大年诊脉后问,她心中有何不快? 患者瞥了一眼老太太,两目下视,默默地摇了摇头。陈大年即大声说:"你脉象弦紧,左关尤甚,必有不顺心之事,月经由是不调,如何生得小孩? 男婚女嫁,结为夫妇,应当相互爱惜;婆媳如同母女,都是过来之人,更应相互体贴。心情舒畅,月事一调,自然生育有望。"开了处方交给病人,并叮嘱:"心情要愉快,再服此药,必有效果。"只见患者眼含泪花,称谢告辞,老太太也是诺诺连声而去。她们走后,陈大年告诉学生,这位老太太对病人虽然关切,但并不亲昵,所以一定是婆母。自己说的这番话,一来媳妇觉得医生知道自己苦衷,为自己说了话,心情自会舒畅,而婆婆因见医生"脉里搭得出",今后也会收敛些。为受气的小媳妇说说公道话,不但治病,还可以缓解家庭矛盾,这种关心爱护,宽慰、开导病人的医德医风是大年先生最为高尚的地方。

　　自由执业时期的大年先生,不开药店,也不坐堂,因为当时有的医生在药店当堂医拿回扣(当时的堂医,一副药方堂医与老板三七分成),也有人自制丸散膏丹,大称有奇效,高价出售,骗取病家,先生认为不能做此类有损病人利益的事情,所以只在自己诊室执业。

　　大年先生行医,"吾尽吾心",以"心德""口德""行为德"要求自己,精诚济世,一心为民众服务,尽心解除众多病患的病痛。

## 兼收并蓄,学贯中西

　　大年先生求学的中法学堂是上海法租界公董局开设的法语学校,先生自幼年就开始接触了西方文化,每天回到家里再由父亲筱宝公亲自教授国学和中医知识。大年先生西化的学习经历使先生的思想开放活跃,乐于接受和吸收新事物,也使他后来进入到上海中医学院(上海中医药大学)和上海龙华医院工作后,非常容易地接受西医妇科学的诊病思路,并且加入到研究中西医结合诊治各类妇科疾病的队伍中来。

　　大年先生从父学医,每天白天抄方,晚间攻读医书,好学不倦。期间,他又师从父亲好友、儒医苏列候学习内、妇科,这一学医过程对他学术思想的成长非常有益,使他的眼光不再局限于一家一户。多渠道、多途径的学习,让他学贯中西医,具备了海纳百川、兼收并蓄、集思广益的智慧和胸襟,而且大年先生乐观向上、广交朋友的品质也可能与这些学习经历不无关系。

## 传承创新,精益求精

　　大年先生在妇科方面颇有建树,尤其对月经病、不孕症、产后病得心应手;还采用中西医结合方法治疗宫外孕、功能失调性子宫出血、子宫肌瘤、子宫脱垂等病,均获良效。

　　先生推崇陈素庵、王肯堂、傅青主和叶天士的学术思想,兼收并蓄,尤其对明代陈文昭所著的《陈素庵妇科补解》十分推崇,有很深的研究,多次和自己学生陈惠林、王大增等谈论、讲解此书。

　　大年先生在学术上继承了父亲学术理念和临证经验,特别是筱宝公总结的妇科三要:即"病人以元气为本""妇科以调治血分为要旨""妇人杂病以调肝为中心"。先生集多年临床实践,形成自己的诊病特色,进一步丰满陈氏妇科的学术思想。比如，大年先生非常重视辨证求因，主张四诊合参、全面分析，特别强调望诊，尤重察目，对舌苔的望诊也颇有研究，撰有《舌苔学讲稿》。再如，大年先生用药细腻轻灵，曲尽奥妙，灵活善变；这点也是先生与兄长盘根先生最大的不同之处，盘根先生用药大胆，下药量重，绝不手软。

大年先生曾应广慈医院妇科刘德傅教授邀请去会诊。一位三十多岁的刘女士血崩不止已二十余日，刘教授告诉大年先生："所有的西医手段均已用上，中药也吃了许多，但仍无效，最坏结果就只能全子宫切除了。"先生念其年轻，不舍其切除子宫，因此非常仔细地翻阅病历。发现几乎所有止血方药均已用过，而西医检查并没有发现特殊情况，病人因血崩日久，面色口唇苍白无华，神志困倦，四末欠温，舌淡苔薄，但脉象显大，是出血尚在继续之兆；问及大便，病患诉已有十余日未解，大年先生便认为这是辨证的要点，其出血不止为下焦结热，釜底火旺，致血热妄行。看了前面也有清热凉血的方子是对症治疗，但是扬汤止沸如何有用？应该急当釜底抽薪，先生投以大剂生大黄为主清泄内火，次日，大便通畅，血崩果然渐渐止住。可见大年先生临床辨证之精确与用药之胆识。

大年先生还和学生王大增教授一起为计划生育做了很多探索和研究，特别是对古代一些绝育、避孕单方进行实验或临床研究，付出无数艰辛。比如，为弄清"蚕蜕子"的避孕作用，他们亲自去无锡养蚕场；为了证明"茶子油煎水银"的绝育效果，就在大年先生自家花园里操作，将煎成的海绵状物喂小鼠，全不顾有毒气体的危害。后来王大增教授等人继续做了七十多种复方与单味药的删选实验，成为上海最早从事这方面工作的单位。

## 承上启下，桃李满园

大年先生放弃私人开业，进入上海中医学院（上海中医药大学）担任妇科教研室主任和上海龙华医院担任妇科主任，是陈氏妇科发展史上一个重要的转折点。从此，海派陈氏妇科的绝技通过大年先生的无私奉献，展现在众人面前，启蒙了众多的中医学子，造福了更多的患病女性。

大年先生把陈氏妇科的学术思想、自己多年积累的临证经验和有效方药进行整理和编撰，整合现代医学生殖内分泌的病理特点，重新认识妇科月经病、痛经、不孕症、带下病、产后病等，形成一整套较为完整的中医药防治妇科疾病的理论学说和辨治方案，发展了陈氏有效验方八制香附丸、香草汤、黑蒲黄散、求嗣方、乌药汤、桑翘汤等，大大提高了龙华医院妇科诊治疾病的能力。

大年先生不仅传承和发展了陈氏妇科的学术思想和临证技能,还组建了的龙华医院妇科学科小组,编写了大量中医妇科学授课讲义,还带教、传授自己领悟的医学心得,培养了第四代传人陈惠林、王大增、李国维、李祥云教授等,如今大年先生的弟子们也已经学生盈门,可谓是"桃李满天下"。

# 第二章

# 医 论 医 话

## 一、治病强调保护元气，"适事为故"

陈氏认为"病人以元气为本"，即保存病人元气充沛，人体自能调节去病。徐灵胎的"元气存亡论"云"气为血帅"，因此，治病应以不损伤元气为主。如若疾病可以缓和调治者，不可急切图功，轻投峻烈之药以伤正；如若疾病必须攻泻取效者，亦须寓补于功，配合补益之品以扶正，"总以不损伤元气为主，维护元气为先"。比如在调经中，由于七情郁结，六淫外烁，导致冲任失调所致的经行失序，治法多用疏调气机，即使瘀阻经络，经闭不行，亦不宜快利破气，盖因"峻药虽能取效于一时，但元气暗损，使祸患潜伏"。再如"有因风冷寒湿而致血滞者，当温经散寒，行滞去瘀，但过于辛热则血热妄行，上为吐血，下为崩败，暴下之患，损伤阴血，而遂难治"。因此，治疗疾病时，需要时时顾虑勿伤及元气。

那么，怎样才能既不损元气，又治愈疾病，如此恰到好处呢？简而言之，是"适事为故"。"适事为故"的含义，在李中梓《内经知要》中有明确的注释："适事为故，犹云中病为度，适可而止，毋太过以伤正，毋不及以留邪也"，即治疗疾病"中病为度，适可而止"的"致中和"思想。

要在临证时贯彻"适事为故"，首先要仔细分析每个患者身上动态的"事"的不同，深入理解其辨证和病机，并且"知常达变"；其次，医者在治疗中对用药时间、用量大小、疗程长短等因素的把握，既不可"太过"，也不可"不及"，以"中病即止"为标准判断药力；再次，在疾病的预防、养生等各个方面，都要"驱邪不伤正""以平为期"，方才是完整的"适事为故"的思想内涵。

据此，陈氏提出妇科疾病的调治重在血分，调治血分以养血和血为主，并对于"枯者滋之，瘀者行之，逆者顺之，热者清之，寒者温之"的治疗原则，进一步提出"滋血宜取滋畅,行瘀亦取和化,顺气应取既达,清不可寒凉,温不宜辛燥",界定了"滋血""行瘀""顺气"等治则的度为"滋畅""和化""既达"等,以期达到祛邪不伤正、恰到好处的疗效。

在大年先生的临证医案中,可以看到他遣方用药遵从固护元气的理念,对患者用药上都尽量避免峻药破气之品,做到适可而止,病情不重,不属急病时药性都要以和为本。

他以为保存元气充沛,人体自能调节去病,故认为"气为血帅"之论,对于妇科疾病起着临证主导意义。

## 二、调经重视气药配合

陈氏在调经方面注重气药的应用,主要归纳为两个方面,一为补气药的应用,二为理气药的应用。

"气为血帅",尊"病人以元气为本"要旨,在调治月经病时须时时顾护正气。特别是在崩漏的诊治中,正如《傅青主女科》所云:"血崩而至于黑暗昏晕,则血已尽去,仅存一线之气,以为护持。若不急补气以生血,而先补其血而遗气,则有形之血,恐不能遂生,而无形之气,必至尽散,此所以不先补其血而先补气也"。陈氏治疗崩漏,首先投以黑蒲黄散塞流止血,此时凡见气随血脱,脉见虚象、面色㿠白、神疲无力的症状,就会以独参汤加童便配伍,人参味甘,大补气血、止渴生津、调营养卫,童便引药入肾,固纳肾气,全方调经与补益兼施,达到固摄气血之功。后续的澄源、复旧更是时时考虑加用补气药物。

调经时,根据症状需求,须要加入理气药。女子月经失调,治疗奇经八脉固为常法,但调肝也至关重要,尤对中年妇女,调经必疏肝,疏肝必须理气。陈氏认为调经气药宜用行气开郁之品,切忌破气以伤正气。因女子为阴柔之体,以血为本,以肝为先天。肝藏血,主疏泄,调畅气机,促进女子卵子成熟和排出。若肝血充盈,肝气调达舒畅,则肝血下注冲任二脉,使卵泡正常生长、发育、成熟,按期排出,女子得以受孕或月经来潮;若肝失疏泄,气机失调,血脉不畅,则排卵障碍,经血失常,难以受孕。另外,肝主疏泄对情志起着重要的调节作用,肝之疏泄调畅,则心情舒畅;肝失疏泄,则心情抑郁。病患除月经失调外,还症见胸胁胀痛或隐痛,走窜不定,疼痛引及肩胸等处,伴有胸闷,嗳气,情绪易波动,苔薄白,脉弦或弦细等,此时可予八制香附丸疏肝理气,养血活血,祛痰除湿法治疗。

八制香附丸出自陈素庵《妇科医要》手抄残本,由香附、当归、川芎、白芍、熟地、红花、川连、半夏、秦艽、丹皮、青皮组成,经过八制为丸。本方以香附为君畅肝之郁,疏肝之气,在辛香理气中掺以调肝凉血之品,符合陈氏"气为血帅",气行则血行,气顺则血顺,调经适宜理气,不可破气的原则,临床化裁应用每获良效。

## 三、不孕首辨任脉通调与否

肾主藏精而为生殖之本,肾精盛、肾气足则生殖功能旺盛。

海派陈氏妇科认为受孕的机理是肾气充盛,任脉通畅,太冲脉盛,月事以时而下之后,两精相搏方才能受孕;而不孕症的病因与肾中精气盛衰及任脉的通畅与否有很大关系。

临床常见不孕症有虚实两种类型。虚者乃肝肾不足,冲任失调,八脉空虚所致,治当补之,常用药物中温养肾阳的有鹿角、巴戟肉、仙灵脾、紫石英、益智仁、菟丝子;益气养血的有党参、生黄芪、熟地、白芍、白术、当归;调摄冲任的有茺蔚子、艾叶、月季花、玫瑰花、赤砂糖;方药以五子衍宗丸、四物汤、艾附暖宫丸、毓麟珠等化裁。实者乃肝气郁滞、痰湿阻滞所致,治宜疏肝解郁、疏调气机、燥湿化痰以通之,常用药物如醋炒柴胡、制香附、苏梗、枳壳、茯苓、米仁、茅术、制半夏之类;方药以九制香附丸、苍附导痰汤等化裁。

不孕症诊治中,在男子以精为主,女子以血为主,男子精血宜闭,不可损漏,女子经血宜行,不可壅滞。而导致任脉阻滞的原因众多,如经期产后调理不当、卫生不良,或经期同房,或宫腔手术操作消毒不严,或体质虚弱,寒湿热之邪乘虚而入,均会阻滞气血,瘀滞胞络,导致任脉不通,无以摄精成孕;而长期不孕,情怀不舒,肝气失疏,气机郁滞,气滞脉涩,又加重任脉不通的病机;又有久病不愈,日久入络,凝滞气血,阻于胞中,或痰瘀互结,留滞经络,阻塞胞脉,如此因果交织,引起冲任失调、任脉不通而不能摄精受孕。

基于上述的病因病机认识,大年先生在治疗不孕症之时,首先在经期运用求嗣方试探任脉通调与否。求嗣方是由香草汤衍化而来的验方,经来时服用后有肠鸣矢气或便泄者,表示内有动气,生育有望,反之生育艰难。

求嗣方由当归、川芎、泽兰、红花、牛膝、香附、艾叶、丹参、川断、益母草、月月红、赤砂糖组成,经来服用,有祛瘀生新,疏调冲任二脉气机的作用。对于内生殖系统的功能不利,冲任失调所引起的妇科病,可以促进盆腔内血液循环,通调瘀滞。方中月季花配合赤砂糖助行药力,专调冲任二脉之气血,使无瘀血停滞之患,冲任调和则能摄精受孕。

## 四、治癥瘕当顾护胃气

中医对癥瘕积聚的成因和治法早有记载。综合诸家之说，本病的形成是由于饮食起居失常，风寒湿外侵、正邪相搏、正气虚损或内伤七情以致气血运行失常，恶血留而不泻所致，尤其在月经期或产褥期护理不当，更易致病。

王清任在《医林改错》中更明确指出："肚腹结块，必有有形之血"，说明腹内肿块多由血瘀所致，所以"活血化瘀、理气通畅"之法就成为后世诸家治疗子宫肌瘤的基本大法。

子宫肌瘤属顽疾、痼疾，绝非数剂能取效。攻伐之品长期和较大剂量地使用，恐伤及脾胃，大年先生在治疗癥瘕之时，强调用药时需要注意顾护胃气，盖在人以胃气为本，有胃气则生，无胃气则亡；胃气充足，则气血生化有源，正气旺盛，方能祛除外邪。所以大年先生认为癥瘕治病除活血破瘀外，同时还需养胃护胃、兼顾正气的鼓舞。

比如三棱、莪术是治疗癥瘕的常用药。张锡纯《医学衷中参西录》中指出："三棱、莪术性皆温，为化瘀血之要药"，更有不少文献对三棱、莪术的消肌瘤作用给予肯定。但是，三棱、莪术等活血化瘀、软坚散结之剂终属攻伐之品，久用实有耗散气血之弊，以致气血亏损；久用亦伤及胃气，因胃气之强弱与饮食之多少有关，胃气不充则纳谷不思，造成元气暗损；而正气不充又会加重邪气瘀血趁虚阻滞冲任，加重病情。故而治疗癥瘕疾病时，除投以活血行气、软坚散结之品以外，应加炒白术、焦山楂、焦六曲、炒谷麦芽、鸡内金等健脾开胃消食之品，以达固护胃气、攻补兼施、寓攻于补、以缓图功的目的。

## 五、通调月经以"调"为要

大年先生治疗月经不调，特别注重"调"字，认为先期、后期、先后无定期、过多、过少或闭经等，都是冲任失调所致，治疗时宜和营养血，疏调气机，使脏腑功能正常，冲任得以通盛，经水自畅。

所谓调者，使之和而无过、无不及的意思。月经不调有量多或少、先期后期、淋漓不止或瘀滞不通诸端，治疗当"有余者通，不足者补"，通乃去其闭塞损积之瘀，达到旧血去，新血生；补则培其脾肾，使新血渐生而不枯闭，故曰调也。

具体诊治须以辨证为纲，对虚者补而调之，热者清而调之，寒者温而调之，瘀者行而调之。冲海虚弱所致者,大年先生用温养肝肾法以治其本,使肝肾得健,冲任充盛,则月事按期而行,多投以鹿角霜、菟丝子、补骨脂、熟地、巴戟肉等;气营两虚,肝郁气滞的虚实夹杂证,用调气和营法,多以四物汤加鸡血藤、丹参等养血和营调经,并参以香附、陈皮等以调其气机;血热者有冲海有热与肝胆气火内盛之区别,故治疗上有清热调经和养营平肝正经之别,通常大年先生用生地、黄柏、丹皮、秦艽、青蒿梗以养营清热,用柴胡、山栀、白芍、香附等以平肝正经;感寒以致经闭者,则治以温经散寒为主,以肉桂、香附之祛寒祛瘀,行气开郁,并须配合健脾和胃、调气和血之品,再视病人体质有余不足及症状轻重等,配入其他药物;有瘀血内阻者、或病因病情错综复杂者,大年先生以香草汤主方随症加减以养血活血、行气化滞,如见体质坚实而兼有腹痞、腹痛拒按者,可加牛膝、莪术、红花等行气化瘀。

月经不调的总体治疗以"平调"为期,切忌过用剋伐之品。尤其对于闭经患者,非不得已,不可多用峻烈逐瘀的药,如干漆、䗪虫等,倘过分使用苦寒辛热、或攻击刺激的药,反会伤害人体脏腑机能而加重症情。

# 六、益气养血慎防损胎

大年先生认为凡有胎者,贵冲任旺盛,元气充足,以保无虞,分娩顺利;若气血不充,冲任脉虚,则经水延期,难以孕育,即或得孕,亦多胎孕不实,重者损堕。而妊娠胎漏、胎动不安,或因气血虚弱,冲任亏虚,摄纳无权;或脏腑有火,血分有热,热伤冲任;或因房事过度、误服药物、跌扑外伤等内伤冲任,致冲任两经气虚,肾脉无力系胎所致。因此,大年先生治疗妊娠病,务必益气养血,以安为要;即或有病,用药以不碍胎为原则,避免使用温热、破气破血、通行滑利之品,以防伤损胎元。

先兆流产的治法以补肾为主,同时,胎儿之生长发育,又赖母体气血之充沛,因此往往脾肾同治之,常以"所以载丸"为主方化裁。"所以载丸"出自陈修园《女科要旨》,由党参、白术、茯苓、杜仲、桑寄生、糯米、红枣组成。方中党参补中益气,健脾养血;白术归脾、胃经,补气健脾,燥湿安胎;茯苓健脾宁心,益气升举;杜仲和桑寄生均是归肝、肾经,具补肝肾、安胎元之功;红枣补中益气,养血安神;糯米补中益气、健脾养胃,并具有黏性,能助养胎元。诸药合用,正是体现了陈氏妇科治疗妊娠病"益气养血,以安为要"的学术思想。

海派陈氏妇科有一张食疗安胎方:人参鸽子蛋安胎方,是祖父耀宗先生清末宫廷食疗验方,大年先生常以此益养气血、固本安胎。这张方子由少量野山人参、新鲜鸽蛋、新鲜糯米三者烹制而成,方中鸽蛋味甘、咸、性平,具有补肝肾、益精气的功效;糯米补中益气安胎、养胃健脾;野山人参为大补元气之圣药,方中少量野山参应能起到补益元气、固本安胎、益气培元的效果;将少量的野山人参细磨成粉后注入鸽蛋内与糯米同蒸,三者配伍可以益精补血、固本安胎,针对妊娠期出现先兆流产或具有胎气不固、气血亏虚、有胎损隐患的孕妇有良好的保胎效果;也可以在孕期作为食补,起到滋养胎儿先天、充养胎儿的脑髓等养胎之效。

## 七、产后宜补虚祛瘀温化

由于产时的创伤与出血,以致产后气血津液虚损,加之将息失宜,调摄失当,易致产后诸疾。大年先生认为妇人产后多血瘀、寒凝、血虚。辨治之时,当依据《金匮要略》中提出的"三审"为原则:先审小腹痛与不痛,以辨恶露有无停滞;二审大便通与不通,以验津液之盛衰;三审乳汁行与不行,饮食之多少,以察胃气之强弱。

大年先生认为妇人产后多血瘀、寒凝、血虚。盖因产后百脉空虚,起居不慎,寒邪易乘虚侵入胞宫、胞脉,血为寒凝,而致瘀血内阻;或产后肝血不足,肝失疏泄,郁而不达,气滞血瘀;或胞衣残留,冲任不畅,瘀血内阻,血不归经,故产后又多血瘀。

考虑产后多虚多瘀的病机特点,大年先生对产后病的诊治一方面随时顾护气血,另一方面温化瘀滞。

在治疗上应遵从"元气为本,攻邪不伤正"的原则。临证考虑产后之虚,当注重养血、和血、顾护元气,一则不可急功近利,活血药起始剂量宜轻;二则祛瘀同时勿忘扶正,方中常加入健脾和胃药以扶益胃气,胃气充则正气复;三则补虚勿忘入温药,考虑妇人分娩时失血耗气,寒邪易乘虚而入,凝滞血脉,故宜取温化之品以达散寒气、助血运的目的;四则中病即止,凡瘀血内阻之证已减,化瘀伤气类药则须停,以防继用动血之品耗伤气血。

在选方用药上,大年先生采取产后宜温的总则,用药须补虚不致滞邪,攻邪不致伤正;补虚不忘化瘀,化瘀不宜过于耗散气血,清热不宜过于苦寒,解表不宜过于发汗,消导必兼扶脾。大年先生多选用生化汤加减治疗产后诸疾,且以此方作为产后无病则防,有病则治的常规用方。

# 第三章

# 验方精选

## 一、八制香附丸

【组成】香附六两（泔浸一夜,再酒炒,醋炒,童便制,杜仲汁制,后以二两红花汁炒,二两川连汁炒,二两半夏汁炒）

秦艽二两　丹皮三两　当归四两　川芎二两

白芍一两　熟地二两　青皮二两

【用法】水煎服,日两次,300ml,温服。

【功用】行血散滞,除寒、热、湿痰。

【主治】月经不调。

【方解】香附为君药,行气开郁,秦艽与香附合用,助其祛风。丹皮为臣,合川连汁清热,佐以四物补血,青皮、红花以祛滞,半夏豁痰。香附为血中气药,性辛而爆,归肝、脾、三焦经,为治疗妇科疾病之要药,能行血中气滞,气行而血亦行。《本草纲目》中有四制香附丸,四制乃酒浸、醋浸、盐水浸、童便浸,用治妇人经候不调。而陈氏认为经八制之法,可使香附爆烈之性转至纯良。先用泔浸,以制其爆,且淘米水浸制后可借其谷气以引药入胃;次用酒炒,以周行一身,通利三焦也;次用醋炒,曲直作酸,而酸入厥阴肝经,正如《汤液本草》所说"酸能收能散也";次用童便制,童便咸寒,为下焦之药,引入阴分,同类相感;次用杜仲汁炒者,杜仲补肾强腰膝,引药到达下焦腰膝之处也;然后分作三份;以二两用红花汁拌炒,以行血;用二两以川连汁拌炒,以清热;用二两以半夏汁拌炒,以豁痰。君臣佐使之法,寒热痰湿之症,俱在其八制中得以体现。

## 二、香 草 汤

【组成】香附 9g　益母草 15g　鸡血藤 12g　当归 9g

泽兰叶 6g　大川芎 6g　柏子仁 9g　红糖 6g

（剂量由整理者所加）

【用法】水煎服,日两次,300ml,温服。

【功用】养血活血,行气化滞。

【主治】气滞血瘀型闭经。

【方解】香草汤之名取自君药炒香附、益母草,香附为妇科调经之要药,配伍益母草加强行气活血;泽兰叶清香辛散,具有活血通经而不伤正之特点;当归、鸡血藤补血活血;川芎为血中气药,推动气血运行;炒配红糖,味甘性温,有活血补血,祛瘀除滞之功效;柏子仁除烦宁神。临床上,多将闭经辨为血枯、血瘀、寒凝、气滞四型遣方用药,治疗亦从补血、行瘀、温中、解郁四法,立出不同类型之方剂。而陈筱宝先生则认为经闭只需从虚实两因素着手,全方养血活血,行气化瘀,故适用于气滞血瘀之实证,而不宜用于虚损痨瘵,先天不足者。

## 三、黑 蒲 黄 散

【组成】炒黑蒲黄 18g　当归 12g　川芎 6g　炒白芍 12g

熟地 12g　炒生地 12g　丹皮 12g　炒黑荆芥 12g

炒黑地榆 12g　醋炒香附 12g　棕灰 12g　血余末 12g

（剂量由整理者所加）

【用法】水煎服,日两次,300ml,温服。

【功用】升阳补阴,凉血止血。

【主治】血崩虚证。

【方解】方中蒲黄炭为君,化瘀止血,《药性论》指出蒲黄炭能"通经脉,止女子崩中不住,主痢血,止鼻衄,治尿血,利水道",实为妇科化瘀止血之要药。炒生地、丹皮为臣,养阴凉血,荆芥炭、棕炭收敛止血,地榆炭、血余炭凉血止血,方中合四物汤养血活血,醋炒香附行气运血,方中有多味药物炒炭止血,加以行气养血药物,一则标本同治,二则也在止崩之时使坏血不留滞于内。《黄帝内经》云:"阴虚阳搏谓之崩",阴虚者,肾水衰,阳搏者,心火亢。肾水不能制心火,心火独亢,迫血下行,而致妇人血崩。此虽为血崩之主要病因病机,但更究其病因,外感者十之一二,内伤者,十之八九。故临床用药仍因依据其寒热、阴阳、虚实进行加减。

## 四、大安荣煎

【组成】当归9g　川芎9g　白芍9g　生地12g

丹皮6g　山栀6g　黄芩9g　秦艽6g

川断12g　茯苓9g　生甘草6g　薄荷(后下)6g

(剂量由整理者所加)

【用法】水煎服,日两次,300ml,温服。

【功用】养血清热祛风,安荣定血。

【主治】月经过多。

【方解】本方出自宋代《素庵医要》,原方用治血热、郁火、营分受风所致之妇人经水先期。陈氏将此方扩充应用于人工流产或输卵管结扎术后之月经过多,方中以四物汤养血为君,丹皮、山栀、黄芩清热为臣;秦艽、薄荷祛风为佐;加以川断补益肝肾,茯苓健脾和中,以滋气血生化之源,培补其本,生甘草调和诸药。

## 五、乌　药　片

【组成】乌药6g　木香6g　延胡索9g　砂仁(后下)3g

香附9g　吴茱萸9g　桂心3g　当归9g

白芍9g　生姜3片　炙甘草6g

(剂量由整理者所加)

【用法】水煎服,日两次,300ml,温服。

【功用】理气止痛,祛瘀散寒。

【主治】寒凝血瘀型痛经。

【方解】痛经有虚实之分,如《景岳全书》所指出"实者或因寒滞,或因血滞,或因气滞,或因热滞;虚者有因血虚,有因气虚",实证者当于经前5~10天起服药,虚者当注重日常调治。本方是仿《金匮要略》中的温经汤而制,主治寒凝血瘀型痛经,属于实证,临证可见经前或经期小腹冷痛喜按、喜热、月经量少、色淡、或兼有小血块者。方中以乌药上可以入肺脾二经,下可至肾经,开肺顺气,温肾散寒,故而为君。当归养血活血化瘀,川芎、白芍柔肝缓急止痛,三药合用调和气血为臣。吴茱萸、桂心、生姜温通血分之气而散其寒,祛其瘀。《本草纲目》云"香附之气平而不寒,香而能窜",取其通行血气之功,合木香、砂仁、延胡索同用以疏肝理气,通则不痛。

# 六、所 以 载 汤

【组成】党参12g 白术12g 茯苓12g 杜仲12g
桑寄生12g 糯米12g 红枣3枚
(剂量由整理者所加)

【用法】水煎服,日两次,300ml,温服。

【功用】补益脾肾,养血安胎。

【主治】胎动不安。

【方解】本方出自陈修园的《女科要旨》,主治脾肾两虚型胎动不安。《女科经纶》中指出"女之肾脉系于胎,是母之真气,子之所赖也,若肾气亏损,便不能固摄胎元"。《万氏妇人科》则提到"脾胃虚弱不能管束其胎,气血素衰不能滋养其胎",可以看出补养先天和后天之本对安胎的重要性。方中以白术为君,乃安胎之圣药,臣以参、苓,有四君子之意,功能健脾安胎;杜仲、桑寄生为佐补肝肾,强筋骨,养血安胎。加用糯米,乃取之水谷之气以养脾胃,红枣为使,健脾养血,且能缓和药性,顾护脾胃。陈氏指出,凡得胎后,可预服扶胎之药,以防漏坠,所以载汤采用平补之法,最是效验。

# 七、免 怀 散

【组成】当归尾12g 赤芍12 红花12g 川牛膝12g
(剂量由整理者所加)

【用法】水煎服,日两次,300ml,温服。

【功用】活血通经回乳。

【主治】产后乳汁暴涌不止,或哺乳后期,欲回乳者。

【方解】妇人冲任之脉为经血之海,皆起于胞内。乳头属于厥阴,乳房属于阳明,乳汁则为手太阳及手少阴之精血也。心与小肠互为表里,此二经内气血上为乳汁,下为月水,乳汁暴涌,需辨虚实。虚者当为脾胃虚弱之故也,应服补药而止之;实者当为气血旺盛之故也,应通调气血,而非一味固涩。方中仅有四味药物,归尾活血,赤芍清热凉血,散瘀而不伤中,《雷公炮制药性解》中指出红花"入心、肝二经",活血通经,川牛膝逐瘀通经,引药下行。诸药合用,气血化经水而下,则乳汁自止也。

# 八、求　嗣　方

【组成】当归 9g　川芎 6g　香附 9g　泽兰 6g

红花 6g　丹参 6g　艾叶 3g　川断 9g

益母草 12g　月季花 3g　赤砂糖 6g

（剂量由整理者所加）

【用法】水煎服,日两次,300ml,温服。

【功用】祛瘀生新,调畅胞络。

【主治】婚久不孕。

【方解】陈氏认为,妇人婚久不孕,若未查出明确病因,且男方亦健康,必因气血郁滞,胞络之气不畅所致。方名求嗣,但非我辈平素于氤氲之期以使用益肾培元之法调治,而使用诸多行气活血之品,力在祛瘀生新,调畅胞宫之脉络。李时珍在《本草纲目》中称:"古人娶妻要嗣续也,当归调血为女人要药,有思夫之意,故有当归之名",本方用以求嗣,选当归养血活血为君;香附、月季为臣,入肝经,调畅胞宫胞络;佐以丹参、泽兰、红花、益母草活血祛瘀,调理经脉;配以艾叶温经暖宫,川断补益肝肾。本方当在月经来潮当日即服,服用1剂后,腹中如有气扰动大便微利则继续再服用2剂,若腹中不再扰动,则表示气血已调畅,子嗣有望。若是服用1剂后,腹中既无扰动之感,也无大便通利之象,则说明郁结的胞络之气仍不调畅,则生育有一定困难,若连续服用本方6个月仍然无通达之感,则生育之机渺茫。

# 九、回天大补膏

【组成】人参(另煎)六两　白术四两　白茯苓三两　白芍四两

川芎二两　生熟地各一斤　清阿胶四两　山药二两

红花一两　丹皮三两　知母三两　元参二两

龟胶四两　鳖甲胶四两　银柴胡三两　天门冬五两

麦门冬五两　牛、羊乳各半斤　人乳两碗　柿霜三两

梨汁一碗　八制香附丸八两　依法制膏

【用法】早晚各一勺,温水烊化后服用。

【功用】大补阴血,滋荣冲任。

【主治】血枯闭经。

【方解】经闭不行,有虚实之分:实者,以调经通经为主;虚者,以补血养血为要。再配合药物随证加减治疗。皇甫中提出"夫男子之劳,起于伤精;女子之劳,起于经闭",可见血枯之证,实是虚损痨瘵之病因,若不急予救治,便成不治,故需以大补之品救之。妇人或过劳伤力、或饮食不节伤脾、或情志不舒伤肝、或房劳过度伤肾,而使诸经之血不能灌注于血海,故见血枯之证。血枯则经水断绝,症见畏寒发热,肌肉消瘦,皮肤干涩,爪甲青而不润,饮食减少,大便溏泄,小便痛而数,口干、咽燥、渐成痨瘵,则病危而难治。方中用四君子汤益气,四物汤养血。脾为元气之本,肺为气化之源,予二冬、知母、元参补肺金,以培气化之源。丹皮、龟、鳖甲煎胶以治浮游之火。人乳、牛乳、羊乳燥者润之。梨汁、柿霜清且润,热者清之;银柴胡以退肌热,香附丸行血散滞开气郁,红花以通血滞,山药健脾、益肾、补肺,引药力以达腰膝、营卫。诸药合用,大补阴血,肺脾肾同治,有回天之功,故得此名。

# 十、柏 兰 汤

【组成】柏子仁9g  泽兰9g  熟地9g  当归9g  白芍12g
牛膝9g  川断9g  炙甘草6g  卷柏9g
(剂量由整理者所加)

【用法】水煎服,日两次,300ml,温服。

【功用】交通心肾,养血调经。

【主治】心肝火旺型闭经。

【方解】历代医家早有论述心肝火旺可致闭经,刘完素在《素问病机气宜保命集》中提出"女子不月,先泻心火,血自下也"。女子月经之调畅,有赖于"肾—冲任—胞宫"生殖轴的平衡,心肺居于上焦,肝肾居于下焦,肾水不足,不能上济心火,则水火失济,心火亢盛,心气不能下达,故见经闭不行、心烦不寐、大便燥结、小便短赤等证。本方由柏子仁丸和泽兰汤化裁而成,故名柏兰汤。方中柏子仁、泽兰叶两味为君,此二药均入肝经,味辛能散,《本草纲目》谓柏子仁能"养心气,润肾燥,安魂定魄,益智宁神",方中用此药以求滋养阴血,养心润肾;泽兰疏肝和营,活血通经,二药合用,心肝得养,则火旺可消。熟地、当归、白芍取四物汤之意柔肝养阴活血,牛膝、川断补肾通经,配卷柏苦寒清热,除心经之火旺,入肾经,引诸药下行,甘草调和诸药。

# 十一、开　二　汤

【组成】姜半夏 6g　陈皮 6g　茯苓 12g　生甘草 6g

青皮 9g　香附 12g　木香 6g　槟榔 6g

苍术 12g　川芎 9g　莪术 6g　生姜三片

（剂量由整理者所加）

【用法】水煎服,日两次,300ml,温服。

【功用】蠲化浊痰,调气和络。

【主治】痰湿闭经。

【方解】妇人素体壮盛,加以嗜食肥甘厚味,聚湿生痰,阻塞胞宫,占据血海,故经闭而不行,治当清痰、化痰为先,兼用行血通经之药,则痰化而经血自通。盖人身之病,皆起于风,生于痰,结于气,故有"百病生于痰"之说。风者,百病之长,痰者,百病之根,气者,百病之枢机也。故治疗时当风、痰、气同治,而调气和络最为重要,气行则风、痰、血亦行,故治疗本病以调气和络为要。方中以二陈汤为君,除湿化痰;香附、青皮入肝经,疏肝理气,化滞调经;木香、槟榔行气止痛;上药合用取木香槟榔丸之意,行气导滞;苍术燥湿健脾行气;川芎、莪术破血通经;《萃金裘本草述录》指出莪术:"破气中之血,血涩于气中则气不通,此味能疏阳气以达于阴血,血达而气乃畅,放前人谓之益气。"全方力求温化痰浊,调气和络,以冀痰湿除而脾气振,气血调而经络通。

# 十二、经断复来方

【组成】熟地 60g（取 30g 炒炭）　枸杞子 30g　白芍 15g　枣仁 15g

【用法】水煎服,日两次,300ml,温服。

【功用】大补阴血,滋荣冲任。

【主治】血枯闭经。

【方解】垂老妇人经断复来,当首辨其善恶,善者当予中药调理,恶者当查其病因,必要时手术治疗。有医家认为,年逾七七之期而经水复行,如依时如期而潮,若无其他不适,属于血气有余之象,不必服药,待其自止。而傅山《女科产后编》提出本病病因源于肝脾——"经不宜行而行者,乃肝不藏、脾不统之故也,非精过泄而动命门之火,即气郁甚而发龙雷之炎所致,二火交发,而血乃奔矣"。陈氏则认为肝藏血,肾藏精,心主血,此三脏之功能失调直接影响胞脉胞络的生理功能,导致冲任两脉通盈失常,固摄无权,而至年老妇人天癸绝而又复来。此方由筱宝先生所制,方名为大年先生所取,药物仅有四味,以调补肝、肾、心为主,而非一味固涩止血,体现了陈氏女科治病求本的特点。

方中重用熟地为君,功能滋阴养血,补肝益肾,取其半剂炒炭,功能止血;枸杞子甘平质润为臣,补益肝肾,滋阴益精;白芍为臣,养血柔肝,擅于敛阴;枣仁养心安神;酒炒黄连乃取黄连片用黄酒拌匀,稍焖,炒至表面深黄色为度,取出放凉而成,用酒炒后,能活血归经,诸药合用,肝、肾、心同调,胞宫脉络调畅则血自止。

# 第四章

# 医案解析

## 案 一

纳食运迟,乳房作痛,经净半月余,肝木犯胃,胃失和降,舌薄黄腻脉细弦,拟以平肝和胃。

橘叶核各一两　制香附三钱　煨木香一钱　荔子核三钱

炒青皮一钱　半夏曲一两(包)　醋炒山楂核三钱　炒柴胡八分

广郁金一两　炒竹茹一两

【按语】本案患者经净半月余,此时气血渐充主盈。冲脉为十二经汇集之处,又称"血海",而肝主藏血,冲脉与肝经有直接的关系。冲气偏盛,循肝脉上逆,肝经气血壅滞,乳络不畅,遂致经前乳房作痛。经前乳痛,究其病机主要为肝郁,肝气郁滞,难于疏泄,横逆犯胃,胃失和降,两经经络均受影响。肝郁胃阻,肝气不得疏泄,影响脾胃功能,脾胃运化失职,日久郁热,故症见纳食不馨,舌苔薄黄腻亦为湿热内蕴之佐证。

海派陈氏妇科治妇人病以调肝为中心环节,认为妇人一生在生理、病理方面,有三个不同阶段:青春时期,主重在肾;中年时期,主重在肝;暮年时期,主重在脾。当中年时期,由于人事环境复杂,情志怫逆为多,则肝气郁结,又凡七情所伤,都关乎肝木,所以妇科在中年期间,以调肝为最主要。乳房之症与肝经关系最密切,好发于经行之前,是由于经前肝血旺盛,下注冲任,气易滞而血易郁,内有积郁之火,伺机而发,周期反复。

本案治疗以疏肝理气,和胃通络为主。方以《医学心悟》橘核丸临床化裁,橘叶有行气疏肝消结之功,橘核能温化消结,两药历来为治乳房结块之专药,乳胀痛甚者可入。因香附能理气调经,为妇科要药;配合郁金、柴胡,二味皆能理气解郁,使木得条达,三品相配,相得益彰。再加木香、半夏健脾和胃,以增进食欲,更取之培土抑木之意。荔子核、青皮通经络痰滞,消厥阴气结,除乳房胀痛。方中再入一味醋炒山楂核,取其醋味酸,酸入肝之意,贵在引经入药,且山楂核能活血理气止痛。竹茹入脾、胃二经,甘寒解阳明之热,此案症见苔薄黄腻,故用竹茹重在清热和胃;又因乳房属胃,参以阳明经药,尚可加强疗效,共奏平肝和胃之功。全方主以舒郁疏肝,遂其曲直之性,使肝木得以条达;理气和胃,顺其和降之机,横逆之气畅消,遂使乳房胀痛之症自除。

# 案　二

经事先期五天而行,断续已有二十天,色紫不鲜,肝经有热,肝不藏血,舌薄腻脉濡弦,防狂行,拟以养营固经。

蒲黄炭三钱(包)　阿胶珠三钱　煅牡蛎四钱　春砂壳八分
旱莲草三钱　乌贼骨炙四钱(炙)　大熟地炭四钱　煅龙骨三钱
左秦艽三钱　椿根皮三钱

【按语】本案女性为月经周期、经期均见紊乱的月经病。该患者盖因肝经有热,肝不藏血,血热而致血凝,热瘀互结,瘀阻经络,则血不归经,淋漓日久,故月经先期与经期延长并见,经行逾旬不止,色紫不鲜;病延日久,气随血耗,阴随血伤,冲任束固无权,症见舌薄腻脉濡弦为佐证。故治法当清热养营,固经止血。

大年先生总结认为本病关键所在就是"瘀血不去,崩漏不止"。瘀血阻于络道,瘀血下则经血行,瘀血不下,则经血不行,这样也就形成了月经断断续续,淋漓不断。治疗本病大年先生常以"黑蒲黄散"为主方,本方出自陈素庵《妇科医要》抄本,大年先生经过大量临诊,灵活运用,根据寒、热、虚、实随证加减,便形成了陈氏独特有效的验方。本案亦取自此方化裁,方中蒲黄既有止血之功,又有活血化瘀之效。此处蒲黄炒黑性涩,功专止血。阿胶具有补血止血之功效,对一切失血之症均可奏效,与蒲黄配伍,止血而不留瘀,补血而不滋腻,寓涩于养,动静结合,配伍巧妙,瘀去宫宁,血自归经。生熟地滋阴养血,制炭后更助蒲黄、阿胶止血之功,佐以龙骨、牡蛎煅用,乌贼骨炙用,以涩其血。椿根皮涩可固脱,有断下之功。旱莲草滋阴补肾、清热养血,使血生阴复,气固血止,正本清源,标本兼顾。春砂壳芳化醒胃,助脾气得运,使脾气有统血之权,则心营、肾阴,自可仰赖于脾土健而复生。月经先期多为热证,热则生风,血随风行,故方中用清热凉血药外,妙用秦艽一味,意在祛风,使风平浪静,血海得宁,经转亦得准矣。全方相合,共奏清热调经,养营固经之效,则经事得调。

中医调经止血,中药惯用以药炭炒,炭药除减少本身的润滑之性外,大多加重固涩作用。当切记治血不可专用止血,专事固涩,尤其不可滥用炭类药物,以免离经之血不能畅下,瘀血不能尽去反生异害,有的甚至引起炎症性出血不止,或包块形成,难以吸收。此方用药亦妙在动静得宜,可达漏下之血速止之效。

# 案　三

经事不调,来则每每腹痛,气滞营分失和,拟以理气畅中。

制香附三钱　肉桂心四分　紫苏梗一两　台乌药一两

淡吴萸四分　焦白术一两　煨木香一钱　桑寄生三钱

春砂壳八分　益母草三钱

【按语】经行腹痛,责之"不通则痛"或"不荣则痛",《景岳全书·妇人规》所云:"经行腹痛,证有虚实。然实痛者多痛于未行之前,经通而痛自减;虚痛者多痛于既行之后,血去而痛未止,或血去而痛益甚。"本案女性经来则每每腹痛,当属气郁不舒,血行失畅,瘀阻子宫、冲任;经期气血下注冲任,气血动荡,血海壅滞不畅,"不通则痛",故大年先生云"气滞营分失和"而发痛经。冲任气血瘀滞,失于条畅,则经血受阻,合见月事不调。

海派陈氏妇科筱宝先生在学术上主张"妇人病以调肝为要",盖女子以肝为先天,以血用事,易为情志所伤,肝失疏泄则气滞血瘀,故调经必先理气。大年先生与其父一脉相承,主张调经重视气药配合,善用行气开郁之品配合血药以治月经病,痛经一病亦是如此。痛经多因气滞、瘀血阻络,经期气血下注冲任,经血运行不畅,胞宫气血更加壅滞,不通则痛。治疗应以理气畅中、养营活血为主要原则,根据不同证型,施治酌情侧重。

张介宾云:"月事之本,所重冲任。"冲任与脾胃关系甚密,经水为气血之所化生,而"气血之化总由水谷……水谷之海在阳明",是以本案重在行阳明之气。此案中重用苏梗理脾胃气滞,而启运中焦,俾中州得持,自能翰旋有机;乌药与香附相须为用,加强理气行滞之功;肉桂以温通散寒,加强止痛之效,盖养血药中寓辛温之剂,可达行气开郁,祛瘀止痛之功效;若脾胃受损则脾阳不振,方中淡吴萸温中散寒,亦振脾胃之阳;白术健脾益气,"脾为后天之本",助生化有源;春砂壳、木香疏条气机,使肝脾得健,气机疏泄有序,生化有权,冲任充盛,则月事按期而行。此方融养血、活血、行气、化滞、止痛于一体,不伤正气,用之多效。

# 案 四

脘满嗳气频频,经事已临,日期得准,气滞不调,拟以和理。

制香附三钱　淡吴萸四分　焦建曲三钱(包)　姜半夏一两
新会皮一两　泽兰叶一两　白蔻壳八分　煨木香一钱
旋覆梗一两　益母草三钱

【按语】本案女性症见脘腹胀满、嗳气频频,此乃中州不化,窒塞不畅之象;届时经事已临,经期气血下注冲任血海,脾阴乏于灌溉,气滞中焦,运化乏力;肝木失养,肝失疏泄,肝脾失谐,而见嗳气频频。

大年先生主张调经须理气,气行则血行,气顺则血顺,临床运用八制香附丸化裁理气活血治疗月经病,常获良效。故本案以健运中焦、和血理气为治疗大法。八制香附丸出自陈素庵《妇科医要》手抄残本,具调整气血之良效。本案患者适值经期,阴阳俱盛,气血满溢胞宫,此时用药需因势利导,首重气血和调,助经血顺时而下。方中重用香附取意于此,治以疏肝理气,通调气机,冀肝气调达,则胞宫藏泄有常;再施以益母草、泽兰叶活血养血和营,与香附合用,仿香草汤意调治,融养血活血、行气化滞为一体;证见脾胃失运,气机失宣,阻滞冲任,故药用二陈汤健运脾胃,调气和络;兼以白蔻壳、煨木香芳香醒脾,疏条中州气机,助生化有权;脾运不足,胃失和降,易致气机逆乱,肝脾失谐,方中旋覆梗与姜半夏相合,降胃中上逆之气,则气机疏泄有序;淡吴萸一味温中健脾,疏肝下气,寓于方中使肝脾和谐,则经事得调。全方共奏疏调气机,养营和血之效,重在"调""和"二字,体现了陈氏调经用药之大旨。

# 案 五

经事未净,胸脘略畅,腰酸亦减,冲气不调,脾胃失和,拟以理气畅中。

制香附一两　广郁金一两　合欢皮一两　桑寄生三钱
白蔻壳八分　焦白术一两　新会皮一两　姜半夏一两
煨木香一钱　煨姜一片　大红枣四枚

【按语】本案患者经事未净,胸脘略畅,腰酸亦减,由此可知患者正值经期,且胸脘不畅、腰酸等症状均较初诊改善。行经期为重阳转化期,血海满盈而溢下,惯常治宜活血调经,冀推动气血运行,使经血通畅。然大年先生考虑此患者病机在于冲任不调、脾胃失和,以理气畅中为大法,治以调养冲任、和理脾胃,探究必然有其深意。

何谓冲脉,何谓冲气?《灵枢经》曰:"冲脉者,五脏六腑之海也。……其上者出于颃颡,渗诸阳,灌诸精……其别者并于少阴,渗三阴。"冲脉为血海,居于十二经之要冲,足太阴脾经司统血、足厥阴肝经主藏血、手少阴心经主生血,皆汇于冲脉;冲脉起于胞中,上行支与诸阳经相通,下行支与足少阴肾及足阳明胃经相交会,有"冲脉隶于阳明"之说;冲脉既渗三阴,又渗三阳,所以涵蓄诸经脉脏腑的气血。而且冲脉一方面受到先天肾气的资助,一方面又受到后天水谷精微的滋养,若冲气不调与先、后天之气不调有关。

大年先生认为调经之法,要重视奇经八脉的关系,尤以冲、任、督、带四脉对妇科疾病的影响最大。调经具体用药需重视血分药与气分药的配合应用,本案方中以焦白术入脾胃经、桑寄生入肝肾经,以奏健脾和中、补益肝肾之功;配以醋炒香附、新会皮、白蔻壳疏调气机,郁金、合欢皮疏肝开郁,全方使肝、脾、肾得健,气机疏泄有序,生化有权,冲任充盛。

# 案　六

经停四十一天而行,色鲜量多,眩晕少寐,脉细弦,劳顿有热,冲任失司,拟以养营清热而固冲任。

　　大熟地炭四钱　　炒枣仁一两　　焦白术一两　　炒白芍一两
　　春砂壳八分　　炒丹皮一两　　甘杞子一两　　桑寄生三钱
　　云茯神三钱　　新会皮一两

【按语】本案患者经停四十一天而行,属月经后期范畴,常由肾虚、血虚、血寒、气滞及痰湿所致。月经后期常与量少并见,其病机有虚有实。或因忧愁思虑等七情过伤心脾,脾胃气郁不化,诸脏无所禀,血气日以衰;或血枯经闭,血少色淡而过期不行,或数月一行;亦有因房劳太过或恼怒致伤肝肾,肝藏血,肾藏精,皆通冲任,肝肾损伤则冲任之血不充,经期即有迟早枯闭。

然,本案患者虽月经后期而并见月经量多,何解?大年先生指出乃"劳顿有热,冲任失司"所致。汪石山说:"妇人属阴,以血为本,但人肖天地,阴常不足,妇人加哺乳、月经之耗,是以妇人血病者多。"本案患者阴血亏虚,冲任不足,故月经逾期;阴虚生热,虚火内灼,扰动血海,冲任失约,故见经水量多、色鲜;经行则阴血愈亏,脑窍、心神失养,而见眩晕少寐。

是以本方养营阴、清虚热、固冲任、宁心神,方中重用白芍、枸杞相须而用,养血敛阴、滋补肝肾;熟地补血滋阴,炭炒还有止血之功;丹皮清热凉血,活血散瘀,热去血自止;茯神、酸枣仁宁心安神;枸杞、寄生补益肝肾;白术益气健脾,固摄冲任;新会皮、春砂壳疏调脾胃气机,减药性滋腻,体现了大年先生治病时时顾护胃气的思想。

# 案　七

木郁不达,胃失降和,脘腹作胀,夜不熟睡,舌薄腻脉弦细,拟以疏肝理气,和胃宽中。

制香附三钱　　紫苏梗一两　　白蔻壳八分　　台乌药一两
大腹皮三钱　　焦六曲三钱(包)　　煨木香一钱　　新会皮一两
广郁金一两　　灯心三扎

【按语】本案患者证属不寐。不寐的病理变化总属阳盛阴衰,阴阳失交,一为阴虚不能纳阳,一为阳盛不得入阴。明代李中梓《医宗必读·不得卧不得食》中提出不寐病因有五:"一曰气虚,一曰阴虚,一曰痰滞,一曰水停,一曰胃不和"。本案患者脘腹作胀,夜不熟睡,本该依据"胃不和,橘红、甘草、石斛、茯苓、半夏、神曲、山楂之类"施治,为何投入疏肝理气之品?大年先生认为,不寐虽病位在心,但与肝脾肾亦密切相关。叶天士云:"女子以肝为先天",海派陈氏妇科亦认为妇人杂病以调肝为中心环节。肝藏血,全身血液的储藏与调节,经脉、关节的濡养,无一不依赖于肝;肝为一身气机疏泄之中枢,性宜条达。本案患者虽有脘腹作胀,胃失和降的表现,但究其本因乃是肝失条达,气机不畅所致胃不和而卧不安。故治以行气开郁配合和胃宽中。本方中除用乌药、木香、大腹皮等健脾温中,理气和胃药物外,还投以香附、郁金,行气开郁、条畅气机,灯心草清心、利尿、安眠。

海派陈氏妇科向来重视望诊,大年先生尤重舌苔,谓"信而有征者,莫过于舌苔,况症有真假,苔无虚伪,求诸色脉而不得者辨之于苔,则无或少误"。腻苔,乃中厚边薄,望之不见舌底,无毛孔、无颗粒,病主阳被阴遏,每多浊痰湿滞蕴袭上中二焦。本案患者病程较短,苔虽腻但未厚,故大年先生投以苏梗、白蔻壳芳香化湿之品,健脾除湿,兼以和胃宽中。

# 案　八

子宫截除后夜寐少安,身眩目蒙,乳胁作胀,肠燥便结,舌薄腻脉弦数,肝阴不足气火有余,拟以平肝潜阳而安神舍。

紫贝齿四钱（先煎）　炒枣仁三钱　炒竹茹一两　云茯神三钱

白蒺藜一两（去刺）　夏枯草三钱　连翘壳三钱　珍珠母四钱（先煎）

橘红络各一钱　炒丹皮一两　炒赤芍一两　广郁金一两

【按语】本案患者病发于子宫切除术后，症状与绝经前后诸证有相似之处。临床诊疗时十之八九的医师都会依据《素问·上古天真论》中的"七七"理论从肾论治，但大年先生认为女子以血为用，肝体阴而用阳，肝阴不足则肝阳易亢，肝阴亏虚，头目失养，故见身眩目蒙；肝失条达，气机紊乱，则见乳胁作胀；肝火内灼，致使神魂不安、津液耗竭，继而出现夜寐少安，肠燥便结，因此，先生辨此证为肝阴亏虚、肝中气火内灼所致。

诊治此类患者大年先生遵循陈氏妇科"调肝为中心"的学术思想，对于调肝之法大年先生推崇王旭高疏肝、泻肝、抑肝、柔肝、缓肝、疏木培土、泄木和胃。尤其对"疏木培土"和"泄木和胃"有深切体会，亦有所发挥。大年先生认为此二者原则上是制木扶土，而实际上却大不相同。"疏木"与"泄木"不同，"培土"与"和胃"亦不同。傅青主云："肝属木，其中有火，舒则通畅，郁则不扬"。本方中丹皮养营清热，芍药平肝正经，两药药性均属寒门，一补一泻，清泄肝木；珍珠母、紫贝齿、郁金、夏枯草均为清肝之品，且珍珠母、紫贝齿平潜肝阳，加入白蒺藜平肝疏肝，可治身眩目蒙；郁金解郁止痛，夏枯草消肿止痛，配以橘红络行气通络，治疗乳胁胀痛；佐以茯神、枣仁宁心安神，竹茹、连翘清热除烦。本方体现了大年先生对"泄木和胃"治法的临床应用。

# 案　　九

手术后正虚未复，颈项结核串布，后脑掣痛，夜不熟睡，肢节酸软，舌薄腻脉细弦，症属淹缠，拟以益气和络，舒筋安神。

焦白术一两　夏枯草三钱　生绵芪一两　白蒺藜一两（去刺）

合欢皮三钱　橘红络各一钱　连翘壳三钱　紫贝齿四钱（先煎）

广郁金一两　嫩桑枝四钱　赤苓三钱

内有紧张药品因手术后请照顾

【按语】此案患者病为瘰疬，好发于颈部，因其结核累累如贯珠之状，故得其名。该患者病始于术后，伤气耗血，脾气不足，运化失司，痰浊内生；肝失于津血濡养，疏泄失常则肝气郁滞。肝病乘脾，脾气益虚，脾失健运不能运化水谷精微，则气血不足、痰湿内生更甚，日久必致虚火与气滞、痰浊互结，结聚成核而发此病；正虚无力达邪，则病势淹缠难愈；后脑掣痛责之于气虚，清阳不升,经脉失养;气血不足,心神失养,兼之气血失衡,阴不入阳,上扰心神则夜不熟睡;气血不荣四肢,则肢节酸软;舌薄腻脉细弦亦为气虚痰阻兼郁滞脉络佐证。

本案病症皆因术后气血不足而起,故治疗当重以补益元气,佐以理气和络、舒筋安神。方中重用生黄芪、焦白术为君药,主大补元气;臣以广郁金、白蒺藜疏肝理气;佐以夏枯草消肿散结;合欢皮入心、肝经,既能加强平肝之效,又能补益心经,安神定志;橘红络通络化痰,疏通经脉之滞;连翘清热解毒,散结消肿;桑枝祛风湿,利关节,行水气;赤苓行水,利湿热,益心润肺;因患者夜不熟睡,大年先生入紫贝齿以镇惊安神、平肝清火,虽用量轻巧,但不失为画龙点睛之笔。大年先生以补益元气为主以治本,加之消肿散结、通经活络、镇惊安神之品以治标,标本同治,补中有散。

方中有必须使用之药物库存紧张,先生考虑到术后患者的不便之处,故另在处方后写出"内有紧张药品因手术后请照顾"的话,请药房理解支持。大年先生医德高尚,时时为患者及周围同事考虑,时时实践陈氏妇科之"口德、心德、行为德"三德为宗的行医准则。

# 案　十

经事已临且有感冒鼻塞咳呛,音声不响,舌苔薄腻脉见濡数,拟以和营却邪。

荆芥炭一两　　新会红一两　　炒牛蒡三钱　　前胡一两

光杏仁三钱　　炒黑防风一两　　炙苏子三钱　　净蝉衣八分

焦楂炭三钱　　水炙桑叶三钱

**【按语】**本案患者为经行感冒,多在经行前后或正值经期发生。阳为阴之用,阴为阳之守,阴在内,阳在外,在人体,卫气为阳,营血为阴。经期时阴血下注于胞宫,血室正开,营不内守,卫阳不固,则病邪乘虚而入;邪气侵及肺卫,肺失宣肃,则鼻塞、呛咳、声音不响;由舌脉可知患者外感湿邪,已有化热,湿性黏滞,若湿邪不除,则长期伏于体内,经期一过,营血归位,卫阳已足,则诸证消失,待到下次经期时,营血下注,又致旧病复发,易周而反复。本案病症因经期阴血下注,营不内守而起,故大年先生并非单治以解表祛邪之常法,而是调和营血以治本,宣肺除湿以祛邪。

方中虽多有祛风解表之药,但用药时,大年先生巧用中药炮制的特点,将荆芥、防风炒黑为君药,两药不仅可以祛风解表,亦可入血分,调和营血;臣以陈皮、前胡燥湿化痰,亦助气机调畅,此两味药均理气不入血分,祛邪解表之力较弱,但却用量与荆芥、防风相等作为臣药,何也? 因大年先生认为,治疗妇科疾病以调治血分为重,又因气为血之帅,气血同源,互根互用,故治疗血分之病,须加入理气之品。在本方中,陈皮、前胡二药既有理气加强血分药物之用,又能燥湿化痰,用在本方当中,可谓神来之笔;本方佐以炒牛蒡、炙苏子、炙桑叶、光杏仁,皆归于肺经,有升有降,疏利开通;牛蒡子、山楂炒黑能入血分,引血归经;蝉蜕疏散风热,利咽开音。

观其整张处方,多用轻清升散之药,不用桂枝、麻黄等重浊厚味之品,用量亦小。大年先生认为"轻可去实","只要掌握病情,药宜轻用,药对如开锁"。全方只有 10 味药,先生用药少而准,用量小而精,巧用中药炮制特性,治病兼顾标本,气血同调,使营阴归位,必然能药到病除。

# 案 十 一

一诊:血不养筋,周身关节作痛,走窜无定,身疼眩晕,舌中剥脉濡细,拟以养营和络,平肝生津。

　　嫩桑枝七钱　鸡血藤三钱　汉防己一两　肥知母一两(盐水)

　　左秦艽三钱　生地炭四钱　炒独活一两　威灵仙三钱

　　杭白芍一两　川桂枝八分　炒当归一两

　　内有紧张药品请照顾

二诊:适逢大节,络道闭塞不通,周身关节酸痛,经水已临,舌中剥少津脉象细弦,再从调气和营,活络舒筋。

　　炒当归一两　羌独活各一钱　西藏红花四分　制香附三钱

　　左秦艽三钱　广郁金一两　鸡血藤三钱　嫩桑枝七钱

　　丝瓜络三钱　炒赤芍一两　五加皮三钱

　　内有紧张药品请照顾

【按语】本案患者体内气血亏虚,筋脉失于濡养,则周身关节作痛。肝血亏虚,肝阴不制阳,则阳气上亢,肝风内动,故疼痛走窜无定。肝阳上亢则眩晕。舌中剥说明患者津液亏虚,血虚则脉濡细。该病为营血不足,肝阳上亢之证。

一诊时,大年先生以养营和络为治本,加以平肝生津。方中重用当归、白芍为君药,两者同用,可补血和营,养肝柔肝;汉防己、独活为臣药,通利止痛;佐以嫩桑枝、鸡血藤、威灵仙、秦艽舒经活络。生地、知母滋阴养血、平肝生津,生地炒炭又入血分,调和营血。最后用少量桂枝,取其温经通脉,助阳化气,可消散经脉之滞。全方看来,虽为平肝,但大年先生不以平肝药物为主,多用入血分之药,引药入血调和营阴,使肝脏得阴血滋养,再加入平肝之药,则事半功倍。因疏肝之药多有耗伤津液之效,血分之药又多为滋腻,大年先生在用药时注意剂量与配比,气药与血药同用,滋阴与助阳并用,则药到病除。

二诊经水至,诸脉气血汇聚于胞宫,该患者平素阴血亏虚,经期营阴下注胞宫,阴血越发匮乏。营行脉中,卫行脉外,阴血不能润养周身关节,营卫不和,则关节作痛,若有瘀血阻滞脉络,瘀血流注于周身关节,则关节疼痛更甚。精血同源,血虚必然津亏,津液不能上呈于舌面,故舌中剥少津。血虚不能濡养肝脏,肝气更加瘀滞,故脉象细弦。适逢经期,当以调合营血为重,但大年先生调经时,注重"调"字,认为"气为血帅",故调经不可一味调血,更注重理气。尤其是经期,更要因势利导,故二诊时,大年先生先以理气,再和营活络舒筋。原方加减,入香附、郁金疏肝解郁,理气活血之品,气药血药并用,使气行则血行,气顺则血顺。藏红花活血通经,去瘀止痛,此处用量极少,只为活血养血做点睛之用。

观其两诊处方用药,经期和非经期的用药原则和剂量相差很大。可见大年先生"调"字之妙。考虑到妇女经期的阴血运行之特殊,此时用药需比平时更加慎重,既不可多用气药以破气,又不可多用血药以破血,需"适事为故",顾其药物用量及炮制,多有考究。以理气和营为主,加之舒筋活络,再加入引经之药,是药效直达病所,使气机条畅,血行归经,故而病情好转。

# 案 十 二

纳食不旺且有吞酸,背脊酸楚,足跟作痛,木邪侮中,中运失常,舌薄腻脉濡弦,拟以和胃畅中。

淡吴萸五分　新会皮一两　淡干姜四分　炒白芍一两

焦建曲三钱(包)　丝瓜络三钱　姜半夏一两　广郁金一两

川桂枝五分　麸炒枳壳一钱

【按语】脾主运化,运化功能健全,则可化生精、气、血,脏腑、经络、四肢百骸以及筋肉皮毛等组织得以充足的营养而发挥正常的生理活动。若运化失司,则出现食欲不振;筋骨肌肉、四肢百骸失于濡养,则出现腰背酸楚不适,足跟作痛等症。肝主疏泄,调畅气机,有助于脾胃的升降,可促进脾胃的运化功能和胆汁的疏泄。若肝之疏泄功能失调,则肝气横逆犯脾,导致肝木乘土,脾运失健,则食欲减退;肝胃不和,胃气上逆,"浊气在上,则生膜胀",故而出现呕吐泛酸。舌苔薄腻脉濡弦亦为肝邪乘脾之佐证。

大年先生认为女子以肝为先天,杂病治疗当以调肝为中心环节,同时又注重脾胃为后天之本,认为人以胃气为本,有胃气则生,无胃气则亡,故本案治疗当疏肝健脾,和胃畅中。方中淡吴萸,入肝经,功能散寒止痛,降逆止呕,丹溪曰:"治酸必用吴茱萸,顺其性而折之,乃反佐之法也。不知此实正治,非顺性也,盖其性热,最能暖中下二焦,其味辛苦,最能胜酸涩之味,谓之反佐,见之过矣。"吴萸、干姜配伍温中以和肝健脾;广郁金行气解郁,白芍补血柔肝,两药合用增强疏肝柔肝之效;大年先生以吴萸、干姜与郁金、白芍四药同用,一温一寒,寒热并用,注重阴阳的平衡;姜半夏亦入脾胃经,以姜汁炮制,既能减轻其毒性,又可增强其降逆止呕之功,并与陈皮配伍,理气健脾和中;枳壳理气宽中、行滞消胀,可除呕逆等症,与陈皮合用,增强健脾理气的作用,枳壳麸炒后可缓和其辛燥之性,和胃消胀之效更胜;枳壳、郁金相伍,又能增强疏肝降气之功;焦建曲消食化积、健脾和胃;丝瓜络活血通络止痛,桂枝温通经脉,助阳化气,与丝瓜络合用,增强温经通络之功,以消足跟疼痛、腰背酸楚等不适。大年先生治疗该病投以疏肝柔肝之品以调肝,又予健脾和胃之剂以顾护后天之本,注重药物的炮制,寒热并用,诸药合用,共奏疏肝健脾温中,理气和胃降逆之效。

# 案　十　三

经转超前,每每缠绵而颇多,且有紫块,肝经火旺,冲海被逼防狂行,拟以养营正经。

　　　生地炭四钱　　阿胶珠三钱　　炒当归三钱　　左秦艽三钱
　　　桑寄生三钱　　炒黄柏一两　　香附炭一两　　炒白芍一两
　　　炒丹皮一两　　焦白术一两　　炒藕节四枝

【按语】本案患者经行超前,病属月经先期,又常与月经过多并见,甚至经水淋漓不净。大年先生推崇叶天士"女子以肝为先天"主张,认为女子以肝血为要,肝主疏泄与藏血,调节经水正常来潮。妇女多有情志内伤,肝气郁结,气郁日久化热,热扰冲任血海则破血妄行,遂致月经提前,肝之疏泄失职,则经水量多,淋漓不净;血热灼伤津液,阴血凝练成瘀则见经血紫黯有块。

海派陈氏治疗妇人月经失调常以治血为要,调肝为主,故该案治疗当清泻肝经血分瘀热,养血止血调经,大年先生选以大安荣煎加减治疗。方中生地既善清泄营血之热,又能养阴生津而润燥,炒炭用之清热止血。当归之补血行血,与丹皮合用清热凉血而不留瘀,大年先生认为当归炒用可加强止血作用;炒白芍养血调经,补养肝中阴血;阿胶善为血肉有情之品,补血止血,滋阴润燥;大年先生将生地炭、炒当归、炒白芍、阿胶四药配伍,养血止血,柔肝调经,且当归寓于其中使补中有动,行中有补;桑寄生专入肝肾经而补肾益肝养血,香附偏入肝经,大年先生喜用之疏肝理气,两药配伍,共奏调肝补肾之功,与白芍、当归、秦艽、丹皮合用更有八制香附丸调理气血之效;黄柏善清下焦湿热,秦艽能清利肝经郁热而祛肝火,此二者与丹皮三药合用,清泄肝经郁热;炒藕节甘涩,涩可收敛,炒可止血,且止血不留瘀;焦白术健脾益气,先生注重元气为本,时时不忘益后天之本,使生化有源,实为妙用。案中大年先生提到"防狂行",因此全方用药注重调治血分,兼以疏理肝气,并多用炒炭药物以增强止血之功,诸药合用,清热养血、化瘀止血、疏肝调经。

# 案 十 四

经转三次,迄今十四年未行,冲海衰弱任脉空虚,拟以调理。

炒当归一两　　制香附三钱　　大熟地炭四钱　　泽兰叶三钱
陈艾叶八分　　炒赤芍一两　　西藏红花五分　　炒延胡八分
益母草三钱　　红月季花五朵　　赤砂糖一匙(自加)

【按语】本案患者病属闭经。《陈素庵妇科补解·调经门》提出痰滞、肾虚、津液耗伤皆可引起闭经。大年先生认为闭经一般有血枯、血瘀、寒凝、气滞等病理因素,分为气血虚亏、气滞血瘀、冲任不足、阴虚内热、风寒凝结等五个主要类型,治疗从虚实两端着手,予补血、行瘀、温中、解郁之法治之。该案患者自始初潮经水仅来临3次,乃元气不足之故。肾为先天之本,肾气不足,天癸乏源,冲任精血不充,胞宫无血可下,故而月经停闭。大年先生治疗闭经时,对初诊患者常偏于通调以作试探,无效者继以培补气血,温肾壮阳,且对热者清而调之,寒者温而调之,瘀者行而调之,主张多用和营养血,疏调气机之法,调经不忘行气开郁,使肝气条达,疏泄有度,血海充盈,冲任通盛。故本案治疗补益肝肾,调理冲任,养血调经。

大年先生以香草汤加减治疗,兼有养血、活血、行气、化滞之功。方中当归补血调经,炒用则增强药效,与熟地同用,功在益精养血;陈艾叶辛温散寒,大年先生用之温养冲任血海、胞宫胞脉,以利经水下行;泽兰叶功能活血化瘀,行水消肿,"能破血,通久积";与赤芍、红花、益母草、月季花配伍应用,增强活血通经之力。大年先生一直强调调经不忘行气,须配合气药行气疏肝。方中制香附、炒延胡均入肝经,理气调经,行血中气滞,气中血滞,气行则血行;赤砂糖补中缓急,和血行瘀,"温而补之,温而通之,温而散之",以利月经来潮。本案以血药、气药配合使用而调理气血肝肾,充养冲任血海,诸药合用,共奏通调经水之效。

# 案 十 五

小溲频数较减,带下亦少,肝肾不足,奇经失丽,拟以和养。

鹿角片一两　　肉桂心五分　　桑螵蛸三钱　　菟丝子三钱
制香附三钱　　巴戟肉一钱　　焦白术一两　　覆盆子三钱
黑芝麻三钱　　大红枣五枚　　淡苁蓉三钱

**【按语】**本案患者诉白带较前减少,小便频数较前减轻,可知上次就诊时当白带量多,伴有小便频数。在《诸病源候论》中还有五色带下的记载,有青、赤、黄、白、黑五色名候,指出五脏俱虚损者,为五色带俱下。大年先生认为带下病虽有青、赤、黄、白、黑五色,但其病机或为湿,或为热。对白带增多的诊治首先应直接观察确定其色、质、量以及分析其来源,明确诊断后再对病因治疗,常见病因有湿热下注、肝郁气滞、肝肾不足、气虚、阴虚等。有些白带增多需引起警惕,以防早期癌变可能。本案患者素体肝肾不足,奇经八脉功能失调,肾阳亏虚,命门火衰,任带失约,加之肾气封藏功能失调,肝之疏泄失职,水湿不布,故而出现带下量多;肾虚则气化失司,故见小便频数。

本案用药大年先生以养肝肾、和脾胃为主,同时辅以固摄之法。鹿角片、肉桂、菟丝子、巴戟天、淡苁蓉属温阳之品,均入肾经,大年先生配伍用之以温肾助阳,补养肝肾;桑螵蛸、覆盆子补益肝肾,两药相配强固精缩尿之效;大年先生认为女子以肝为先天,肝主疏泄,可调节体内津液的运行输布,故用香附行气开郁调肝,疏泄如常则水液输布正常;焦白术、大红枣健脾益气,补养后天之本,以益先天之本。该案虽为带下病,但全方用药未见常用清热利湿止带之品,而是投以和养之味,肝肾得养,脾胃健运,则冲任和调,经脉得利,带下自止。

# 案 十 六

经事初净,气窜攻痛,肢节酸楚,肝气入络,络道流行窒塞,舌中剥脉细弦,拟以疏肝和络。

制香附三钱　　台乌药一两　　炒独活一两　　炒青皮一钱

煨木香一钱　嫩桑枝七钱　广郁金一两　左秦艽三钱

鸡血藤三钱　旋覆梗一两　带子丝瓜络三钱

【按语】大年先生推崇清叶天士观点，"女子以肝为先天，阴性凝结，易于怫郁，郁则气滞血亦滞，木病必妨土，故次重脾胃。余则血虚者养之，血瘀者通之，气滞者疏之"。患者经事初净，气血尚虚，不能濡养肝经，肝郁气滞，而致气机不利，血运不畅，冲任经脉不利，肝气入络，络道阻滞，而致肢节酸楚，不通则痛。大年先生认为，妇人情志怫逆为多，七情所伤，关乎肝木，因此，先生推敲厥阴之治，以疏木培土为主，本患者肝气入络，络道流行滞涩，故以疏肝和络为主，主张疏肝理气为先，稍佐以养血，"见肝之病，知肝传脾"，故稍佐以健脾养血以和肝。《温病条辨·本脏自病痉》："肝主血，肝以血为自养，血足则柔，血虚则强。"患者肝阴不足，经后血海空虚，不荣则痛，不能濡养肝木而致肝郁气滞，气机不利，故气窜攻痛；故该患者治以疏肝和络，肝舒则气行，血得气运，气行血行，血行则筋脉肝阴得以濡养，佐以健脾养血以和肝，行气开郁为主，配合血药为用，则疼痛必解，脉络自和。

方中香附、乌药为《韩氏医通》之青囊丸，疏肝理气，二药相伍，香附以行血分为主，乌药以行气分为主，一气一血，疏肝养血通络止痛；木香与香附相须，增强其行气止痛之功；独活"能通达周身而散风胜湿"；郁金、青皮合用，增强疏肝行气化滞之效；秦艽祛风止痛，该患者气窜攻痛，肢节酸楚，加秦艽利于行滞化瘀，络脉气机得以通畅；桑枝伍鸡血藤起到和血通络止痛之效；丝瓜络和旋覆梗化痰消滞，消除经络阻滞，使经络通而痛自解。本方治以疏肝通络，佐以养血，共奏疏肝理气，养血止痛之效。

# 案　十　七

肝阳上升，眩晕目蒙，脘宇不畅而抽搐，脉见弦数，拟以息风平肝，和络畅中。

旋覆梗一两（包）　水炙远志一两　双钩藤三钱（后入）　橘络白各一钱

广郁金一两　紫贝齿四钱（先煎）白蒺藜一两（去刺）　煅石决明八钱

炒青皮一钱　越鞠丸四钱

【按语】女性患者易受七情所伤，本案患者肝阳上升，眩晕目蒙，脉见弦数，诸风掉眩，皆属于肝，肝气不畅，气机逆乱，肝风内动，见眩晕、抽搐；肝阳上升，挟痰上蒙清窍，致使眩晕目蒙；木乘脾土，故见脘宇不畅；脉见弦数为佐证。大年先生治疗妇科杂病以调肝为中心，本案治疗以平肝息风为要，肝风得息，经络通畅，抽搐自止；并兼以理气宽中化痰，舒畅中脘。

方中重用郁金行气解郁；水炙远志能豁痰开窍，与郁金配伍，行气解郁，疏泄肝气；钩藤、紫贝齿、白蒺藜、煅石决明相伍共奏清肝泄热、平抑肝阳之功；旋覆梗降气、消痰；橘络功能通络化痰，顺气活血，理气燥湿；炒青皮能疏肝破气，消积化滞，合郁金同用增强疏肝理气解郁之效；橘皮在加工方法中，剖分二层，内层色白者称为橘白，化湿和胃而无燥烈之弊；越鞠丸原方出自《丹溪心法》，其中香附为疏肝理气解郁的要药，乌药善行下焦之气，调肝肾气滞，治小腹作胀，川芎活血祛瘀，祛风止痛，能"上行头目，下行血海"，为"血中之气药"，苍术燥湿、解湿郁，栀子清热、除火郁，神曲消食、去食郁，五药多行气，气畅则郁自解。本案治疗从脏腑来说，涉及肝脾两脏，全方共奏清泄肝热，平抑肝阳，理气通络、除痰开窍的功效。

# 案　十　八

周身关节疼痛，乍轻乍剧，睡眠不足，眩晕目蒙，营血亏肝火旺络气亦不宣达，舌中剥边根薄腻脉象细弦，拟以养营平肝，和络舒筋。

炒当归三钱　鸡血藤三钱　威灵仙三钱　防己风各一两

炙绵芪三钱　大麦冬三钱　嫩桑枝七钱　炒独活一两

杭白芍一两　绿萼梅八分　旋覆梗一两（包）

因病需要请照顾

【按语】女性多易情志怫郁，加之素体阴亏血虚，阴亏无以养肝血，经络阻滞，故周身关节疼痛，乍轻乍剧；肝气怫逆，日久化火，火炎气逆，经络气不宣达，故目失所养，上窍不清，故眩晕目蒙；火热上扰心神，魂不守舍而夜眠欠安。大年先生诊病首重望诊，尤其望舌苔，先生颇多研究，察本案患者舌中剥边根薄腻、脉象细弦，舌脉充分体现了营血亏肝火旺，内蕴湿热之象。故治疗以养营阴，舒筋络，调肝气，化湿浊为主。

方中君药杭白芍养血柔肝，缓急止痛，用于肝气不和所致的胸胁疼痛、腹痛及手足拘挛等症，且敛阴而平抑肝阳，可用于肝阳亢盛的眩晕头痛；炒当归功能补血，又能活血，辛香善于行走，故有和血的功效，为治血病的要药，可与理气药配合，治疗气滞血瘀诸证，配伍独活祛风胜湿；鸡血藤既能行血调经，又有补血的功效，适用于血虚所引起的筋脉失养，起到养血行血、舒筋活络作用；嫩桑枝善于祛风，通利关节；防己利水消胀，祛风湿止痛，防风祛风解表，胜湿解痉，二者共用增强止痛化湿通络之效；麦冬意在滋阴养肝，濡养经络；绿萼梅入肝经，可"开胃散郁，煮粥食，助清阳之气上升，蒸露点茶，生津止渴，解暑涤烦",在本方中助清阳之气上升,清利头目;旋覆梗降逆气、化痰湿;诸药合用,共奏养血平肝,清肝化湿,舒筋通窍之功。

纵观全方多择以养血柔肝、化湿通络之品,大年先生认为,肝脾升降之关系,肝旺则抑脾,木横土虚,故再入一味小剂黄芪,起益气健脾补虚之功,使脾气旺盛则肝木自平。

# 案 十 九

畏寒怯冷,心嘈懊恼,肢节酸软而头晕,舌薄腻脉弦数,拟以宣化浊邪而调气机。

新会红一两　姜竹茹一两　羌独活各一钱　炒黑防风一两
广郁金一两　姜半夏一两　枳实炭八分　白蒺藜一两(去刺)
制川朴一钱　焦六曲三钱(包)

【按语】《素问·生气通天论》:"阳气者,精则养神,柔则养筋"。本案患者或因房劳多产,伤及肾阳,或因饮食劳倦,损伤脾阳,以致阳气虚损,见畏寒怯冷;脾阳运化失职,湿浊停聚,阻滞气机,故肢节酸软而头晕。但本案初看似阳虚之症,然大年先生并未用一味温补肾阳之药,盖因本案病机在于阳气不足,致脾运失健,痰湿内蕴,阻滞气机,并有化热之象,故而产生诸多症状,舌薄腻脉弦数为佐。所以治疗以化湿浊、调气机为要。治病易,识病难,识病易,明理难,大年先生强调治病重在识病明理,才能用药对症而灵活精确。

大年先生遣方以二陈汤化裁,方中新会红,又名化橘红,功能散寒理气,燥湿化痰,《本草纲目》说它"其治百病,总是取其理气燥湿之功,同补药则补,同泻药则泻,同升药则升,同降药则降";姜半夏燥湿化痰,理气消痞,伍以姜竹茹清热化痰、和胃除烦,以姜汁炮制竹茹,更增强其化痰之效;枳实炭温阳散寒,化痰散痞;川朴燥湿散满,行气降逆;六曲可"化水谷宿食,癥结积滞,健脾暖胃";郁金既入气分以行气解郁,又入血分以凉血清肝为用;白蒺藜平肝解郁;羌活、独活共用,增强其祛风湿、通脉络之效;炒防风祛风解表,胜湿解痉。诸药共奏宣化痰浊、调畅气机之功。

# 案 二 十

经净未数日而至,已净,肠燥便结,身晕目蒙,肝阴不足,气火有余,脉弦数,拟以养营清热而平肝火。

生地炭四钱　青蒿梗一两　白蒺藜一两（去刺）　炒黄柏一两

米炒地骨皮四钱　炒丹皮一两　桑寄生三钱　醋香附一两

左秦艽三钱　薄荷八分（后下）

【按语】本案患者经净数日复行，经净后，但见肠燥便结，身晕目蒙，肝阴不足，气火有余，兼之脉象弦数，乃肝阴不足、虚火上炎之证。妇人月事净后，胞宫空虚，全身阴血相对不足，若素体阴虚，往往加重阴虚症状。《临证指南医案·肝风》有云："肝为风木之脏，因有相火内寄，体阴用阳，其性刚，主动主升，全赖肾水以涵之，血液以濡之。"本案中，经净后血海空虚，无以濡养肝脏，而肝性刚、相火内寄，故虚火内盛，热盛灼津，燥实内结，见肠燥便结；胞宫阴血亏虚，肝阴不足，阴不制阳，肝阳上亢，气血上冲，加之阴亏于下，上盛下虚，则头重脚轻，自觉身晕；目赖于肝血濡养，因精血不足，精不上承，故见目蒙；脉弦数亦为佐证。

方中君以生地炭和炒黄柏，两药协同，养阴生津，既清实热，又清虚热；米炒地骨皮、炒青蒿、炒丹皮、秦艽善清肝热，与补益肝肾之桑寄生相伍，共为臣药；白蒺藜、香附入肝经善能散肝郁为佐药；使药为薄荷，功善疏散上焦风热，清利头目，且能疏肝气，调和药性。纵观全方，以清热平肝火为主，养营为辅。全方用药既清实热又清虚热，清热凉血而不留瘀，养肝血、滋肝阴，以清火平肝。

再思方中配伍，能够感受到大年先生用药之精妙，且切合辨证。案中经净又至，然大年先生并非直接运用止血要药，而是契合辨证，投以养阴清热药品，再重视炮制，善用药物炒炭来止血，如方中生地、黄柏、地骨皮、丹皮均为炭炒，未炮制时，诸药均有清热凉血之效。选择炭炒，用意有三：一为炭炒可增加止血之效，以期止血；二为肝火亢盛，往往多投以寒凉药物，恐伤脾气，故选炒炭炮制，可缓诸药寒性，以固护脾胃；三为考虑炭炒可减弱药物滋腻之性，起到补血养营不留瘀之效。

# 案 二 十 一

经事先期六天而行，量见减少，近感外邪，自觉鼻塞声重，咽痒，咳呛，舌苔黄腻，脉见弦数，拟以却邪和营。

炒黑防风一两　玉桔梗八分　仙半夏一两　炒黑荆芥一两

新会红一两　净蝉衣八分　前胡一两　象贝母三钱

焦建曲三钱（包）　葱白三个

【按语】本案患者恰月事将近之期感受外邪,经事先期六日而行,量见较前减少,兼之舌苔黄腻,脉象弦数,当属经行感冒之热邪内蕴之证。宋代《妇人大全良方·调经门》指出月经先期是由于"过于阳则前期而来",往往因素体阳盛,或内有伏热或痰热,热扰冲任、胞宫,迫血下行,遂致月经提前而行;经行阴血聚下,腠理疏而不密,风热外袭,或风邪与内热相结,火性炎上,上犯鼻咽,故自觉声重、咽痒、咳呛不适;火热蒸于内,耗伤津液,故见月经量少;舌苔黄腻、脉弦数皆为佐证。

此案以祛邪和营立方。李时珍提出"缓则治其本,急则治其标",大年先生主张治病"适时为度",故先治表邪之标。方中炒防风、炒荆芥为君药,炒黑荆芥为血中风药,防风为风药中之润剂,两药合用,加强祛风解表之效力;桔梗、前胡、象贝母为臣药,三药共用,共奏清热化痰,利咽祛痒之功效;佐药为新红会、仙半夏,新会红名化橘红,功能理气燥湿化痰,消食宽中健脾,仙半夏有清痰开郁、行气理痹之功效,二药法二陈汤以理气化痰;葱白发汗解表,通达阳气;蝉衣功善散风热、利咽喉;焦建曲,兼有顾护脾胃之功。纵观全方,用药主张"轻少祛实",却邪的同时兼以顾护胃气,以达却邪和营之目的。

# 案 二 十 二

湿浊渐化,脘宇略畅,肢节酸麻,舌苔薄腻,脉见濡数,拟以调气和中。

新会皮一两　嫩桑枝四钱　炒远志一两　姜半夏一两

丝瓜络三钱　制茅术一钱　白豆蔻八分　广玉金一两

沉香曲三钱(包)　生薏仁四钱

【按语】本案妇女感受湿邪,困阻中焦,致使脾胃功能运化障碍。湿邪为患的病因以感受外湿为主,受季节、气候、地域等因素影响,也与饮食不节有关,病机特点为中焦脾胃为湿所困,脾主运化和脾主肌肉的功能失调。临床表现为肢体困重,脘腹满闷等为特征。本案患者经治湿浊渐退,中阳稍振,肢节仍感酸麻,舌苔薄腻,脉见濡数,说明湿浊尚未化净。

大年先生治疗湿浊中阻,以调气和中,调畅脾胃为主。方中新会皮、姜半夏二药相须以燥湿化痰、理气和中;炒远志、广郁金、生薏苡仁、制茅术为臣药,薏苡仁、制茅术相伍共奏燥湿化痰之功;远志祛痰散结;郁金行散降泄,既入血分又入气分,入血分能行血凉血,入气分可行气解郁,体现了大年先生泄木扶土的学术思想;佐药为白豆蔻、沉香二药,温中健脾,固本培元;桑枝祛风通络而利关节,配伍丝瓜络加强祛湿、舒筋、通络之功效,以缓解肢节酸麻。

　　纵观全方,治疗上可以窥见先生"辨证精细,用药审慎",本案患者虽有肢节酸麻,但其湿阻之症已有缓解,故不采用羌活、独活、厚朴等燥湿之品,而是选用二陈汤配伍丝瓜络、桑枝、薏苡仁等轻盈、淡渗之品以达"调理为主""缓图其功"的目的,这也是陈氏妇科的特色风格。

# 案 二 十 三

　　经事不调,夜寐少安,纳食作胀,一度淋漓二月,舌薄腻,脉细弦,心脾不足,主统失职,防反复,拟以栽培火土以固根本。

　　制于术一两　　炒白芍一两　　新会皮一两　　炒远志一两

　　合欢皮三钱　　桑寄生三钱　　炒枣仁一两　　醋炒香附三钱

　　春砂壳八分　　乌贼骨四钱(炙)　　煅牡蛎三钱

　　【按语】脾为气血生化之源,具统血功能,若脾气虚弱,统摄无权,可致经事延长,甚有淋漓不净二月之久;下血过多,气血不足,心失所养,则心神不宁,夜寐少安;脾气不足,运化失健,故食欲不振,纳食腹胀,证属心脾不足,统摄失职。

　　大年先生予栽培火土,以固根本治疗。方中于术和白芍为君药,于术又称白术,善于补脾益气而燥湿,为健脾要药,白芍功善养血敛阴,补阴抑阳;臣药为砂壳、新会皮,砂仁壳善芳化中焦之湿浊、温理脾胃之滞气,新会皮具有健脾和胃、理气燥湿功能,二药配伍,健脾理气固本;佐以酸枣仁,味酸甘性平,入心肝经,功能养心安神,可用于阴血不足、心神失养之虚烦不得眠者;远志苦平微温,入心肾经,可交通心肾,宁心安神,用治心肾不交之失眠者;合欢皮甘平,入心肝经,能疏肝解郁,悦心安神,适宜忿怒忧郁之烦躁不宁、失眠多梦者;上述三药均入心经,合而用之,加强宁心安神之效。郁金入心肝胆经,具有行气解郁、凉血清心的功效,可助上述三药更好的发挥作用。牡蛎咸涩微寒,入肝肾两经,固涩收敛;乌贼骨咸涩微温,入肝经走血分,长于收涩,可收敛止血,两药相伍,收敛止血,常用于妇女崩漏等疾患;桑寄生主入肝肾两经,功能祛风湿、益肝肾、强筋骨,用以缓解肢体酸麻之症,上述诸药俱为佐药;使以香附,辛香入肝善能散肝气之郁,乃气中血药,可通过疏肝郁之气,调理气机,以防肝气乘脾证,体现了知肝传脾以防反复之功。纵观全方,用药审证求因,配伍得当,尤其重视防止复发的重要性。

# 案 二 十 四

停滞伤中,运化失常,脘腹作痛,肠鸣便泄,舌薄腻,脉濡数,防转痢,拟以化滞和中。

藿梗三钱　焦楂炭三钱　新会皮一两　紫苏梗三钱

焦六曲三钱(包)　煨木香一钱　制川朴一两　大腹皮三钱

姜半夏三钱　生姜二片

【按语】本案系饮食不节,宿食内停,阻滞肠胃,而致脾运失司,湿浊内生,气机阻滞不通而见肠鸣不止、脘腹作痛;脾失健运,清浊不分,精华之气不能输化,混杂而下,大便溏泄;脾气不健,湿浊阻滞于内,而见舌苔薄腻,脉濡数。综其所述,本案乃因饮食内停而致脾失健运,内湿中阻,大小肠传化失常,升降失调,清浊不分,是为食滞肠胃所致之泄泻。

明李中梓在《医宗必读》中提出了治泄九法,即淡渗、升提、清凉、疏利、甘缓、酸收、燥脾、温肾、固涩,大年先生深以为然。治疗泄泻当依其虚实选用不同治法,本案以停滞伤中为其主要病因,治疗当以疏利、燥脾、固涩为主。方中新会陈皮系道地药材,是广东新会所产的大红柑的干果皮,味辛苦性温,归脾肺经,理气健脾,燥湿化痰;木香辛苦温,入脾胃大肠经,可行气调中止痛,二药均可用于脾胃气滞之脘腹胀痛,亦可治疗脾虚气滞、食少便溏,共为君药。李东垣指出,厚朴"苦能下气,故泄实满;温能益气,故能散湿满",功能燥湿行气,与陈皮配伍,用于湿阻中焦、脾胃气滞之脘痞腹满便溏,为消除湿滞痞满之要药;大腹皮行气宽中,疏通导滞,用治湿阻气滞之脘腹胀痛;紫苏梗宽胸顺气,与厚朴、大腹皮同为臣药,以助君药理气健脾消滞。佐以藿梗化湿和胃,半夏燥湿化痰,焦山楂、焦六曲消食导滞,炒炭后可收敛止泻。生姜辛散而温中,可除湿消痞,为使药。诸药合用,共奏健脾和中,理气消滞之功。

# 案 二 十 五

经事初净腹中作胀,肠燥便结,夜卧梦扰,舌薄腻,脉细弦拟以调气和中。

炒青陈皮各一钱　广郁金一两　炒枳壳一两　台乌药一两

焦楂炭三钱　大腹皮三钱　制香附三钱　旋覆梗一两(包)

白蔻仁八分　白蒺藜一两(去刺)

【按语】本案为经后出现诸多不适。女子以血为用,肝藏血,主疏泄,因此肝对女子的生殖功能有极其重要的意义,有"女子以肝为先天"之说。本案患者正值经后,血海空虚,肝血不足,肝气疏泄太过,肝木乘脾土,横逆犯胃,故见腹中作胀;经净阴伤津少,肠道失于濡润,糟粕不行,故见肠燥便结;气机阻滞于内,水谷精微输布不畅,停于脾胃,不能下达肠道,胃不和则卧不安,故见夜寐欠安;舌薄腻,脉细弦亦为佐证。综上所述,本案的病因病机为经后肝郁脾虚,治疗当疏肝调气,和中消积。

　　方中广郁金辛苦寒,入肝经,功能行气解郁;枳壳破气消积,化痰除痞,两药共为君,加强行气除胀之功,用治胁腹胀痛。香附入肝经,理气解郁,调经止痛,李时珍称之为"气病之总司、女科之主帅",用于肝郁气滞所致脘腹胀痛之证;乌药辛温,入胃肾经,常与香附配伍,行气散寒止痛;青皮辛苦温,入肝经,功能疏肝破气,消积化滞;陈皮理气健脾,燥湿化痰,两药合用,脾肝疏健,以消腹中胀痛;旋覆梗又名金沸草,降气消痰,用治胁下胀痛;大腹皮行气宽中,除湿消滞;诸药配伍,加强理气消胀止痛之功,共为臣药。白蔻仁理气宽中,温燥寒湿;白蒺藜平肝解郁;焦山楂健脾消滞,三药佐助君臣诸药理气和中,使气机疏利,大便通畅,糟粕得以下行,夜寐方能安稳。

　　本案虽然以大便秘结为主要症状,但虑及患者值经后发病,实有本虚,故大年先生用药中并无攻逐泄下的药物,因为究其病属肝木乘土,脾胃气机不畅所导致,故全方以调气和中为主,力图缓治,不伤正气,待气机调畅则诸证可缓。

# 案 二 十 六

　　一诊:骨节走窜作痛,夜寐少安,头痛眩晕,舌中剥少津,边薄腻,脉细弦,营虚肝旺,脉络失和,再从育阴平肝,和络舒筋。

　　金石斛三钱(先煎)　仙鹤草三钱　生白芍三钱　嫩桑枝七钱
　　功劳叶三钱　怀牛膝三钱　夜交藤三钱　丝瓜络三钱
　　炒当归三钱　生绵芪三钱　五加皮三钱
　　二诊:夜寐得安,头额作痛,周身关节时有掣痛,舌中剥少津,脉象细弦,筋无营养,肝阳升腾,津少上承,脉络不和,拟以养营和络,平肝宁神。

　　金石斛三钱(先煎)　白蒺藜一两(去刺)　左秦艽三钱　生地炭四钱
　　炒甘菊一两　炒独活一两　炒白芍一两　枸杞子一两
　　豨莶草三钱　鸡血藤三钱　嫩桑枝七钱　当归丸六粒(分两次吞)
　　【按语】本病以骨节走窜作痛为主症,是为痹证。痹证的发生外因风寒湿热之邪侵袭,内因正气虚弱,腠理不固,正如《济生方·诸痹门》指出其病因"皆因体虚,腠理空虚,受风寒湿气而成痹也";肝脏阴血亏虚,血不养筋,筋脉不利而骨节作痛;营阴空虚,不能濡养心脉,心主神明,神明失养,而夜寐欠安;阴不能制阳,肝阳亢奋上侵头目,而见头痛眩晕;阴伤而舌中剥少津,脉细弦为肝旺之佐证。综上所述,本案属营虚肝旺,脉络失和,治当育阴平肝,和络舒筋。

"治病求本"为大年先生治疗疾病一大特点,本案病因本虚标实,故用药中不仅选用了祛风湿通经络的药物,更求调治营阴亏虚之本。方中金石斛为君,益胃生津,滋阴清热,用以为君,养营阴以治内虚之本;怀牛膝、五加皮为臣,补益肝肾,强壮筋骨;功劳叶可增强臣药之效,更胜在能清虚热、养营阴;加之桑枝、丝瓜络除湿通络,方中重用桑枝,祛风湿,利关节,行水气;佐以芪、归取当归补血汤之意补益气血,但因体内仍有湿气,故黄芪用量并不大,以免补气太过而使湿邪留滞;白芍养血柔肝,扶正以祛邪;夜交藤一味不仅能养心安神,亦能有通络祛风之功效。大年先生选方用药多平和,鲜有峻猛攻克之品,临床上选用峻烈之品虽可见效较快,但攻伐太过,易伤其根本,若根基受损不仅疾病不能得到妥善调养,而且病情容易反复,甚则变生他病。

经大年先生调治,二诊之时失眠得愈,走窜疼痛虽得缓解,仍时有掣痛,故将诊治重点着眼于调治脉络不和所致的身痛不适。先生认为营阴亏虚仍为本患者发病之起因,营阴滋养筋络血脉,若营阴不足,血脉失养,脉络不和,故见周身关节疼痛;阴虚不能制阳,肝阳上亢,上侵头目,故见头额疼痛,舌中剥少津,也是阴虚之象。治以养营和络,平肝宁神。方中重用白蒺藜为君药,平肝解郁,配以甘菊养阴清肝;白芍、枸杞子用量较大,以养肝肾之阴,且白芍还有缓急止痛之功效;方中鸡血藤为活血通络药物,石斛、生地养营生津,当归丸活血补血;再入秦艽、豨莶草、独活、桑枝,祛风通络之品,调和脉络以达疗效。

# 案 二 十 七

脾失健运,胃失降和,纳谷减少,形浮乏力,胁腹作痛,夜寐少安,舌薄腻,脉细弦,拟以调肝脾而和升降。

制香附三钱　大腹皮三钱　焦六曲三钱(包)　新会皮一两
汉防己一两　焦楂炭三钱　苍白术(各)一钱　怀牛膝三钱
炒远志一两　煨木香八分

内有紧张药品因病需要请照顾

【按语】脾主运化、统血、输布水谷精微,为气血生化之源,为后天之本,人体脏腑百骸皆赖脾以濡养,此案中因脾失健运,胃失和降,运化不利,而见纳谷减少;脾虚生湿而见形浮乏力,舌苔黏腻;脾虚肝旺,肝气横逆犯脾,胁腹作痛;胃不和则寐不安,脾虚血少,心血不足,心神失养而夜寐少安,参合舌脉,证属肝脾不和。

治拟调肝脾而和升降。方中重用陈皮理气健脾调中,燥湿化痰,与白术、六曲、山楂配伍,健脾和胃,助脾运化,又与香附、大腹皮、木香配伍疏肝理气,调畅气机;脾胃运化失常,病久亦易生痰湿,方中重用汉防己健脾,利水渗湿,《本草再新》《医林纂要》均谓其有健脾胃、燥脾湿之效,与平素医者用汉防己偏行水之功效有不同;远志,味苦、性辛、温,归心、肾、肺经,可宁心安神益智;怀牛膝药效高,李时珍谓之:"滋补之功,如牛之力",此处为引血下行之用,亦取其有升有降之意;诸药合用,健脾和胃,调畅肝气,则胁腹之痛自除,心神得宁而卧安。全方组方精炼,体现了大年先生治病三要:①注重脾胃后天之本;②重视气药配合,尤其在应用气药之时主张宜用行气开郁之品;③切忌破气以伤正气,且方中理气止痛药如香附、木香用量均小。

# 案 二 十 八

乳汁不多,调补可也。

　　生绵芪三钱　　西川芎一钱　　全当归三钱　　王不留行一两

【按语】产后乳汁甚少或全无,不足以喂养婴儿者,称为"缺乳"。本病最早见于隋代《诸病源候论》:"妇人手太阳少阴之脉,下为月水,上为乳汁……即产则水血俱下,津液暴竭,经血不足者,故无乳汁也",提出了缺乳的病因。乳汁为血所化生,来源于中焦脾胃;乳汁的分泌是否畅通,还有赖于肝气的疏泄。乳汁缺乏,多因生化之源不足,气血虚弱;或肝郁气滞,乳络不畅所致。素体气血亏虚,或脾胃素弱,复因分娩失血耗气,致气血亏虚,乳汁无源可化,则见无乳可下;产后情志不遂,肝失条达,气机不畅,乳脉不通,也可致乳汁不行而无乳。缺乳有虚有实,产后虽然多虚,亦不宜峻补,应以调理气血、通脉下乳为治疗原则。以方测证,本案以调补气血为主,治疗虚证缺乳较为适用。

本案中重用王不留行,其味苦,性平,归肝、胃经;入血分,走而不守,通经下乳,活血行气,中医有名言:"穿山甲、王不留。妇人吃了乳长流"。然巧妇难为无米之炊,若脾土不健,生化乏源,气血不足,即使一味通经下乳,亦无乳可下。海派陈氏认为元气为本,以调血分为要,遂方中配伍生黄芪、当归等补益气血,黄芪能补一身之气、对气血两亏有很好的疗效;当归补血、活血,两药相伍,取当归补血汤之意,补气生血;川芎行气,补泻兼施。血为气之母,气为血之帅,本方气血同调,补气血而不留滞,通络下乳。

# 案 二 十 九

痰饮根株已深,卧难着枕,咳呛痰稠,舌质绛少津,脉象细弦,症属重险,拟以生津化痰,顺气止呛。

吉林人参须一钱　甜杏仁三钱　蜜溪橘红一两　大麦冬三钱

冬瓜子三钱　旋覆梗一两 （包）　五味子二分　水炙远志一两

川贝母粉五分(另包分两次吞)　炒香枇杷叶三钱(包)

内有紧张药品因病需要请照顾

【按语】本案患者或因饮食不节,脾运失司,痰湿内生,或因平素脾运不健,饮食精微不归正化,变生痰浊,肺脉连胃,痰邪上干,肺气上逆,乃生咳嗽。如肺系疾病迁延不愈,日久阴伤气耗,则虚火寒痰内生。肺阴亏虚,虚热内灼,虚火灼津为痰而见咳呛痰稠,阴虚内热而见舌质绛少津;病久情志不遂,肝失条达,气郁化火,木火刑金,炼液成痰,亦可见咳痰黏稠,脉细弦;宿痰伏肺,每因外邪、饮食、情志、劳倦等诱因引动而触发,可致痰壅气道,肺气宣降功能失常,而引发哮病之卧难着枕之重险之症。

本案患者痰饮根株已深,是谓病久,乃为内伤咳嗽,日久阴伤气耗,喘咳难卧。方中橘红味辛、苦,性温,归肺、脾经,有理气宽中,燥湿化痰之效,蜜制后,加强其润肺之功效,《药品化义》:"橘红,辛能横行散结,苦能直行下降,为利气要药。盖治痰须理气,气利痰自愈,故用入肺脾,主一切痰病,功居诸痰药之上";旋覆梗降气化痰,止咳平喘;甜杏仁甘平质润,润肺补虚,化痰平喘;象贝母性微寒而味甘苦,入心肺经,与冬瓜仁伍,功能润肺止咳化痰;枇杷叶清肺和胃,降气化痰;人参强心气、补肺气,五味子收敛固涩,益气生津,补益肺肾,麦冬生津解渴,润肺清心,此三味药同用,取生脉饮之意,补肺益气生津;远志豁痰开窍。诸药共用,取生津化痰,顺气止咳之功效。

本案虽症见咳嗽痰实等标实之象,然病势迁延日久,舌象为"舌质绛少津",可知实则病久伤阴,虚火内生,因此,大年先生特别强调舌苔望诊,谓"信而有征者,莫过于舌苔,症有真假,苔无虚伪"。

# 案　三　十

肺胃两经之痰热来楚,咳不爽利,肠燥便结,舌中红,脉濡滑,拟以清肃肺胃而化痰热。

水天桑皮三钱　新会皮一两　焦姜皮三钱　地骨皮四钱

冬瓜子三钱　象贝母三钱　淡芩一两　生甘草八分

连翘壳三钱　炒香枇杷叶三钱(包)

【按语】本案中患者脾胃虚弱,运化不利而生痰,湿困中焦,脾虚不健,痰浊不化,上干于肺,痰湿犯肺,此即"脾为生痰之源,肺为贮痰之器";痰浊郁久而化热,肺热郁结,肺与大肠相表里,而见肠燥便结;日久化热,肺热郁结伤津,咳痰黏稠,而见咳不爽利、舌红之热症;痰热耗伤气血津液而见濡滑之脉。此为内伤咳嗽,多属邪实正虚之证,治以祛邪止咳,扶正补虚,按虚实的主次标本兼顾治疗。

方中重用黄芩,入肺经,其味苦,性寒,有泻实火、除湿热之功效;方中重用陈皮健脾燥湿、行气豁痰,黄芩与陈皮配伍,可健脾燥湿,清解生痰之源,化除痰郁之热;连翘入肺经,味苦,性寒,清热解毒,消肿散结,现代药理提示有广谱抗菌的作用;地骨皮清肺降火,黄芩与连翘、地骨皮配伍,共清肺胃之虚实之热;象贝母有止咳、宁喘、祛痰、润肺的功效,性微寒而味甘苦,入心肺经,与冬瓜仁相伍,功能润肺止咳化痰;枇杷叶味苦性平,清肺和胃,降气化痰,治疗咳喘痰稠最适宜;桑枝清热祛湿,通利肺络;生姜皮行水利湿,佐以生甘草补脾益气,祛痰止咳,并能调和诸药,全方共奏清肃肺胃之热,祛痰止咳,调畅气机之效,肺胃气机通畅,大便自通。

# 案　三　十　一

春寒外袭,流清涕,头痛肢楚,舌薄腻,脉浮数,先从清透达邪,和络舒筋。

青防风一两　玉桔梗一钱　光杏仁三钱　荆芥穗一两

羌活一钱　薄橘红一两　前胡一两　炒大力子三钱

水炙桑叶三钱　水炙桑枝五钱　薄荷一钱(后下)

【按语】本案患者因外感风寒,侵袭肺卫皮毛,致使肺失宣肃,卫表失和。风为阳邪,其性清扬,具有升发的特性,易袭人体头面部、阳经和肌表等属于阳的部位,故见头痛;寒邪侵袭人体,阻遏阳气,经脉气血失于阳气温煦,易使气血涩滞不通，"不通则痛"，故见肢楚；肺居胸中，为华盖，上连气道、咽喉，开窍于鼻，肺气失宣，则鼻塞流涕；舌脉佐之。

本方重用荆芥穗、青防风为君，荆芥穗性辛而味温，疏风解表，以祛在表之余邪；防风性辛甘微温，为风药中之润剂，入太阳经，其性升散，善行全身，以祛风为主，两者共为君药，相辅相成，共奏清透达邪之效，《本草求真》云："用防风必兼荆芥者，以其能入肌肤宣散故耳"；羌活性升散通行，既善发散表邪，为祛风散寒发表常用药，以治外感风寒夹湿表证见头痛身疼者疗效最佳，与防风相配伍，增强止痛之功，是为臣药；大年先生用药主张"轻可去实"，故在解表时，主张施用荆芥、防风、薄荷、桑叶、菊花等轻清升散之药，而不用桂枝、麻黄等重浊厚味之属；玉桔梗善于开宣肺气，《本草求真》："桔梗系开提肺气之药，可为诸药舟楫，载之上浮，能引苦泄峻下剂，至于至高之分成功，俾清气既得上升，则浊气自可下降。降气之说，理根于是"，光杏仁肃降肺气，与桔梗合用，一宣一降，司肺脏宣降而能止咳；薄荷轻扬升浮，芳香通窍，功善疏散上焦风热，清利头目、咽喉；水炙桑叶甘苦性寒，疏散上焦风热，且善走肺络，能清宣肺热而止咳嗽，助薄荷解表之力；炒大力子性苦寒，疏散风热，宣肺利咽；杏仁、桔梗、薄荷、桑叶、炒大力子五药与荆芥穗配伍，共奏宣发邪气之效；前胡性苦辛微寒，苦可下气消痰，辛能宣肺散风；薄橘红能调理脾肺气机，功善理气健脾、燥湿化痰；桑枝祛风湿，利关节，用于肢体酸楚。纵观全方，大年先生药味少而精，正如先生所言："只要掌握病情，药宜轻用，药对如开锁"。

# 案 三 十 二

脾气少运，胃失降和，脘腹作胀，大便多行，舌薄腻，脉弦数，拟以调气和中。

新会皮一两　　大腹皮三钱　　焦麦芽三钱　　台乌药一两
煨木香一钱　　焦白术一两　　制香附三钱　　焦楂炭三钱
春砂壳八分　　煨姜一片

【按语】脾主运化而升清，胃主受纳而降浊。本案患者因脾气不足，胃气亦弱，纳运升降失常，气机受阻，故见脘腹胀满；脾为太阴湿土，其性喜燥恶湿，若脾虚失运，水湿不化，滞于中焦，下注肠道，故见大便多行。

大年先生治本病重在调和，注重攻补兼施。方中白术甘温苦燥，其功善于补脾益气而燥湿，为健脾益气之要药；新陈皮功善理气燥湿，为理气健脾之良药，《本草汇言》："橘皮，理气散寒，宽中行滞，健运肠胃，畅利脏腑，为脾胃之圣药也……东垣曰,夫人以脾胃为主,而治病以调气为先,如欲调气健脾者,橘皮之功居其首焉",两药一守一走,一益气一行气,使补而不滞,消不伤正,共为君药;乌药辛温,善能散寒行气止痛;春砂壳善芳化中焦之湿浊、温理脾胃之滞气,制香附辛香入肝善能散肝气之郁,木香善于行脾胃大肠滞气,为行气止痛之要药,木香、砂仁、陈皮、香附四味皆为芳香之品,功能理气开胃,醒脾化湿,既能解除胃脘腹痞闷,又使全方补而不滞;大腹皮善行气宽中、疏通导滞;山楂、麦芽两药合用既能增强消食之力,除已停之积,又能相助益气补脾药以加强益气健运之力;加入少量煨姜,善温胃散寒、和中降逆。全方补气健脾药与消食行气药同用,为消补兼施之剂,补而不滞,消不伤正,使气机调畅,脾胃复健,则痛胀自解。

# 案 三 十 三

邪湿内蕴,午后火升,颧赤,大便溏薄,舌苔黄腻,脉见濡滑,拟以却邪化浊、和中分清。

藿梗三钱　大腹皮三钱　制茅术一钱　紫苏梗一两
香连丸一钱　姜半夏一两　焦六曲三钱(包)　制川朴一钱
新会皮一两　鸡苏散四钱(包)　焦楂炭三钱

【按语】本案患者因感受湿邪内侵而发病。脾为太阴湿土,其性喜燥恶湿,与胃相表里,脾胃纳运升降失常,中阳受阻,湿邪内生,蕴结日久化热,若湿热蕴结于肠胃可致午后火升,故见颧赤,大便溏薄,舌苔黄腻,脉见濡滑。大年先生认为在治疗上应注重养颐脾胃,和中理气,清泻湿热。

本方为藿香正气散加减而成。方中藿香为君,既以其辛温之性而解在表之寒,又取其芳香之气而化在里之湿浊,且可辟秽和中,而藿梗更偏于和中,《本草正义》云:藿香"芳香而不嫌其猛烈,温煦而不偏于燥烈,能去除阴霾湿邪,而助脾胃正气,为湿困脾阳,倦怠无力,饮食不甘,舌苔浊垢者最捷之药";姜半夏辛温而燥,长于燥脾湿而化痰浊,以疏里滞,新陈皮功善理气健脾,燥湿化痰,两药合用以增加理气燥湿,和胃降逆之力;苍术健脾燥湿,内可化湿浊之郁,外能散风湿之邪,以助藿香增加内化湿浊之效,具为臣药;湿浊中阻,气机不畅,故佐以大腹皮、制川朴行气化湿,畅中行滞,且寓气行则湿化之意;紫苏辛温发散,气味芳香,尚可醒脾宽中,行气止呕;焦山楂酸甘性温,消食行气健胃,焦神曲甘辛性温,消食健胃,两药合用健胃消滞;鸡苏散乃六一散加薄荷,六一散药性平和,清热而不留湿,利水而不伤阴,薄荷其味芳香,有宣泄清透之效;香连丸乃黄连、吴茱萸同炒后去吴茱萸,加木香,本方辛开苦降,肝胃同治,泻火而不至凉遏,降逆而不碍火郁,相反相成,使肝火得清,胃气得降,意在清热燥湿为主,加木香以行气;甘草调和药性。纵观本方,外散寒湿与内化湿滞相配伍,健脾利湿与理气和胃共施,使寒湿外散,湿浊内化,气机通畅,脾胃调和,清升浊降,和中悦脾而治之。

# 案 三 十 四

阴伤津少上承,夜卧口干,动则气浅,舌质绛,脉细弦,症属重险,拟以生津养胃,化痰安神。

吉林人参须一钱　海蛤壳九钱　金石斛三钱(先煎)　大麦冬三钱

米炒北沙参三钱　五味子三分　水炙远志一两　甜杏仁三钱

川贝母粉五分(另包分两次冲入)　枇杷叶三片(包)

内有紧张药品因病需要请照顾

【按语】本案患者因久咳伤肺,气阴两虚,肺为娇脏,性喜柔润,职司清肃。肺气亏虚,宗气不足,肺失宣降,则气逆于上,动则耗气,则见咳喘益甚,《证治准绳·喘》:"肺虚则少气而喘";肺阴不足,虚火内生,灼肺伤津,肺阴失于滋养,则咽喉失润,以致口燥咽干;苔脉为佐证。

故本方重用人参,人参甘温,益元气,补肺气,生津液,有救脱扶危之良效,是为君药;麦门冬甘寒养阴清热,润肺生津,与人参合用,则益气养阴之功益彰;五味子酸温,敛肺止汗,生津止渴;此三味药合用,取生脉散之意,一补一润一敛,益气养阴,生津止渴,敛阴止汗,使气复津生,汗止阴存,气冲脉复。患者久病,伤及肺脏,肺阴亏虚津液不能上承,以人参大补元气;元气发源于肾,藏于脐下"丹田",借三焦的通路敷布全身,推动脏腑等一切组织器官的活动,元气的盛衰决定着人体的强弱,人参能五脏并补,先天、后天同益,从而使元气充足;大年先生强调选用吉林人参须而非人参,一方面注重药材的地道,一方面药性要平缓;蛤蚧咸平,归肺肾二经,能助肾阳,益精血,补肺气,定喘止嗽;川贝母甘寒质润,既能清肺化痰,又能润肺止咳;北沙参甘微苦微寒,既能养肺胃之阴,又能清肺胃之热,与贝母相合用,以养阴润肺,清热化痰;石斛质滋润,功善养胃阴、生津液、退虚热;杏仁温能助心散寒,苦能清肺下气,为上焦逐邪定喘之品;枇杷叶苦降肺气,以定喘咳。诸药合用,补益肺肾,清热化痰,使阴血渐充、虚火自清、痰化咳止,以达到顾护肺阴之目的。

根据阴阳互根的理论,阴和阳两者是相互依存的,大年先生治拟养阴生津,补阴以敛阳,使得"阴复则阳留",全方标本兼顾,配伍得当,体现了大年先生"辨证确切,用药精少"之特色。

# 案 三 十 五

停滞伤中,中运失常,腹痛阵作,肠鸣便泄,两腿酸软,舌薄腻,脉濡数,拟以化滞和中,舒筋和络。

炒黑防风一两　　左秦艽三钱　　广郁金一两　　炒独活一两

煨木香一钱　　嫩桑枝四钱　　焦楂炭三钱　　大腹皮三钱

威灵仙三钱　　五加皮三钱　　福橘白一两　　方通草八分

【按语】本案病属泄泻,脾胃运化失常,不能受纳水谷,也不能运化精微,反聚水成湿,积谷为滞,致胃肠升降失司,清浊不分,混杂而下,遂成泄泻;患者湿气壅滞,可致气机阻滞,若腑气不通则见腹痛;脾失健运,肢体失于濡养,故两腿酸软;本案病位在脾胃,食滞为其主要病理因素,脾胃失健,湿阻气滞是发病关键;舌脉俱证。

治以健脾化滞,理气和络。方中重用防风、福橘白为君药。防风归膀胱、肺、脾、肝经,能胜湿止痛,升脾阳而止泻;福橘白和胃、化浊腻,其味带甘,功效不如橘皮,而补脾胃药中用之,自无燥散之咎。两药配伍,升脾和胃,胜湿止泻。独活、威灵仙、秦艽、桑枝为臣药。独活祛风胜湿、散寒止痛;威灵仙祛风除湿、通络止痛,秦艽药性润而不燥,味苦、辛,入胃、肝、胆经,能祛湿止痛;桑枝性平,能祛湿、通络、行水气;诸药配伍,共奏胜湿止痛、通筋活络之效。佐以郁金疏肝解郁,行气止痛;木香能行气、止痛、健脾消食,《本草求真》:"木香,下气宽中,为三焦气分要药。然三焦则又以中为要。故凡脾胃虚寒凝滞,而见吐泻停食……服此辛香味苦,则能下气而宽中矣。中宽则上下皆通,是以号为三焦宣滞要剂";焦楂炭健脾开胃行气,可用治泄痢腹痛;大腹皮行气宽中、行水消肿;五加皮祛风湿、益肝肾;通草清湿利水。本方既重视治本"祛湿通络",又兼顾治标"止泻止痛",共奏"化津和中,舒筋和络"之效。大年先生治病原则:"适事为故",犹云中病为度,适可而止,毋太过以伤正,毋不及以留邪。

# 案 三 十 六

春令木旺,晨起头晕,鼻塞经将临期,舌薄腻,脉弦数,拟以息风平肝。

炒甘菊一两　　白蒺藜一两(去刺)　　炒白芍一两　　双钩藤三钱(后入)

广郁金一两　炒竹茹一两　连翘壳三钱　制香附一两

仙半夏一两　蔓荆子三钱

【按语】此案为经行感冒,发病季节为春季。肝属木,喜条达,与春令升发之阳气相应。春属木,春气通肝,春季更易使肝旺。叶天士在《临证医案指南》中提出"女子以肝为先天"之说,大年先生崇叶天士之说,强调肝在女性生理病理中的重要性。肝藏血主疏泄,体阴而用阳,若阴血不足,不能柔润以养肝体,则肝阳上亢,肝气上逆。本案患者适值经前,气血下注冲任,血海满盈,处于溢泻状态,而全身阴血相对不足,此时病邪易侵乘机作祟,病发感冒,症见头晕鼻塞;舌薄腻,脉弦数,属邪热入里化热,肝阳内动上亢之证。

用药"结合时令气候"为大年先生特色之一,认为不同时令气节对疾病亦有影响,如春天为风木之令,万物生发,肝阳易动,用药避免升提动火。故此病案虽正值经临,亦未用温通之品;又女子以血用事,肝气滞则郁血凝,肝气舒则血行顺,故大年先生主张行气开郁之品,忌用破气之药以免伤及正气。

方中制香附和炒白芍均能调经止痛,香附长于理气解郁,白芍长于养血平肝,两药共为君药。钩藤味甘性凉,长于清热平肝息风,偏治肝旺之标;白芍味酸性寒,柔肝养阴,有养肝体而敛肝气、平肝阳令肝气不妄动之功,善补肝虚之本,二者合用标本兼顾,共奏柔肝养阴、平肝息风之功效。甘菊清热祛湿,白蒺藜平肝解郁,广郁金行气解郁,三药合用,加强平肝清热之功,为臣药。竹茹微寒,清热化痰;半夏性温,燥湿化痰,二药配合,一寒一温,相互为用,使祛湿化痰力彰。连翘性凉味苦,能清热解毒,其轻清上浮,可治上焦诸热;蔓荆子主疏散风热,清利头目,两者配伍,具有轻清升散,疏散风热之效。是为佐药。该方中重用行气开郁、平肝降逆之品,使气行则血行。诸药配伍共奏息风平肝,清热调经之效。

# 案 三 十 七

春温伏邪,身热不解,咳呛骨楚,脘闷拒纳,脉见濡数,拟以陈宣。

炒牛蒡三钱　清水豆卷四钱　光杏仁三钱　前胡一两

荆芥炭一两　水炙桑叶三钱　橘红一两　姜半夏一两

羌活一两　防风一两　薄荷一钱(后入)

【按语】《素问·生气通天论》:"冬伤于寒,春必病温"。所谓伏邪,是由于冬季感受了寒邪,寒邪侵入人体后未及时发病,伏藏于人体内部,至春季阳气升发之时,内伏之寒邪郁而化热,向外透发,从而导致春温的发生。本案患者脉濡无力,素体不足,在冬季感受寒邪,伏藏于里,郁而化热,至春天阳气外泄,引发伏气发病,加之脾胃虚弱,导致气机升降失调,运化失常,痰热交阻,体内郁热不得发,则身热不解,骨节酸痛(骨楚);伤及肺卫,肺失宣肃,见咳呛;伤及阳明,故见脘闷拒纳。大年先生治以陈宣透邪,理升降之气机,透内伏之郁热,使邪气去则病自安。

　　方中取"苏子降气汤"中前胡、橘红、姜半夏配伍为君药,治疗上实下虚之喘咳;姜半夏燥湿化痰,降逆消痞,多用于痰多咳喘证;前胡疏风清热,降气化痰,用于风热咳嗽,痰热喘满;橘红散寒燥湿,利气消痰,用于风寒咳嗽,喉痒痰多者,三药配伍以达降气疏壅,祛痰止咳之效。羌活、防风、荆芥合为臣药;羌活能散寒祛风,除湿止痛,《本草汇言》:"羌活功能条达肢体,通畅血脉,攻彻邪气,发散风寒风湿……盖其体轻而不重,气清而不浊,味辛而能散,性行而不止,故上行于头,下行于足,遍达肢体,以清气分之邪也",用于缓解肢体关节酸楚疼痛;防风辛、甘,性温,祛风解表,胜湿止痛;荆芥味辛,性微温,辛散透邪,祛风解表。佐以杏仁降气止咳平喘;牛蒡子疏风清热宣肺;清水豆卷善于通达宣利,有清利湿热之功;桑叶疏风清热,清肺润燥;薄荷宣散风热。诸药配伍,共奏清泄里热,宣郁透邪之效。此方可看出大年先生的用药特点:轻可去实。大年先生指出:"只要掌握病情,药宜轻用,药对如开锁。重用者往往旧疾不去而反致他病。"在药物性味方面主张在解表时用荆芥、防风、薄荷、桑叶等轻清升散之品,不用桂枝、麻黄等重浊厚味之品。

# 案 三 十 八

　　经事先期三天而行,畏寒怯冷,大便溏薄,气营失和,中土虚弱,舌薄腻,脉细弦,拟以调理。

制香附三钱　　泽兰叶一两　　台乌药一两　　煨木香一钱

杜红花八分　　焦白术一两　　大丹参一两　　炒黑防风一两

炮姜炭五分　　大红枣四枚

【按语】患者脾胃虚寒,健运乏力,经行气血下注冲任,脾气益虚,中州不化,分清泌浊失司,则见大便溏薄;阳气不足,无以温煦,故见畏寒怯冷;脾气不足,土壅木郁,气营失和,而见舌薄腻,脉细弦。故本病治疗原则重在健脾疏肝,调理气血。

　　方中重用白术、防风为君药,白术有健脾益气、燥湿利水之效,大年先生非常重视炮制、配伍和服法,他认为有些药物通过炮制和配伍,可减少其副作用,增加疗效,如白术炒焦用不但健脾更重止泻,防止诸药苦寒胃气。防风祛风胜湿,散肝舒脾,炒黑防风亦能缓和药性,与白术合用,取"痛泻药方"之意,共奏疏肝健脾,和中止泻之功效,用治脾虚肝旺型泄泻。就诊时患者正值经期,大年先生主张以气药与血药配合使用以治月经失调。如乌药行气散寒止痛;香附理气解郁、调经止痛,乃气病之总司,女科之主帅也;泽兰叶入肝、脾经,活血行水,祛瘀调经,《本草通玄》云:"泽兰,芳香悦脾,可以扶气;疏利悦肝,可以行血";丹参入心、肝经,活血祛瘀,通经止痛。四药同用,行气活血,因势利导,以利经水下行,共为臣药。佐以木香理气,行脾胃气滞,顺三焦之气,朱震亨指出:"调气用木香。其味辛,气能上升,如气郁不达者宜之"。红花活血通经;炮姜炭辛温,既可温经止血,又可温脾止泻。三药同为佐药。大枣甘温,补中益气,缓和药性,为佐使。诸药配伍,标本兼治,共奏健脾和中之效,使气血渐复,冲任得固,则诸证自除。

# 案 三 十 九

经事已净,食滞伤中,脘痛拒纳,腰尻酸楚,舌薄腻,脉濡数,拟以化滞和中。

淡吴萸五分　　焦楂炭三钱　　煨木香一钱　　淡干姜三分

白蔻壳八分　　炒枳壳一两　　新会皮一两　　姜半夏一两

紫苏梗一两　　沉香曲三钱(包)

【按语】本案乃因饮食停滞,损伤脾胃,致使胃气升降失司,气机阻滞,不通则痛,而见胃脘疼痛拒按;食谷不化,阻滞胃脘,胃气壅塞,而不欲饮食;经净见腰尻酸楚,乃"阴液损伤,伤及阳不固密",冲任督带受损;舌苔薄腻,脉濡数为食滞内停,脾胃失运之象。因脾胃的受纳运化和中焦的气机升降均有赖于肝之疏泄,正如《素问·宝命全形论》所云"土得木而达",所以治当健脾理气,化滞和中,佐以疏肝。

方中重用陈皮、半夏健脾理气为君药,陈皮理气、治胸脘胀满为佳,半夏降逆消痞、善治气逆,两药并用,半夏得陈皮之助则气顺而痰浊自消;陈皮与半夏为二陈汤的主药,陈皮得半夏之辅,则痰浊除而气自下,两者相须为用,理气和胃降逆之功更著。紫苏梗行气宽中,用于脾胃气滞证;枳壳苦降下行,能理气宽中,行滞消胀;两药共为臣药。佐以吴茱萸既能温散开郁,疏解厥阴肝经郁滞,又有温中理气止痛的良效,配伍温中散寒的淡干姜和行气止痛的木香以治胃脘疼痛;此处选用淡吴萸,是因为吴茱萸温燥之性过强,用甘草汁浸泡之后,辛烈之性稍减;白蔻壳理气和中,沉香曲化滞和胃,山楂炭行气健胃消食,虽云食滞中焦,然大年先生山楂只用三钱,皆因他认为本案病因病机主要在于食滞中停,导致脾胃升降失司,因此治疗的关键在于理气通滞而非消食,即所谓的"只要掌握病情,药宜轻用,药对如开锁。重用者往往旧疾不去而反致他病",山楂这味药物擅长于消肉糜,炒焦用之消食作用增强,其味酸,重用可损伤脾胃。

# 案 四 十

经事先期一天而行,头疼偏右,腹中阵痛,营虚气滞,肝阳上扰,舌苔薄腻脉细弦,拟以和调。

大丹参三钱　炒赤芍一两　西川芎八分　制香附三钱

鸡血藤三钱　荆芥炭一两　台乌药一两　煨木香一钱

茺蔚子三钱　西藏红花四分

【按语】本案患者为经行时气血下注冲任,阴血相对不足,肝阳偏亢,风阳上扰清窍,遂致头痛;肝血不足,疏泄失畅,气滞血阻,不通则痛,故腹中阵痛;脉细弦提示血虚肝郁之象。治以和营调气。

本案方中赤芍性微寒,入肝经,清热凉血,散瘀止痛,炒后药性偏于缓和,活血止痛而不伤中,用治瘀滞疼痛;乌药性温,行气止痛以消腹中阵痛;两药同为君药。佐以丹参、鸡血藤养血活血,祛瘀止痛。丹参功善活血通经,祛瘀止痛,性微寒而缓,能祛瘀生新而不伤正,用治血瘀气滞所致心腹、胃脘疼痛,更善调经水,为妇科调经常用药;鸡血藤苦甘性温,行血活血,舒筋活络,适用于诸证属血虚瘀滞者;荆芥炭收敛止血,防止气血丢失;川芎活血行气,祛风止痛,辛温升散,走而不守,既能上行达巅顶,缓解肝阳上亢所致之头痛;又入血分,下行达血海,缓解因血虚气滞所致之腹中阵痛,为血中之气药,具辛散、解郁、通达、止痛之功;藏红花活血祛瘀,散郁开结止痛;茺蔚子入肝经,活血调经,《本草纲目》云:"顺气活血,养肝益心……调女人经脉,崩中带下";五药俱为臣药。因气行则血行,气滞则血瘀,大年先生治疗月经病,特别注重"调"字,认为月经先期、后期、先后无定期、过多、过少或闭经等,均因冲任失调所致,治疗主张多用和营养血,疏调气机,以使肝脏功能正常,冲任得以通盛。大年先生对《黄帝内经》"适事为故"的理论有深切体会,本案虽有气滞血瘀之证,但大年先生没有选用破血祛瘀之猛药,而多以养血和血之品调养,并佐以行气药物如香附疏肝解郁,理气宽中,调经止痛;木香行气止痛,调中导滞。全方血药与气药同用,调气通络,养血调经,体现了治病求本的治疗原则。

# 案　四　十　一

经事初净,能食少运,脘宇不畅,腹痛腰酸,脉见细弦,拟以调气和中。

制香附三钱　大腹皮三钱　沉香曲三钱(包)　紫苏梗一两

白蔻壳八分　焦麦芽三钱　煨木香一钱　台乌药一两

新会皮一两　煨姜一片　大红枣四枚

【按语】本案患者适逢经事初净,血海空虚,不能濡养冲脉胞宫腰府,不荣则痛,见腹痛腰酸;阴血不足,肝失疏泄,木旺乘土,脾胃运化失司,食后不运,胃脘作胀;脉细弦,为血虚气滞佐证。本案辨证经后阴血不足,肝木乘土,治以调气和中,重在调畅胃气、疏泄肝气,以助脾胃后天之本,使气血生化有源,则气血充沛,冲任得其濡养,肝脾得以相资。

方中以陈皮、苏梗、乌药为君,陈皮理气健脾,乌药味辛行散,性温祛寒,入脾而宽中,能行气散寒止痛,紫苏梗宽胸理气,三药合用,加强健脾和中之效。臣以香附入肝,疏肝解郁,理气宽中;大腹皮辛散入脾,行气宽中;沉香曲为沉香等多种药末和以神曲糊制成的曲剂,功能舒肝和胃;焦麦芽专于消食导滞,用于食积吞酸,脘腹闷胀;白蔻壳即白豆蔻的果壳,功效与白豆蔻相同,可理气宽中,但温性略减,适用于胃痛腹胀。佐以木香理气止痛,健脾消食,煨制后使药性缓和,与君臣药配伍使用,增强疏肝调中之功效;煨姜性温,入胃经,适用于脾胃虚寒之证。大枣补中益气养血,为佐使,气血和畅,气机疏利,腹痛腰酸诸证自除。诸药合用,共奏调肝脾,行气血健脾和中之效。

# 案　四　十　二

经事已临,日期尚准,头疼腹痛,大便多行,火土不足,拟以和理。

制香附三钱　炮姜炭五分　鸡血藤三分　焦白术一两

炙甘草八分　艾叶炭五分　肉桂心八分　新会皮一两

荆芥炭一两　煨木香一钱

【按语】本案患者经事已临,气血下注冲任,血海由满盈而泄溢,气血骤虚,不足以濡养清窍、头目,不荣则痛,故见头疼;火土不足,脾阳虚弱,温运失常,值经期血气下注冲任,脾气愈虚,故而腹痛,大便一日多行。本案为本虚之证,治以温养、和营、理气。

方中以焦白术、陈皮为君药,两味药均为温养脾胃之品,白术既长于补气以助脾运,又能燥湿以除泄泻,炭制之后的焦白术可增强健脾止泻之功,又可防止苦寒诸药伤及胃气;陈皮既可理气健脾,防治气机升降失常,又可燥湿化痰,以利脾气升清。方中使用三味炭类药物(炮姜炭、艾叶炭、荆芥炭),中药制炭后可增强止泻作用,亦可炒炭存性,缓和药性,降低毒副作用,防太过或不及;患者正值经期,予炮姜炒炭既能温经止血,又可温脾止泻;艾叶理气血,温经脉,可入脾经,炒炭后可温经止血,以防脾阳不足、统摄无力所致月经过多;荆芥炭辛涩,微温,收敛止血,三药为臣药。炭类药物很多,大年先生独选此三味,而不多选几味,是因为他认为用药如用兵,只要辨证确切,药少而精亦能取得良效,且此三味药为临床常用止血药,价格便宜。大年先生治病求本,以益气养血为要,又因脾为后天之本,肾为先天之本,脾的运化,必须得肾阳的温煦蒸化,始能健运,故佐以肉桂补元阳,暖脾胃,温经通脉,药量仅用八分,意在徐徐助攻,补土培元;对于月经病的治疗大年先生注重气药的使用,治疗主张多用和营养血,疏调气机之药,故方中以辛行苦泄、芳香气烈之木香,通行脾胃之滞气,消除腹胀之症,且木香仅用了一钱,是因方中以涩药为主,少量使用木香既有止痛作用,又能疏理气机,使整张方子不至于收涩太过;制香附疏肝理气止痛,使气行则血行;鸡血藤养血调经,温而质润,药性缓和;四药均为佐药。炙甘草补脾益气,缓急止痛,调和诸药,为佐使。全方以温助脾阳、和营理气为要。

# 案 四 十 三

经事已净,大便间日而行,头疼腹痛均减,冲海衰弱,任脉空虚。拟以调理。

制首乌四钱　　制女贞三钱　　焦白术一两　　制香附三钱

稽豆衣三钱　　炒白芍一两　　桑寄生三钱　　煨木香一钱

阿胶珠一两　　艾叶炭五分

【按语】本案经事已净,精血下注冲任、胞宫,阴血不足,营血不能上荣脑府,脑失所养,逐致经行头痛,经净阴血渐复,头疼好转;阴血不足,大肠失于濡养,肠道不润,而排便艰难,腹痛;大年先生认为,患者血海亏虚,急以调养,重在养血填精、健脾助运。

本案患者经事已临,气血下注冲任,血海由满盈而泄溢,气血骤虚,不足以濡养清窍、头目,不荣则痛,故见头疼;火土不足,脾阳虚弱,温运失常,值经期血气下注冲任,脾气愈虚,故而腹痛,大便一日多行。本案为本虚之证,治以温养、和营、理气。

因女子肝为先天,经后肝血不足,冲任虚损,故方中重用炒白芍养血柔肝调经;脾为后天之本,气血生化之源,焦白术补气健脾,以利脾气健运,化生水谷精微,益气养血,二者配伍共奏补脾养肝之效,同为君药。女贞子、制首乌补肝肾,益精血,血充则养津,津充则肠燥自除,腑行得复;桑寄生温肾阳,益血脉;稽豆衣滋阴养血,平肝益肾;四药同入肝肾两经,且女贞子、桑寄生一凉一温,平衡肾中阴阳;大年先生遵从其父筱宝先生学术思想以妇科论治因以调治血分为主旨,对妇科疾病首重血分,处方以养血和血为主,治疗中掌握《黄帝内经》"适事为度"之理,认为"滋血应取流畅",故方中重用阿胶珠,因阿胶用蛤粉炒成珠后,可降低其滋腻之性,便于粉碎,也可入汤剂煎煮,同时以防碍胃的副作用,增强养阴补血之功,且补血而不滋腻;以上五药共为臣药。佐以煨木香理气疏肝,健脾消滞;艾叶炭与诸药合用,温经散寒,可用于冲任虚寒型月经失调,以助养血调经。全方共奏健脾柔肝,滋阴养血,调理冲任之功。

# 案 四 十 四

结褵五年从未生育,经净半月,夜卧梦扰,形重乏力,舌薄腻,脉濡弦,拟以和心脾而调冲任。

制香附三钱　水炙远志一两　浮小麦三钱　桑寄生三钱

炒酸枣仁三钱　炙绵芪一两　鸡血藤三钱　制首乌四钱

炒白芍一两　大红枣五枚

【按语】本案患者之不孕症责之心脾两虚,多由饮食不节,劳倦伤脾;或思虑过度,暗耗阴血;或久病失调等,导致心血耗伤,脾气亏虚。脾虚失运,后天化源不足,气血虚弱,肾精失于充养,冲任失于通调,而致不孕。气血亏虚,心肾失养,夜寐梦扰;脾气不足,温煦乏力,精神不济,见神疲乏力;脾运失司,水谷精微不化而成水湿内停,故见身重;苔薄腻、脉濡为脾虚之佐证。

大年先生治以和心脾、调冲任、助孕妊。方中重用炙黄芪甘温益气,健脾补中,是为君药。白芍炒后缓和药性,善于养血柔肝,肝血充足以养心神;远志安神益智;炒酸枣仁宁心安神;大枣养血安神,又能益气健脾;浮小麦专入心经,益气除热,与大枣同用,寓"甘麦大枣汤"之意,以养心安神助眠;五药同为臣药。大年先生在方中加入鸡血藤养血活血调经,制香附疏肝理气以助血行,制首乌滋补肝肾之阴,桑寄生平补肝肾,四药合用而为佐药,共调冲任二脉,理脏腑气血,补肝肾不足。冲任调、脏腑充、肝肾足则妇人经血自调,孕育有望。大枣尚能缓和药性,亦为使药。全方共奏养心健脾、调和冲任、补肝益肾之效。

## 案四十五

经事先期三天而行,腹痛非常,肠鸣便泄,舌薄腻脉濡数,气滞失宣,脾胃失和,拟以和化。

淡吴萸五分　制香附三钱　焦楂炭三钱　煨木香一钱

泽兰叶一两　焦白术一两　新会皮一两　台乌药一两

紫苏梗一两　茺蔚子三钱

【按语】本案患者病经行泄泻伴腹痛异常,舌薄腻、脉濡数,为脾胃失和,气机失调所致。故以新会皮、焦白术为君药。新会皮理气健脾燥湿;焦白术益气健脾止泻;两药同用,行脾胃之滞,健脾胃之虚,理脾胃之气,止泻、止痛。因患者脾胃失和,脾气升降受阻,血行瘀滞,不通则痛,故予紫苏梗行气和中,台乌药行气止痛,两药合用,温助脾阳,疏利气机而止腹痛;患者经水来潮,故予泽兰、茺蔚子因势利导,活血通经;制香附疏肝理气,调经止痛;五药俱为臣药。焦山楂、煨木香健脾消食,行气导滞;淡吴萸健脾温中理气;是为佐药。大年先生轻用温药,认为温药用之不当易动火,用时应少而精,药对如同开锁,重投往往旧疾不去而反致他病,故淡茱萸、木香等用量较少,点到即止。纵观全方,以温中健脾,理气消滞为宗旨,补泻得当,补中有泻,泻中有补,侧重后天脾胃,兼顾冲任二脉及肝气的调和。

## 案四十六

经事未净,腹痛便泄已减,神疲乏力,脾阳不足,冲任空虚,拟以培土和中而调冲任。

制香附三钱　焦白术一两　鹿角霜三钱　炮姜炭五分

煨木香一钱　巴戟肉一钱　甘草八分　补骨脂三钱

新会皮一两　大红枣五分

【按语】以方测证,本案患者病经水淋漓不净,故而大年先生治拟调冲任。患者经行泄泻、神疲乏力,大年先生辨其脾阳不足。脾气不足,脾失统摄,故经事未净;脾主四肢肌肉,脾气不足,肢体失养,故乏力倦怠;气血亏虚,中气不足,故神疲不振;脾阳不足,运化水谷精微失司,水湿内生,清浊不分,故大便溏泄、腹痛。

大年先生在本案中,脾肾同治,培土和中而调冲任。方中焦白术、新会皮性温且同归脾胃两经为君药,焦白术健脾止泻,新会皮理气健脾,燥湿化痰,两药配伍温补脾阳,理气和中。煨木香既可行气止痛,又能温中和胃,脾阳运化水谷精微功能需借助肾阳的温煦,先天与后天相互资生,故以鹿角霜、巴戟肉、补骨脂温补肾阳,徐徐助火以助脾阳,肢体得以温煦,神疲乏力则减;四药为臣。大年先生对温药倡导不易多用攻伐辛热动血之品,温药不可过于辛燥,不然反伤及阴血,故此四药温性适中,用量较清,使温而不动火。妇女经期不忘调经理冲任,因女子以肝为先天,以血用事,气主动,血主静,气为血之帅,气行则血行,气滞则血凝。故方中加入制香附疏肝理气调经;患者脾肾之阳匮乏,冲任之血因寒凝受滞而未净,故以炮姜炭温中散寒以止血。两药俱为佐药。大枣、甘草补中益气以养血,亦能调和诸药,为佐使。本方首重在脾肾,又注重气血及冲任的调和,全方共奏温补脾肾,调和冲任之效。

# 案 四 十 七

双肩疼痛不能高举,经事未净,纳食胃脘不舒,舌薄腻脉濡弦,拟以调和肝脾而利气机。

醋炒香附一两　广郁金一两　白蔻壳八分　嫩桑枝四钱

炒青陈皮一钱　焦谷芽三钱　炒独活一两　炒白芍一两

八月札一两　煨木香八分

【按语】本案患者就诊之际正逢经水未净,恰气血方泻、阴血渐长之际,全赖脾胃运化濡养修复。肝主筋,脾主四肢肌肉,只有气血充沛,流通舒畅,才能筋脉活动利落;若肝气不畅,气血流通障碍,不能养筋,则活动欠利;脾为气血运化之源,全身肌肉均赖其所养,脾失健运,气血不足,致血不养筋,还易聚湿为痰,使气血不通、经脉痹阻,亦可见肢体活动不利,双肩疼痛不能高举;脾失健运,胃失和降,气机失司,则见纳食胃脘不舒;苔薄腻脉濡弦为中焦湿阻,肝气不畅,气化升降阻滞之象。

大年先生重视气血同源之说,气血互根互用,血能载气,气能行血;且女子以肝为先天,以血用事,肝气郁滞多有血凝,肝气舒畅则血行通顺,因此治疗注重调和肝脾,理气治血。

方中炒白芍养肝阴而柔刚木,益脾阴而纳散气,补益肝脾,为君药;臣以香附、郁金,二药均入肝经,可开郁行气,血随气行,自不阻滞,疼痛自消,香附醋炒可加强其入肝经之功;木香、陈皮、白蔻壳入脾经,味辛,气能上升,可行气助运,健脾消食;焦谷芽善化食滞;炒独活、嫩桑枝祛风湿利关节,行水气止痹痛,其中桑枝药性清灵,善走上肢,是大年先生特色用药"轻可去实"的代表药物。

本案用药旨在调和脾胃,理气行气之品或入肝经,或入脾经,总之以疏利肝脾气机,条达通畅为务,并无快利破气、豁痰活血之药,而是用"行而调之"法,达到健脾而湿化,理气而血行的目的。

大年先生曾告诫后辈,"峻药能取效于一时,虽当时获效,而元气暗损,使祸患潜伏",体现了陈氏临证用药审慎的特点。

# 案 四 十 八

先腹胀而后经至,超前 5 天,量少,色鲜,大便已得正常,足跟作痛,脉见濡细,拟以养和。

制香附三钱　焦白术一两　鸡血藤三钱　大丹参三钱

台乌药一两　新会皮一两　煨木香一钱　桑寄生三钱

泽兰叶一两　西藏红花三分

【按语】本案患者月经先期而至,伴见量少。大年先生认为,女子得病因人事环境复杂,情志怫逆为多,故女子以治肝为先。肝藏泻失常,脾统摄无权,冲任不固,故月经先期而行;肝病乘脾,肝脾不和,脾之功能失常,脾虚化源不足,冲任气血亏虚,血海难以满溢,则经量偏少;女子经前,气血汇聚于胞宫,肝脾二脏气血更亏,故而经前脘腹胀满;肝血不足,肾气亏虚,肝肾不足则足跟作痛;气血生化乏源,血脉失养故见脉象濡细。

先生认为,治疗月经病以"调"字为重,以"和"为先,故以调气理气,养营和血为主要治则。方中以白术为君,归脾胃经,健脾利湿,益气和中;臣以乌药、新会皮调气理气健脾,气行则血行,血行则诸脏得以滋养,君臣相须,脾得以健运,肝得以疏泄,则藏泻功能得以恢复,经水方能正常运行;佐以泽兰通九窍,利关节,养气血,破宿血;鸡血藤入血分,舒经活络以助经水运行;丹参味苦性凉,作为妇女调经要药,有"一味丹参散,功同四物汤"之说,可活血调经、清心安神;泽兰、鸡血藤、丹参三者入血分,三者同用以调血和血,助经水运行;香附入肝经气分,为"气病之总司,女科之主帅",善治肝气郁结所致月经失调,桑寄生具有补肝肾,通经络作用,两者同用,疏肝与补肝相合,助调气理气之功;木香归脾经,又有《本草衍义补遗》云其"行肝经",可调中导滞,行气止痛,健脾消食,虽用量较少,但为治疗脘腹胀满的要药;最后佐以西红花活血通经,用量虽少,却为点睛之笔。全方以调气和血为重,调肝与健脾为要,用药时气分与血分药物同用,注重气血同源。方中无苦寒败胃之药,以免伤及脾胃升降功能。如此一来,可诸症俱消,药到病除。

# 第五章

# 讲 义 荟 萃

## 一、中国妇产科医学发展史

### （一）前言

中国妇产科医学，早在黄帝时期开始（公元前 3000 年）就占着祖国医学历史辉煌的一页，其材料大部分汇集于秦汉时代人所编著的《黄帝内经》之中，但也有散见于稗官野史的。

周秦两汉，由于文化的勃兴，妇产科学也逐渐昌盛，虽然在当时，医学是包括内治（所谓毒药治其内，指用本草药物内服治疗）和外治（所谓针石治其外，指用砭石针灸外治）两种，没有显著分科的形式，但周代已有妇科专门医生出现，汉代又有女医专为妇女治病的先例，都为后世设置妇产科做了铺垫。此后，在唐代，社会安定，文化发展，妇产科医学也推进一步。此后，经过后世的丰富和补充，大大丰富了这一学科的内容。宋代设十三科[1]，内有妇人胎产科，从此它的专科名称获得了确定；至元明两代，妇产科医学的著述，益臻完备，不但很好地继承了祖先珍贵的遗产，而且启发后人，对保产、保婴，都有了进一步的认识和研究。

现在，我们把中国妇产科医学的发展过程，简单记述如下：

### （二）黄帝—夏商时期

"妇女病之所以有专科，以其有'经''带''胎''产'之异"这句话是近代几百年来把妇产科列为专科的理由，中外各国，其见解可以说是一致的。但是，中国早在数千年以前，就有相关的文献记载，有精密的观察而指出了这一点：《素问·上古天真论》有一节载着"岐伯曰：女子七岁，肾气盛，齿更发长；二七而天癸至，任脉通，太冲脉盛，月事以时下，故有子；三七肾气平均，故真牙生而长极；四七筋骨坚，发长极，身体盛壮；五七阳明脉衰，面始焦，发始堕，六七三阳脉衰于上,面皆焦,发始白;七七任脉虚,太冲脉衰少,天癸竭,地道不通,故形坏而无子也。"它合理、客观地叙述女性生理的特点,这种精密的观察和可贵的认识,为中国妇产科医学打下了良好的基础。

《素问·阴阳别论》曰:"二阳之病发心脾,有不得隐曲,女子不月。"指出女子月经病与整体神经系统和消化机能有密切联系,并记述了女子不孕、癥、痔、遗溺、嗌干以及带下瘕聚(有关子宫和生殖系统的)等症候。书中所记载的四乌鲗骨一藘茹丸,就是第一张女科调经方[2]。

《黄帝内经》这部著作,虽然是后人伪托黄帝、岐伯问答而写述的,但它所记载的内容,都是我们祖先与疾病做斗争的经验积累。文献记载中黄帝、岐伯确有其人。古代称医者为天师,天师早见于神农时代,岐伯的医学是从神农时代的僦贷季传授下来的,再从黄帝时代历经九师传授于伊尹,这是有史可证的。《黄帝内经》中已认识到男女生理上的差别,这与后世妇产科医学的建立及整个中国医学的发展史是分不开的。

此外,有关胎产的记载,早期以神话的方式来解释新生命的诞生。我们也可以从文献上查到,姜嫄践巨人足迹而生稷;诗经有句云,"天命玄鸟,降而生商",这是神农时代还没有了解男女生理情况的传说。《易经》中提到:"天地絪缊,万物化醇。男女媾精,万物化生[3]。"可见当时已了解男女配合是生育繁衍的重要条件,逐渐从唯心走向唯物。

还有关于难产的记载,如夏修己背折生禹,殷简狄胸剖生契。关于胎教的记载,如文王之母"太妊有娠,目不视恶色,耳不听淫声,口不出傲言"。《山海经》又举出不利于生育和种子的药品,可见我们的祖先很早就重视妇产科医学。

### (三)周秦—两汉

周代的文化发展得很快,社会制度,日渐完善。《周礼·天官》记载的医事制度,设有医师、食医、疾医、疡医、兽医,其中"医师"为众医之长,掌医之政令,建立年终考绩制度,制定考核标准及诊疗标准等。因此,医学有了分科的基础,医师的名称也首见于此。

周代时,虽未设妇产科,但战国时代的扁鹊为"带下医"[4],开妇女专科的第一个先例。到汉代又有乳医和女医的名称,"乳"字的意义,当作"生"字解释,所以乳医就是管生产这一门的医生,而女医则是女子做医生的,可见时代在进步,妇产科医生也续有发现,下面所记载的都是我们光辉的历史。

《史记》载:"扁鹊名闻天下,过邯郸,闻贵妇人,即为带下医,过雒阳,闻周人爱老人,即为耳目痹医。"扁鹊是公元前519年人,他精通医学,能随着所到之处的风俗习惯及疾病谱的不同而发挥他的特长。带下是指腰带以下的疾病,不仅是指带下异常的疾病,更泛指为女性疾病,所以扁鹊为带下医,就是妇科医师。

《史记·霍光传》称淳于衍为乳医[5],《史记·外戚传》又说:"有女医淳于衍得入宫侍皇后疾,因捣附子合太医大丸以饮皇后。"这是公元前70多年间事,汉时已有女医的名称,同隶属于太医令,在封建时代录用女性医生来治疗妇女胎产等病,更为方便,淳于衍可以说是历史上妇女从事妇产科学的第一人。

难产的事例记载较明确的,见于《左传》:如"郑武公娶于申,曰武姜,生庄公及共叔段。庄公寤生,惊姜氏[6],故名曰'寤生',遂恶之"。寤,有逆生之意,类于横生倒产,以致为姜氏所恶。至于难产治法有史可考的,早在仓公(公元前180年)时治菑川王美人怀孕不产,饮以"莨菪药一撮"而产的事例,已开其端。

双生的事例,也早见于《左传》,"僖公十七年,梁王孕过期,生一男一女"。又许庄公一产二女,长曰娕,次曰茂。楚大夫唐勒生一男一女,男曰正夫,女曰琼华,再根据《西京杂记》[7]所载,汉时霍光已经知晓昔日殷王祖甲一产二子,先产生的名嚣,后产生的名良;其例又更早。关于双生子的名称,在古代秦晋之间称瑇子,赵魏之间称孖子,自关以东称孪生,至后代生三男四男的记载很多,都称为孪生,从此双生有了专门的名称。后赵石勒时(319—333年)陈武的妻一产三男一女,赐乳婢一名,谷一百石,杂彩四十匹,成为奖励生育的先例。

两汉医学,最为昌盛。东汉时的华元化(145—208年),虽然以外科著名,但对妇产科也有重要的贡献。还有张仲景(150—220年)不但是内科医者的鼻祖,也为女科医者所宗仰。两人的遗著,都有极大的价值,可惜元化的著作大都被毁,鲜有流传;而仲景的著作,则保留下来的较多,足供后世研究,现在将一些有关的材料,介绍在下面:

华佗字元化,据后汉书及三国志所载,佗治胎死腹中的病案,有两起:其一,李将军的妻子有病,妊娠受伤,已堕下一胎,但佗认为按照脉理,胎还没有去,约百余日后,果然腰脊作痛,再请佗诊视,佗断定腹中确有死胎,并使人用手探摸得之,乃用针法,又下一胎,略具人形而其色已黑。又治甘陵相夫人,有妊六月,腹痛不安,佗诊脉后断定是死胎,服了他的汤药,就胎下病愈。像这类的记载,在《魏志》这部书上也有,可见中国妇产科在2世纪时,不仅能用针药兼治,并且还能应用手法,探知胎死腹中的情况。

张机字仲景,他的遗著除了《疗妇人方》一卷已散佚外,其他还有《伤寒论》十卷,《金匮要略》六卷,后事医者,奉为圭臬。《金匮要略》列有妇人妊娠病,妇人产后病,和妇人杂病三篇,辨证论治,极为精细。他对妇人妊娠,能从脉象和见症,加以辨别[8]。对妊娠疾病,则有胎胀、胞阻、腹痛、呕吐、小便难等名目;安胎方剂如白术散、当归散;治恶阻方剂如干姜人参半夏丸,更为后世屡试屡验的良方。《妇人产后病脉证治》说,新产妇人有三病,一为病痉,二为病郁冒,三为大便难;引起后世对妇女产后病的注意,进行了重点研究。《妇人杂病脉证并治》中,他记录了对调经方法的研究,小产对妇人的危害,并提到脏躁病出现的经常悲伤欲哭,不是由于神鬼的关系,其本质是虚证,应当用甘麦大枣汤以养心安神。妇人畏寒发热,月经来潮,以致口说胡话神志不清者,不应当发汗,也不应当攻下,而只要调和气血,针刺期门穴就可以痊愈。这种唯物的、科学的态度,都给了我们很大的启发。

**(四)晋唐时代**

三国至南北朝,世争纷争,不仅人民遭到颠沛流离的痛苦,连医学文献也受到了巨大损失。葰苦药、麻沸汤[9]已成为历史上的名词,华佗剖腹取胎的产科手术更无从考证。后世保存的有王叔和《脉经》,是晋代的医学巨著,这里面载有妇人将产的"离经脉"(怀孕离经,其脉浮,后腹痛引腰脊,为今欲生产也,原文载脉经),说明离经脉是产候而不是病脉。另外,又从各种脉象,推断临产的顺逆。并提出了妇人月经,有居经(三月一来为居经),避年(一年一次为避年)等,这些是由于体质特异的关系,而非病态。还有隋代巢元方《诸病源候论》,内有妇人杂病诸候(包括妇女一切内外科)及妇人妊娠病诸候(包括妊娠、将产、难产、产后等病),他将"妇""胎""产"做了明确的分类,这部书所论的都是各种症状,是一部较为完整的症候学,宋代就曾用此书来课试学士。

孙思邈(591—683年)所著的《千金方》30卷和《千金翼方》30卷,在祖国医学的历史上是承前启后的伟大著作,对妇产科也有特殊的贡献。《千金方》的第一卷,就是妇科,里边有求子论和种子论,说明妇女的疾病有胎妊生产崩伤等问题,都和男子不同,所以男女之间处方用药要有分别,它为妇产独立分科,下了一个肯定的断语,启发后世进行专科研究。还提到"无子嗣"一病男女都有,各有治法[10],这又重点指出了求嗣不能专望于女子,不但在生理上作了进一步的阐明,而且也对重男轻女的封建意识下了针砭。在产后疾病一节中提出:"……及即便行房,若有所犯,必身反强直,犹如角弓反张,名曰褥风。"它郑重举出产后的危症,定出褥风的名称,像这种精细的观察,是当时的科学所未提及的。他对于临产和护理的方法,也提出了正确的见解。

由于唐代对妇产科疾病的重视,所以妇科医学的理论与学说的发展,大为昌盛,后来杨思厚又编《产乳集验方》,更是中国产科专书的起源。

### (五)宋元—明清

宋代(公元 960—1276 年)太医局设九科,学生三百人,九科之中有产科十人,这是产科由国家正式规定,独立成为一科的开始。后来九科又划分为十三科,内有妇人科、胎产科,也载在《宋史》中。妇产科自从被列为专科后,有了系统性的研究,专科内容逐渐充实。到元代,医学仍沿宋制,由于人才辈出,专科水平也得到了进一步的提高,妇产医学也逐步提高了质量,这一时期的代表人物如陈自明、杨子健、直到金元四大家等[11],所写著作众多,有关妇产科的著作,更是不胜枚举。

陈自明所著的《妇人大全良方》二十四卷,它分别为调经、众疾、求嗣、胎教、妊娠、坐月、难产和产后八门,纲举目张,其完备超过了前代,它提出的见解,如调经门中主张辅助消化、调补气血,从整体着想;如妊娠门中提出了恶阻、子烦、子悬、胎水、子淋和转胞等名目及不同治法;对难产的辨别,它说:"面赤舌青,子死母活;面青舌赤,吐沫,母死子活;唇舌俱青,子母俱死。"这种细致的观察,引起了后人对临产的重视,也对难产的辨证的思考产生了很大的影响。

杨子健有《十产论》[12],一、正产,二、伤产,三、催产,四、冻产,五、热产,六、横产,七、偏产,八、碍产,九、坐产,十、盘肠产,是历代以来论产最详尽的作品。

关于难产的问题在宋代医家已有详细的研究,如:①坐草太早、用力太早、恐惧则气怯以致难产;②交骨不开,产门不闭;③产难致子死腹中;④胞衣不下等。

关于产后疾病,如发热、血崩、血晕、发痉、腹痛、恶露、褥劳、血瘕等症,宋代的记载极其完备,现代医学所指的休克、产褥热和炎症的相关症状,都有所提及。

金元四大家虽不是妇产科专科医师,但他们在内科基础上阐明妇科疾患,对后世均有很大的贡献。四物汤这张妇科良方[13],就因丹溪的推荐而广为流传。

明清两代,有关妇产科医学的著作,不下百种。明代王肯堂(1573—1619年)著的《女科证治准绳》,可以说是集历代妇科医学的大成。熊宗立的《妇人良方补遗》,薛己的《校注妇人良方二十四卷》等,都丰富了妇产科学的内容。清代有武之望注释的《济阴纲目》，傅山的《傅青主女科》，吴谦编的《医宗金鉴》的"妇科心法"和沈金鳌的《妇科玉尺》等，对于妇产科医学理论的整理与创新，都有很大的贡献。

清代唐千顷所著的《大生要旨》，内容包括胎前、临盆、产后以及胎教、保婴等门，理论浅显，方法简易，此书流行民间成为妇产科通俗读物。书中说到临产要忍耐，要安静，要等待瓜熟蒂落，忌犹疑，忌嘈杂，忌求神拜佛，符合现代科学精神，对助产常识的普及帮助很大。

## （六）结语

中医妇产科学，是祖国医学的重要组成部分，几千年来，担负着广大妇女的医疗保健任务，临床应用的药物，也极为丰富，如当归一味，在公元 200 年时，就是妇科要药，至今已为举世所公认。其他如香附子利气，地黄补血，延胡索调经止痛，益母草治恶露，炭剂（如京墨、血余炭、棕榈炭、地榆炭等）治月经过多，龙骨、牡蛎、人参、黄芪等治血崩，独活治产后角弓反张，荆芥、紫苏治产后外感发热，王不留行、穿山甲可通乳汁，贝母、瓜蒌、蒲公英、青皮等可散乳核，半夏、干姜、苏梗、枳壳、竹茹、伏龙肝等治妊娠恶阻呕吐，白术、黄芩有安胎作用，杜仲、续断、桑寄生、金狗脊治腰痛，白头翁、白芍药、黄连治热痢，都有显著的疗效，有些药物已成为近代药理研究的重点。

今后通过科学的整理研究，必然会进一步充实现代妇产科医学，从而获得更好的继承和发扬。

**注释：**

1. 宋代十三科：风科，伤寒科，大方脉科，妇人科，胎产科，针灸科，咽喉科，口齿科，疮疡科，正骨科，金疮科，养生科，祝由科。

2.《素问·腹中论》篇："帝曰：有病胸胁支满者，妨于食，病至则先闻腥臊臭，出清液，先唾血，四肢清，目眩，时时前后血，病名为何？何以得之？岐伯曰：病名曰血枯，此得之年少时，有所大脱血。若醉入房，中气竭，肝伤，故月事衰少不来也。帝曰：治之奈何？复以何术？岐伯曰：以四乌鲗骨，一藘茹，二味并合之，丸以雀卵，大小如豆，以五丸为后饭，饮以鲍鱼汁，利肠中，及伤肝也。"

3. 天地缊缊，万物化醇，男女媾精，万物化生：缊缊是元气酝酿的意思，亦叫氤氲，凡充塞于天地之间的元气，是亘古不息，无时无刻不在缊缊之中，使万物以生以长以成熟以改进的，上边两句"天地缊缊，万物化醇"是指一切万物来说的，至于男女两性的成熟和媾精，也好像天地氤氲之气，使胚胎以孕育以成熟以产生，凡是雌雄两性的交配，便可以结成新的生命。所以下边两句又说

"男女媾精,万物化生"。

4. 带下医:明代王肯堂说:"妇人有白带者乃是第一等病,令人不能产育,宜急治之,此扁鹊之过邯郸闻贵妇人,所以专为带下医也。"俗语说"十女九带",可见白带是妇女通病。

5. 乳医:颜师右说"视产乳之疾者",也就是专看妇女及生产这类疾病的,《索隐》说:"乳,生也。"也就是生产,常见本草有"乳难"两字,乳难当作产难解说。

6. 庄公寤生,惊姜氏:杜预注"寤生,难产也",宋朱申注"武姜寐时生庄公,至寤方知之,以其寤寐而生,故武姜惊也",吴元满说"寤当作逜,逜者逆也",以惊姜氏之情理度之,杜预所注为"难产"是比较合适的。

7.《西京杂记》:晋代葛洪所撰"霍将军妻一产二子,疑所为兄弟。或曰'前生为兄,后生为弟。今虽俱日,亦宜以先生为兄。'或曰:'居上者宜为兄,居下宜为弟。居下者前生,今宜以前生为弟。'光曰:'昔殷王祖甲一产二子,以卯日生嚻,以巳日生良,则以嚻为兄,以良为弟。若以上者为兄,嚻亦当为弟'"。还有陆终氏娶鬼方之女一产六人的事例。

8. 师曰:"妇人得平脉(平脉,脉无病),阴脉小弱(手太阴脉动者,妊也,见《素问》),其人渴不能食,无寒热,名妊娠,桂枝汤主之。"怀孕六十日,常有此证,如没有医治,可能会导致呕吐、恶阻、下利、消化减退。

9. 莨菪药治难产,见于《史记·仓公列传》,莨菪药属于麻醉药剂类,今已失传,和华佗所用麻沸汤当有相似之处,近代但知华佗发明麻醉剂为麻沸汤,而不知在华佗之前,已有仓公发明莨菪药。

10.《千金方》说:"凡人无子,当为夫妻俱有五劳七伤,虚羸百病所致,故有绝嗣之患。夫治之之法,男服七子散(五味子、钟乳粉、牡荆子、菟丝子、车前子、菥蓂子、石斛、干地黄、薯蓣、杜仲、鹿茸、远志各八钱,附子、蛇床子、川芎各六铢,山茱萸、天雄人参、茯苓、黄牛膝各三钱,桂心十铢,苁蓉十一铢,巴戟天十二铢)。女服紫石门冬丸(紫石英、天门冬各三两,柏子仁一两,当归、川芎、紫葳、卷柏、桂心、乌头、干地黄、牡蒙、石斛、辛夷、禹余粮各二两,人参、桑寄生、续断、细辛、川厚朴、干姜、食茱萸、牡丹皮、牛膝各一两六钱,薯蓣、乌贼骨、甘草各一两五钱,蜜丸)及坐药荡胞汤,无不有子也。"

11. 金元四大家:刘河间(名完素)、张子和(名从正)、李东垣(名杲)、朱丹溪(名震亨)为四大家,河间主降火用凉药。张子和宗河间,主汗吐下三法着重去邪。李东垣有脾胃论,以培养后天为主,用温补。朱丹溪说阳有余,阴不足,主养阴。

12. 十产论：①正产（正常生产），②伤产（未满月而痛如欲产，叫做试月，漫然用力，就是伤产），③催产（误用催生药），④冻产（冬月血凝），⑤热产（夏月血沸），⑥横产（手先露），⑦偏产（儿未能正面用力），⑧碍产（儿身已顺，但不能生下，或因脐带绊住），⑨坐产（高处系手巾，令产妇攀之，轻轻屈足，坐身可产），⑩盘肠产（临床肠先出，儿产后用醋喋产母面）。

13. 四物汤：宋代太平惠民和剂局方。熟地（生地黄亦可用）、当归身各三钱，白芍药二钱，川芎一钱五分，研为粗末清水煎，临卧热服。加减有九十九方，连本方共一百方。是补血的主方。

# 二、妇科入门手册

## 调 经 门

**总论**

人不论男女，都禀天地之气而生，然天地之气有太过和不及，故人生之后气血亦有偏盛偏弱，不能俱足。至患疾病，则内伤外感，男女皆同，唯有胞门血海受邪与调经、胎前、产后，而女子则异。徐洄溪说："妇人之疾，与男子无异，惟经期胎产之病不同。"所以专立女科一门。但妇科治法，调经专以理气补养心脾为主，胎孕专以脾肾双固兼以清热顺气为先，产后务必大补气或血兼顾去旧生新。若血海虚而受邪，病态变化多端，或补或泻，是非固执一定之法。现以经期胎产不因外邪所致而补阐之。《素问·上古天真论》说："女子二七而天癸至，任脉通，太冲脉盛，月事以时下，故有子。"此言其常也。或有未及二七而经先行者；或已至二七而经未行者；此乃人之禀气如有太过及不及。天癸至而月事以时下，一月一行，则为无病；或一月过期而行；或未及一月而行；或数月而行；或避年不行；或崩漏不止者，此皆失其常态，岂可不以药食而调治之。论调治之法，必须辨别阴阳、虚实、寒热、表里，如热者寒之，寒者热之，虚者补之，实者泻之，滞者行之，滑者固之，俱以保持平衡为法，辨证调治，无不取效。《素问·阴阳别论》说："二阳之病发心脾，有不得隐曲，女子不月。"《素问·评热病论》又说："月事不来者，胞脉闭也。胞脉者，属心而络于胞中，今气上迫肺，心气不得下通，故月事不来也。"夫二阳者，阳明也，乃是水谷之海，生长气血之源；脾则统血之脏，灌溉于周身百脉，流行于脏腑经络，以应月信。若因忧愁思虑等七情过伤心脾，则脾胃气郁不化，诸脏无所禀，血气日以衰，而有血枯经闭，血少色淡而过期不行，或数月一行之病作。亦有因房劳太过或恼怒致伤肝肾,因肝藏血,肾藏精,皆通冲任,所谓:"冲为血海,任主胞胎。"若肝肾伤则冲任之血不充,经期即有迟早枯闭,气血妄行诸病。《褚氏遗书》云:"女子血未行而强合,以动其血,则他日有难名之疾。"故女子月事未通或月事适来未断之时,不可纵欲,恐伤冲任血气,不固不守,如崩如漏,病态百出,千变万化。有因身躯肥壮而脂膏充满,内挟痰涎壅滞,恶气不发,风雨不节,亦有过期而行,甚至数月一行,以致崩漏、带下、血隔经闭,后患绝育之祸。

### 不及期经行

经水先期无他疾病者,责其血盛有热,宜以四物汤加麦冬、知母、地骨皮、细甘草治之。

**四物汤**

生地三钱　归身钱半　白芍一钱　川芎七分　水煎空心热服。

或因恼怒而经水先期者,是伤冲任。当责其血气俱热,宜以四物汤加芩、连、香附、柴胡、甘草之类。

如形瘦无其他疾病而先期者,责其血热,宜四物汤加芩、连、甘草等品。

若形瘦素多疾病而先期者,责其有热,而伤冲任,当以四物汤随症加减。

妇人冲任内伤及肾虚血少,血枯经闭等症,宜以六味丸治之。

熟地八钱　萸肉　山药各四钱　泽泻　茯苓　丹皮各三钱　每服三、四钱空心温水服下。

如误服辛热暖宫之药而先期者,责其伏火,用四物汤加知、柏、木通、甘草治之。

### 过期经行

素无他病而过期经行者,责其血虚,以八珍汤主之。

熟地三钱　当归　白芍　人参　白术　甘草　白茯苓　川芎各一钱　生姜三片　大枣三枚　食前服。

性情急躁而经过期者,责其气逆血少,八珍汤加香附、青皮,水煎食前服。

形瘦素无他病而经过期者,责其气血俱不足,十全大补汤主治。

八珍汤加黄芪、肉桂。

素有疾病而经过期者,责其脾胃虚损,气血大虚,当视其本病而调治之。

### 一月经再行

性躁多气者,责其伤肝,以动冲任之血,宜四物汤加条芩、人参、甘草、柴胡、香附。

### 数月经一行

瘦人责其脾胃虚弱,气血俱虚,用十全大补汤主治。

肥人责其多痰而兼气虚,用香砂六君子汤加苍术、川芎、枳壳。

半夏　白术　茯苓　陈皮　砂仁　苍术　枳壳各一钱五分　川芎　甘草各五分
空心服,兼服苍莎导痰丸。

制香附二两　苍术二两　甘草　枳壳　南星各一两　陈皮　云苓　半夏各一两
取生姜自然汁蒸饼,为丸,淡姜汤下。

### 经期或前或后

月经前后无定期,系属气乱,悉从虚治,用八珍汤加减。

熟地三钱　人参　白芍　白术　丹参　香附　炙草　归身各一钱五分　川芎七分
姜枣引,水煎,食前服。

### 经行腹痛

凡经将行,腰腹作痛,此气滞血实,以四物汤加减治之。

香附　归身各二钱　赤芍　川芎　丹皮　元胡各一钱　木香五分　水煎药将好
时,入桃仁十四粒,去皮尖为泥,滚一二沸,食前服。

瘦人有火者,加芩、连各一钱。

### 经后腹痛

经行之后,腹中作痛者,责其血虚气滞,治以八珍汤加木香、香附。

### 经水多少

有因经水未尽,败血停积,流入四肢,令人浮肿,此为血分,不可作水气治,
但调其经,则肿自消,调经汤为主。

归身一钱五分　赤芍　红花　元胡　丹皮各一钱　桃仁十四粒　甘草　肉桂
细辛　干姜各五分　水煎,食前服。

瘦人经水来少者,责其血虚,四物汤加减。

熟地　生地各三钱　归身　香附各二钱　人参　白芍各一钱　川芎　炙草各五分
姜枣引,食前服。

肥人经水来少者,责其痰壅气滞,二陈汤加芎、归、滑石、枳壳、香附治之。

二陈汤燥湿化痰,理气和中。

半夏　茯苓各三钱　橘红　炙草各钱半
经水太多者,不问肥瘦,皆责其热,宜四物汤加芩、连、知、柏、甘草汤治之。

### 经色紫和淡

经水色紫属血热,四物汤加香附、黄连、丹皮、甘草;经水色淡属气血虚,八
珍汤。

### 经闭不行

如不因其他病而经闭不行,乃是阴虚血弱,火盛水亏,不可以毒药通经,宜

常服柏子仁丸并泽兰汤。

柏子仁丸

熟地　牛膝<sub>各二两</sub>　柏子仁　泽兰　续断<sub>各一两</sub>　蜜炼丸,食前吞。

泽兰汤

泽兰<sub>二钱</sub>　柏子仁　当归　白芍　熟地　牛膝　茺蔚子<sub>各一钱五分</sub>　水煎服。

若因胞宫受外邪所致者,当参阅《金匮要略》之诸治法。

因忧愁思虑,怒气伤肝,气郁血滞而经不行者,法当养血开郁而经自行。若用补剂,则气得补而愈滞,血亦凝聚更加不行。

或因躯体脂肥,聚痰壅滞而经不行者,用二陈汤。

有因脾胃虚损而经不行者,用补中益气汤。

人参　黄芪　白芍　归身　白术<sub>各一钱</sub>　陈皮　甘草　柴胡　升麻<sub>各五分</sub>
姜枣引,水煎服。

有因气郁血闭不行,用二陈汤加味开郁。

半夏　香附　苍术　青皮　槟榔　木香　白茯苓<sub>各八分</sub>　陈皮　甘草<sub>各四分</sub>

姜引煎服,更服四制香附丸,以经行为度,此四制香附丸,为妇人常服之药。

香附<sub>半斤分四次用盐、醋、酒、童便各浸三日</sub>　台乌药<sub>半斤</sub>　二味共为末,醋和为丸,白汤送下。

有经闭不行,骨蒸发热而脉虚者,增减八物柴胡汤。

人参　生地　麦冬　白茯苓　归身　白芍　知母　柴胡<sub>各一钱</sub>　炙草<sub>五分</sub>

有汗加地骨皮;无汗加丹皮;水煎食前服,凡属妇人血虚有热者可服之,如热甚服之不平,加黑干姜一钱,须炒枯较神效。

有经闭不行,发热、咽燥、唇干、形盛脉实者,宜四物凉膈散主之。

归身　川芎　生地　赤芍　黄芩　黄连　山栀　连翘　桔梗<sub>各一钱</sub>　薄荷叶
甘草<sub>各五分</sub>　淡竹叶<sub>十片</sub>

水煎,食前服。

# 崩 带 门

## 崩漏

妇人崩者暴下成块,漏者经绵延不止,凡崩病皆因肝木盛而中气不足,致脾不能统血归经,积于胞宫,使冲任失守,血热妄行而为崩,久而不止则成漏,如漏后难塞。昔东垣治崩,大补脾胃,升降气血,以气血为脾胃所生,且冲脉隶属阳明,然急者治标,宜先止血妄行,后补脾胃之气兼清木火之热,或依武之望说"崩漏属气虚,不能约制,则宜补气"以止血,未有不痊者,而止血之剂,宜以四物汤加荆芥、甘草,十灰散主之;若脉见沉迟无力属虚寒者,当以理中汤或十全大补汤主之。

十灰散

大蓟　小蓟　藕节　莲房　艾叶　棕榈皮　侧柏叶　干姜　丹皮　血余

各等分为细末,每服四钱,不善于吞者,用醋煮糯米糊丸。

血止后宜服清热之剂,用凉血地黄丸,四物汤加生地、阿胶、艾叶、条芩、人参、白术之类。

血止不来,里热已除,宜加味补中益气汤去升、柴加熟地、白芍、茯苓。如血滞腹痛,再加香附、青皮、木香。

如崩久成漏,连年不休者,此胞宫气虚不能摄血也。宜用加味补中益气汤,兼服鹿角霜丸收敛之。

鹿角霜丸

鹿角霜<sub>煅</sub>　柏子仁　归身　茯神　龙骨<sub>煅研水飞</sub>　阿胶<sub>蛤粉炒成珠</sub>　续断<sub>酒炒</sub>　山药　香附<sub>童便制</sub>　炙甘草<sub>五分</sub>

共为细末,打成糊为丸,每服五十丸,温酒送下。

崩乃冲任之气虚损,不能约制经血,治宜大补气血,养其脾胃,微加清心肝火之药,补阴泻阳,则经自止。

有经血妄行,吐血或咳血,口鼻内出血腥气者,谓之"倒经"。当以四物凉膈散加生韭汁服之。

## 带下

带下是湿热浊气流注于带脉,连绵而下,故名带下。妇女多有之,惟轻重之不同,赤带属热,因血虚而多火,白带属湿,因气虚而多痰,所谓肥人多湿,瘦人多火,大概以补脾胃,渗湿热,兼升提或摄固。

赤带用四物汤加芩、连、升麻、丹皮、赤石脂之类。

带久不止属虚寒者,专以补气血为主,宜十全大补汤或加附子、陈皮、半夏、炮姜之类及服补宫丸,以固下元气虚之脱。

补宫丸

鹿角霜　白术<sub>各三两</sub>　赤石脂<sub>二两</sub>　茯苓　山药<sub>各三两</sub>　龙骨　白芍　牡蛎　炮姜<sub>各二两</sub>

共为末,醋和丸,空心米汤下。

理中汤

人参　干姜　炙草　白术,治补气健脾,温中散寒。

十全大补汤

八珍汤加黄芪、肉桂,温补崩漏,经候不调。

六君子汤

四君子加陈皮、半夏,治脾胃不健。

香砂六君子汤

六君子加木香、砂仁,治气虚肿满,痰饮结聚,脾胃不和,变生诸症。

# 胎 前 门

## 孕 育

**胎属十二经所养**

经曰:手少阴脉动甚者,妊子也。盖手少阴属心脉,心主血脉故也。又肾为胞门子户,尺中肾脉,按之不绝,当妊子也。又曰:妇人妊娠一月,足厥阴脉养之,二月足少阳脉养之,三月手厥阴脉养之,四月手少阳脉养之,五月足太阳脉养之,六月足阳明脉养之,七月手太阴脉养之,八月手阳明脉养之,九月足少阴脉养之,十月足太阳脉养之,是以诸经各养胎三十日。若至是月当养胎之经,虚实一有不调,则胎即不安,甚则下血而堕胎。因手足十二经气血盈亏不同,如手足厥阴、太阳少气多血,手足少阴、太阴少血多气,手足少阳气多血少,手足阳明多气多血,安胎之法,当按各经气血多寡而调和之,庶无胎堕之患。设或感冒风寒发生他病,亦宜按法而保胎元。

**逐月养胎法**

一月阴阳初合,各为胚胎,足厥阴肝经之气血养胎,其经血多气少,当补其气而为蔭胎之本。但当安静寝息,勿令惊恐纵怒,食宜精洁酸美甘甜,毋食腥臊苦辣而招外邪。若着寒则痛,受热则惊,用力则腰酸腹满、胞急,宜服乌雌鸡汤,补胎汤,以后凡属蔭胎之经,当戒针灸。

乌雌鸡汤

乌雌鸡一只为食法　芍药　人参　白术各三两　茯苓　阿胶各二两　吴茱萸　甘草　生姜各一两　麦冬五合

以水一斗二升煮鸡汁,煮取六升去鸡下药,煎取三升,纳酒三升,并胶烊尽取三升,每服一升,日三服。

补胎汤

若曾伤一月胎者,当服此汤。

地黄　白术　生姜各四两　乌梅肉二两　大麦　吴茱萸各一两　细辛　防风各一两(若无外邪去此二味)

以水七升煮取二升半,分三服,食前服。寒多者倍细辛、茱萸,热多而渴者去细辛、茱萸,加瓜蒌根二两,若有所思,加人参、柏子仁。

二月各为始膏,其时胎成于胞里,足少阳胆经养胎,其经气多血少,当补其血而为糜胎之本。胆合于肝,其荣于血,是谓胎藏,乃阴阳居经之所,不可惊动,禁房欲劳损,忌食腥膻辛热,若有寒则胎损不成,有热则萎悴怯弱,有风则手足摇动,心满,脐下胀满,腰背强痛,当服艾叶汤。若曾伤二月胎者,当服黄连汤以养之。

**艾叶汤**

阿胶　人参各三两　艾叶　丹参　当归　麻黄各二两,无寒当去之　甘草四两　生姜六两　大枣十二枚

以酒三升,水一斗,煮取一半去滓,内胶煎取三升,分三服。

**黄连汤**

生地五两　生姜三两　黄连　人参各一两　吴茱萸五合

一方用阿胶,一方用当归半两,以酢浆七升煮取三升,分四服,日三夜一,十日一修合。

若颇觉不安,加乌梅一升,水煮不用浆。

三月之时,血不流通,形象始化,未有定体,见物而变,乃手厥阴心包经养胎而属火。此经血多气少,当补其气,不可纵欲、悲哀、触冒寒冷,其脉滑疾,重按则散,胎已三月。夫手厥阴心包主者脉中精神内连于心,能混神形,故须常看有益身心之事,亲端庄正直聪明俊秀之人,使应外像而内感,不可见佝偻、侏儒、形丑、貌恶、残疾之辈及猿猴、死尸、秽恶之类。宜食鲤鱼、雄鸡、大麦、牛肉、佳果酸蔬,毋食姜、兔、龟、鳖、无鳞自死之物。时常储备铁、珠、金、玉、雄黄等物,毋怀刀绳异物,坐毋邪席,立毋偏倚,行毋邪径,目毋邪色,口毋邪言,心毋邪念,卧毋偃侧,毋轻喜怒,毋忘思虑,自然子女贤良,聪明伶俐,才貌过人。如着寒则大便清,有热则小便赤,若卒然惊恐、忧愁、嗔怒伤动筋脉,则绕脐痛或腰背痛。苟有所犯,即服乌雄鸡汤。曾于三月堕胎者,服茯神汤以保之。

**雄鸡汤**

雄鸡一只为食法　白芍　人参　茯苓　甘草各二两　麦冬五合　黄芩　白术　生姜各一两

以水一斗三升,煮取鸡汁一半,去鸡下药,再煮取一半,纳浸三升并胶煎取三升,分三服,一日令尽。

一方用当归、川芎各二两,不用黄芩、生姜。

茯神汤

茯神　丹参　龙骨<sub>各二两</sub>　人参　当归　阿胶　甘草<sub>各一两</sub>　大枣<sub>廿一枚劈</sub>赤小豆<sub>二十粒</sub>

以酢浆水一斗煮取三升,分四服,先日服七日后服一剂。

腰痛者加桑寄生二两。

四月始受水精,以成血脉,是少阳经养胎,内属三焦相火,此经气多血少,当养其血。三焦之气,内寄于肾,以养精气,不可劳顿,宜静形体,调和饮食,是谓盛荣以通耳目而行经络。按脉左疾为男,右疾为女,左右俱疾当生双胎。若有寒则心中欲呕,饱满不食;有热则小便频数为淋。若脐下急,头顶强痛,寒热惊悸,腰痛腹痛,往来不定,或胎气上迫心胸烦闷者,宜服菊花汤、调中汤以和之。

菊花汤

菊花<sub>大如鸡子一朵</sub>　半夏<sub>四两</sub>　甘草　当归　麻黄<sub>无邪去之</sub>　阿胶<sub>各二两</sub>　人参<sub>一两五钱</sub>麦冬<sub>一升</sub>　生姜<sub>五两</sub>　大枣<sub>十二枚</sub>

以水八升煮一半后,纳清酒三升并阿胶煎取三升,分三服,温卧当汗,若汗多以粉扑之,避风寒四五日。

调中汤

白术　枳实　李根白皮　厚朴　柴胡<sub>各三两</sub>　白芍　生姜<sub>各四两</sub>　当归<sub>一两五钱</sub>川芎　续断　甘草<sub>各一两</sub>　乌梅<sub>一升</sub>

以水一斗,煮取三升,分四服,日三夜一。

五月始受火精,以成其气,足太阴脉养胎,内属于脾,此经气多血少,当养其血,而脾为养肉,不可妄思及饥饱、感冒、卑湿等,因脾主四肢,五月之时,儿之四肢皆成,按其脉重取之不散,但疾而不滑者五月胎也。若脉数必向怀,紧者必胸阻,迟者必腹满喘急,浮者必水气作肿,若有热则头眩、心乱欲呕,有寒则腹痛、小便难,若寒热交作,则胎动无常,或损扑则腹痛,有患此者,宜阿胶汤。还须早卧晏起,衣被洁净,调和五味,饮食适宜以养气而定志。

阿胶汤

阿胶<sub>四两</sub>　当归　芍药　甘草　黄芩<sub>各二两</sub>　人参<sub>一两</sub>　麦冬<sub>一升</sub>　吴茱萸<sub>七合</sub>旋覆花<sub>二合</sub>　生姜<sub>六两</sub>

以水九升煮药成一半,纳清酒三升并胶微火煎取三升半,分四服,日三夜一,食前服。

安中汤

甘草　白芍<sub>各三两</sub>　当归　川芎　熟地　人参<sub>各二两</sub>　黄芩<sub>一两</sub>　麦冬　五味子

大麻仁<sub>各五合</sub>　生姜<sub>六两</sub>　大枣<sub>二十五枚</sub>

以水七升,清酒五升煮取三升半,分四服,日三夜一,七日再服一剂。

六月始受金精,以成其筋,足阳明脉养胎,内属于胃,此经气血俱多,当清气血之热,以胃为五脏六腑生化之源,合脾以养肉,不得杂食乱投,又胃主口目,六月之时,小儿口目俱成,必欲轻微劳动,毋得静处,宜纵览郊园山林,舒畅腠理,以养其胎,以活其筋。若胎动不安,寒热往来,腹痛身肿,惊怖血下,状如淋漓,手足烦热者,麦门冬汤。若曾患伤堕胎者,柴胡汤。

麦门冬汤

麦冬<sub>一升</sub>　阿胶<sub>四两</sub>　地黄<sub>三两</sub>　人参　甘草　黄芩<sub>各二两</sub>　生姜<sub>六两</sub>　大枣<sub>十五枚</sub>

以水七升煮药一半后,纳清酒二升并胶煎取三升,分三服,中间进糜粥。

柴胡汤

地黄<sub>五两</sub>　柴胡<sub>四两</sub>　生姜<sub>六两</sub>　白芍　白术　川芎　麦冬　甘草<sub>各二两</sub>肉苁蓉<sub>二两</sub>　大枣<sub>三十枚</sub>

以水一斗煮取三升,分四服,日三夜一,中间进糜粥,勿食生冷及坚硬之物,隔七日后,更服一剂。

七月始受木精,以成其骨,手太阴脉养胎,内属于肺,此经气多血少,当养其血,以养皮毛,不可忧郁及呼叫触动烦躁,盖肺主皮毛,足月胎儿皮毛已成,如按脉实大牢强者生,细小微弱者死,宜劳动股肱,时做屈伸运动,不宜居处恬静,忌食寒冷,多食秔稻,以密腠理,所谓养骨牢齿。若暴下浆水多者,其胎必堕,是谓非时孤浆预下,宜葱白汤。若曾患堕损,宜预服杏仁汤。

葱白汤

葱白<sub>十四茎</sub>　黄芪　当归　甘草<sub>各二两</sub>　阿胶<sub>四两</sub>　人参　黄芩<sub>各一两</sub>　麦冬半夏<sub>各一升</sub>　生姜<sub>八两</sub>　旋覆花<sub>一合</sub>

以水二斗煮取一斗,纳清酒三升及胶煎取四升,每服一升,日三夜一,温卧当汗出,若下出者,加麻黄二两煮服如前法,若在秋后,勿强责汗。

杏仁汤

杏仁　甘草　钟乳　干姜<sub>各二两</sub>　紫菀<sub>一两</sub>　麦冬　吴茱萸<sub>各一升</sub>　粳米<sub>五合</sub>五味子<sub>三合</sub>

以水八升煮取三升半,分四服,日三夜一,中间进食,七日后再服一剂。

八月始受土精,以成肤革,手阳明经养胎,内属大肠,此经气血俱多,当清热顺其气血而合肺以养气,毋食燥热之物,以致气濇不顺,盖大肠主九窍,足月胎儿九窍俱成,故按其脉实大弦紧者生男,细微弱者生女,恐生亦不育,当和心静息,毋使气极,以密腠理而光泽颜色。若忽冒风寒,则身体疼痛,乍寒乍热,致胎动不安,或头眩绕脐腹痛,小便白浊或漏下,颜色无定,腰背冷痛,目视不瞭等,宜芍药汤。若曾患堕胎者,葵子汤。

芍药汤

芍药 生姜<sub>各四两</sub> 人参 白术 当归 甘草<sub>各三两</sub> 厚朴<sub>二两</sub> 薤白<sub>切一升</sub>

以水五升合清酒四升煮取三升,分三服。

葵子汤

葵子<sub>二升</sub> 芍药 白术 柴胡<sub>各三两</sub> 厚朴 甘草<sub>各二两</sub> 生姜<sub>六两</sub> 大枣<sub>二十枚</sub>

以水九升煮取三升,分三服,每十日一剂。

九月始受石精,已成皮毛,五脏、六腑、百骸俱备,足少阴脉养胎,内属于肾,此经气多血少,当养其血。以养骨髓,不可怀恐、房劳及触犯生冷,盖肾主骨,是月胎儿续缕聚成。宜食醇醴甘甜并宽常自持,以待其生,养毛发,添才力。若骤见下利、腹满、急胀、胎气上冲、腰背不可转侧、短气满闷等情况,宜半夏汤。若曾患堕胎者,宜猪肾汤。

半夏汤

半夏 麦冬 吴茱萸 阿胶<sub>各二两</sub> 干姜<sub>一两</sub> 大枣<sub>十二枚</sub>

以水九升煮取三升,去滓纳白蜜八合,微火上温,分四服。

猪肾汤

猪肾<sub>一具</sub> 白术<sub>一两</sub> 茯苓 干姜 地黄 川芎<sub>各二两</sub> 附子<sub>中者一枚</sub> 大豆<sub>三合</sub> 麦冬<sub>一升</sub> 桑寄生<sub>二两</sub>

以水一斗煮肾令熟,去肾纳诸药煎取三升半,分四服,每十日服一剂。

读者注意:以上逐月保胎,前贤所设方剂,恐风寒外邪侵袭而立,故用麻黄、细辛、防风、吴茱萸等药,若果有外邪,则用之无害。或仅因经络气或血不足见证而廮胎,则宜远避诸方,当另以培补气血为主,因先贤立方,不敢改易而存其真,为后学师法研求。

十月五脏六腑关节形神皆备,纳天地气于丹田,自当正产。是月足太阳脉养胎,内属膀胱,此经血多气少,当养其气,以膀胱合肾,太阳又为诸阳之气,故使儿脉续缕皆成,六腑通畅,与母分气,神气各全,候辰而生,宜预备清胎方法,如达生散、枳壳汤、芎归汤等类方剂,皆可采用。

达生散

人参 白芍 当归 茯苓 陈皮 紫苏 枳壳 砂仁 大腹皮<sub>各一钱</sub> 甘草<sub>五分</sub> 葱白<sub>一茎</sub>

水煎食前服。

枳壳汤

枳壳<sub>麸炒</sub>　黄芩<sub>各五钱</sub>　白术<sub>一两</sub>

水煎食前温服。

芎归汤

当归<sub>八钱</sub>　川芎<sub>二钱</sub>　炮姜　炙草<sub>各一两</sub>

水煎食后服。

又如朱丹溪达生散,一名达生饮,即缩胎丸。

黄芩　枳壳　白术　滑石　各等分,共为末,米粥为丸,如桐子大,每服三十粒,空心热汤下,缩胎易产。

沈金鳌枳壳散

枳壳　甘草　香附　共研末,每服二钱,热汤下。

王海藏之《医垒元戎》芎归汤

即佛手散之药品作汤药服,治妇人胎前产后。

佛手散

当归<sub>二两</sub>　川芎<sub>一两</sub>　研末每服二钱,黄酒调下,方名不称芎归而曰佛手,谓其治胎前产后诸疾,如佛手之神妙。

# 妊　娠　病

## 恶阻

恶阻乃妊娠之常病,受胎一二月为足厥阴,足少阳肝胆廕胎,肝木不能疏理脾土,土气不能自运,所以食少呕吐,轻则不治自愈,重则须以药物调和,安其呕吐为主,肥人兼痰多湿,二陈汤加砂仁姜枣乌梅为引,加白术尤妙;瘦人兼痰多火属热,加减六君子汤;虚者当以香砂六君子汤加竹茹主之。

人参　白术　麦冬<sub>各一钱半</sub>　竹茹<sub>一钱</sub>　厚朴　甘草<sub>各五分</sub>　姜引食前服。

若恶阻呕逆、头眩体倦,用参桔散,不应用六君子汤。

## 胎动不安

脾胃素弱,气血本衰,不能养阴于胎,无论月数多少,宜常服安胎饮,当随何月廕胎之经加减。

生地<sub>三钱</sub>　条芩　白术　人参　当归　杜仲　续断　白芍<sub>各一钱</sub>　甘草砂仁<sub>各五分</sub>　姜枣引,食前服。

若颠扑胎动,腹痛下血,用胶艾汤,不应用八珍汤加胶艾。

胶艾汤

熟地黄<sub>六两</sub>　芍药<sub>四两</sub>　艾叶　当归<sub>各三两</sub>　川芎　甘草　阿胶<sub>各二两</sub>

上药七味以水五升合清酒三升,煮取三升,去渣内胶令消尽,温服一升,日三服,不瘥更作。

八珍汤

四君子合四物。

因房事触动而不安者,用四物汤去川芎加砂仁、阿胶、竹茹、甘草,水煎服外,切戒房事以免堕胎。

因怒动肝经气逆,胎动不安者,加味逍遥散主之。

因忧悲伤动肺气者,加黄芩、阿胶、苏叶、五味子。

因恐伤肾者,加杜仲、续断、熟地黄。

因思虑积久不解伤脾者,加人参、香附。

因喜伤心者,另以归脾汤主之。

因跌扑动胎者,用安胎和气饮主之。

安胎和气饮

归身　白芍　条芩　白术　苏叶各一钱　砂仁　甘草各五分　姜枣引,食前服。

凡胎动不安而见血者,亦用安胎饮加阿胶。

### 胎漏

胎漏是妊娠下血,盖妇人之血,上为乳汁,下为月水,一遇有孕,乳汁渐少而经水不行,聚于子宫,养廕其胎,今见漏下,乃因水旺土衰,气血两虚,胞中有热,下元不固所致,法当以八珍汤加减主之,用四君补气,四物养血,再以芩、柏清热,胶艾止血,杜、续固下元之虚,则血止而胎自安。

加减八珍汤

熟地二钱　人参　白术　茯苓　炙草　当归　白芍　条芩　阿胶各一钱　姜引,空心服。

下血不止,名曰胎漏,血虚用二黄散,血去多用八珍汤,未应用补中益气汤。

二黄散

生、熟地黄各等分为末,每服二钱煎白术、枳壳汤调,食前服。

胎动和胎漏皆下血,但其区别:胎动有腹痛;胎漏无腹痛,故胎动宜行气,胎漏宜清热。

### 妊娠咳嗽

孕妇伤风,鼻塞声重或流清涕者,宜参苏饮发散之,以微汗为度。

人参　苏叶　茯苓　枳壳　前胡各八分　陈皮　甘草各两分　姜引食前服。

如不因伤风而久咳不已,谓之子嗽。

### 子嗽

因胎壅气逆,火升而咳,咳乱其气,恐将堕胎,当以人参阿胶饮主治。

麦冬二钱　人参　白术　茯苓　黄芩　枳壳　知母　阿胶　桔梗各一钱
甘草三分　水煎食后服。

天冬宁肺散饮

紫菀　天冬　桔梗　桑皮　杏仁　竹茹各一钱　甘草五分　水煎临服时加热
蜜一茶匙。

### 孕妇疟疾

凡妊娠病疟,慎勿轻用截疟药,恐损伤胎气,柴胡知母汤。

柴胡一钱五分　人参　黄芩　知母　白术各一钱　当归二钱　甘草五分　姜枣引,
水煎服。

### 子肿

孕妇体肤面目浮肿者,胎气壅逆,水湿泛滥,谓之子肿。因肺气廕胎不力,
气滞所致,当以六君子汤加桑皮。

白术　半夏　人参　桑皮　茯苓各一钱　炙草　陈皮各七分　大枣二枚　水煎
去滓加水磨木香浓汁三茶匙。

孕妇腹大有水气而腿脚肿,名曰水气。因胎压脾气不能运行所致,当以鲤
鱼汤主之。

白术　茯苓　归身　白芍各一钱　陈皮五分　鲤一尾　鲤鱼不拘大小,破洗白
水煮熟,去鱼取汁二盏,生姜五片入药煎八分,空心服,以平为度。又方加入人
参、泽泻。

### 子气

妊娠自六七月以来,两足肿大,行步艰难,脚趾间出黄水,此名子气。怀孕
者常有之,但轻者不必服药,分娩之后,其肿自消。如甚者,治以茯苓汤。

人参　白术　茯苓　香附　木瓜各一钱　苏叶　乌药　陈皮　甘草各五分
生姜引水煎,空心服。

### 子满

孕妇至七八月,其胎大胀满,逼迫子户,坐卧不安,谓之子满,束胎饮主之。

条芩　白术　枳壳　苏叶　大腹皮　砂仁各一钱　甘草五分
水煎空心服。

如胎作胀或胀而痛,此是脾胃气虚,不能承载,用安胎饮加升麻、白术,不
应用补中益气汤。

安胎饮

条芩 苏叶 白术 当归<sub>各一钱</sub> 川芎 白芍<sub>各八分</sub> 陈皮 香附 砂仁 大腹皮 炙草<sub>各六分</sub>

## 子淋

孕妇小便,时觉濇痛者,谓之子淋,胞宫有火所致,加味地黄汤主之。

生地<sub>三钱</sub> 麦冬<sub>二钱</sub> 人参 条芩 木通 甘草梢 赤芍<sub>各一钱</sub> 竹叶、灯心为引,水煎空心服。

若脐腹作胀,以致小便淋闭,此乃脾胃气虚,胞压尿脬,用四物加二陈参术,空心服后探吐,药出气定,又服又吐,数次必安。

若小便淋少或成淋濇,名曰子淋,用安营散。不应煎服八珍汤。腿足转筋而小便不利者,急用八珍汤,缓则不救。

安营散

当归 灯草 甘草<sub>各五钱</sub> 麦冬 通草 滑石 人参 细辛<sub>各二钱</sub> 共为细末,每服二钱煎麦冬汤调下。

## 子烦

妊妇心惊胆怯,烦闷不安,名曰子烦。用竹叶汤。无效,血虚佐四物,气虚佐四君。

竹叶汤

茯苓<sub>三钱</sub> 麦冬 防风 黄芩<sub>各三钱</sub> 竹叶<sub>十片</sub>

《妇人大全良方》云:妊妇若烦闷者,以三四月受厥阴胞络火气养胎,若母心惊胆寒,多有烦闷,名曰子烦。去子烦者,是肺脏虚而热乘于胸,则令心烦,或停痰积饮,在于胸膈之间,或冲于心,亦令烦也。若热而烦者,当清热而已。若有痰饮而烦者,呕吐涎沫,恶闻食气,烦躁不安,则当化痰为主。凡妊娠之人烦躁或呕吐涎沫,剧则胎动不安,均为子烦也。

## 子悬

妊娠心腹胀满,由腹内素有寒气,致令停饮,重因触冷动发,与气相争,故令心腹胀满。

若因胎气上攻,胸膈满闷,必素多郁闷,痰气壅塞,致胎气乘,郁火升自心下,急用紫苏饮。如饮食不甘,煎服四君子汤。内热晡热,煎服逍遥散。如脉迟软无力,属相火虚寒者,八味汤主之。

紫苏饮

紫苏<sub>二钱</sub> 大腹皮 川芎 白芍 橘红 当归<sub>各一钱</sub> 人参 甘草<sub>各五分</sub> 生姜<sub>三片</sub> 葱白<sub>七寸</sub> 水煎服。

**胎气上逼**

妊娠调理失宜或七情郁怒,以致气逆,多有上逼之证,若气逆实而胀逼者,宜解肝煎。

陈皮　半夏　厚朴　茯苓<sub>各一钱五分</sub>　苏叶　白芍<sub>各一钱</sub>　砂仁<sub>七分</sub>　生姜<sub>三片</sub>
水煎服。

因胃寒气实而逼者,宜和胃饮。

炮姜<sub>二钱</sub>　陈皮　厚朴<sub>各一钱半</sub>　炙草<sub>一钱</sub>　水煎服。

因胃火熏滞者,宜枳壳汤。

麸炒枳壳　黄芩<sub>各五钱</sub>　白术<sub>一两</sub>　水煎食前温服。

因脾虚兼滞者,宜紫苏饮。

因脾虚而气不行者,宜四君子汤,甚者八珍汤。

因脾气虚而兼寒者,宜五君子汤。

人参　白术　茯苓　炮姜<sub>各二钱</sub>　炙草<sub>一钱</sub>　水煎服。

因脾胃虚寒不行者,宜理阴煎。

熟地<sub>五钱</sub>　当归<sub>三钱</sub>　炙草　炒黄干姜<sub>各二钱</sub>　或加肉桂<sub>二钱</sub>　水煎热服。

因脾胃气虚兼火者,宜逍遥散,或加黄芩、枳壳、砂仁。

因胎死腹中,令气上逆呕恶面青者,急用平胃散一两,酒水各半煎汁,投朴硝五钱热服之;或用朴硝一两,以童便调服,则逐而下矣。

又方　治胎气上迫,热痛下血,或烦闷困笃,用葱二十茎,水煮浓饮之,胎未死,即安胎;胎已死,即下胎;无效再服。

若胎动烦躁,唇口青黑,手足厥冷,须用当归汤。

当归　人参<sub>各一两半</sub>　炒阿胶　炙草<sub>各一两</sub>

每服八钱,加莲须、葱白一茎水煎温服。

**子痫**<sub>一名子冒</sub>

妊娠足厥阴虚而受风,内火外风相搏,发则口噤,手足抽搐,冒昧不识人,须臾自醒,良久后作,谓之子痫,一名子冒,甚则反张,此风火鼓动其痰,宜清热化痰理气,仍以安胎为主,勿过用风药。

若项强筋挛,语塞,乃痰盛外风而挟内火,当用羚羊角散。

羚羊角<sub>一钱</sub>　独活　炒枣仁　五加皮　防风　当归　川芎　茯神
杏仁<sub>各八分</sub>　木香　甘草<sub>各四分</sub>

生姜引,水煎服,有痰加胆星、半夏。

**子瘖**

《妇人大全良方》云:"孕妇不语,非病也,间有如此者,不须服药,临产月,但服保生丸、四物汤之类,产下便语得,亦自然之理,非药之功也。医者不说与人,临月以寻常药服之,产后能语,以为医之功,岂其功也哉"。昔黄帝问曰,"人有重身,九月而瘖,此为何也?"岐伯对曰:"胞之络脉绝也。"帝曰:"何以言之?"岐伯曰:"胞络者系于肾,少阴之脉,贯肾系舌本,故不能言。"帝曰:"治之奈何?"岐伯曰:"无治也,当十月复。"

张石顽曰,不语者多痰蔽心窍,浓煎生脉散,服地黄丸助肺肾之气以养胎,若与通声开发之药则误矣。

生脉散

人参<sub>一钱或党参三钱</sub> 麦冬<sub>二钱</sub> 五味子<sub>一钱</sub>

补气敛汗,生津止渴。

## 子痛

《金匮要略》云:妇人怀胎,腹中诸疾痛,当归芍药散主之。《脉经》曰:妇人有胎腹痛,其人不安。若胎病不动,欲知生死,令人摸之,如覆杯者则男也,如肘颈差起者女也。冷者为死,温者为生。

腹中不时作痛或小腹重堕,名曰胎痛,用地黄当归汤,未应加人参、白术、陈皮,或因脾气虚,用四君子加归、地,中气虚用补中益气汤。

熟地<sub>二两</sub> 当归<sub>一两</sub> 水煎去滓顿服。

## 吐血衄血咳唾血

妊娠吐血,皆因脏腑有伤,凡忧思惊恐,皆伤脏腑,气逆于上,血随而溢,心胸满闷,久而不已,心闷甚者死,妊娠病此,多致堕胎。

若肝经怒火,先用小柴胡加山栀、生地,次用前药合四物,后用加味逍遥散。加丹栀名加味。

因肝经风热,防风子芩丸。

炒条芩 防风各等分 为末酒糊丸如桐子大,每服三十五丸,食后服,以米饮或温水送下。

因心经有热,朱砂安神丸。

黄连<sub>一钱三分</sub> 朱砂<sub>一钱</sub> 炙草<sub>五分</sub> 为末,汤浸蒸饼为丸,如小米大,每服十五丸,食后口液咽下。

因心气不足,补心汤。

熟地<sub>一两五钱</sub> 当归 干姜 人参 茯苓 芍药<sub>各一两</sub> 半夏 川芎 前胡<sub>各七钱五分</sub> 枳壳 桔梗 陈皮 甘草<sub>各五分</sub>

上药为末,每服四钱,加姜煎服。

因思虑伤心,妙香散。

茯苓 茯神 山药 黄芪 远志各一两 人参 甘草 桔梗各五分 辰砂 木香二钱五分 麝香一钱

上药为末,每服二钱,酒调服。

因胃经有热,犀角地黄汤;膏粱积热,加味清胃散。

犀角地黄汤

生地一两五钱 白芍一两 丹皮 犀角各二钱五分 水煎服。

加味清胃散

生地 黄连 当归 升麻各二钱 名曰清胃散。加丹皮一钱五分 石膏五钱 名曰加味清胃散。水煎服。

因郁结伤脾,加味归脾汤。

归脾汤

人参 黄芪 白术 茯苓 当归 远志 枣仁 木香 龙眼肉各一钱 炙草各五分 加生姜三片 大枣一枚 水煎服。

加味归脾汤

归脾汤再加柴胡、山栀。

因肺经有火,黄芩清肺汤。

杏仁 贝母 茯苓 黄芩各一钱 甘草 五味子 橘红各五分 加生姜,水煎服。

## 心痛

妊娠心痛是风邪痰饮交结,若伤心之正经,为真心痛,旦发夕死。若伤心之支络,则乍安乍作,或下子脏,则胎动而下血。

若饮食所伤,用平胃散加枳壳、山楂;如因错杂诸邪,当审其因而治之。

陈皮 厚朴 苍术 甘草 四味为平胃散,燥湿健脾。

## 心腹痛

妊娠心腹痛者,或因素有冷痛,或新触风寒,皆由脏虚以致邪正相搏而并于气,随气上下,上冲于心则心痛,下攻于腹则腹痛,故令心腹痛也,妊娠而痛者,邪正二气交攻于内,无时或瘥者,其痛冲击胞络,必致胎动,甚则堕伤也。又有说:妊娠心腹疼痛,都是风寒湿痰冷饮与脏气相击,故令腹痛,攻伤不已,则致胎动也。

若顿仆胎伤下血腹痛,用佛手散,未应,用八珍汤送知母丸。知母不拘多少,研细末炼蜜为丸,如鸡头子大,温嚼下,日服三次。

## 小腹痛

妊娠小腹痛者,由于胞络虚,风寒相搏,痛甚亦令胎动。若因风寒所搏,用紫苏饮(见子悬)加生姜;气血虚用八珍汤(见过期经行);脾气虚用六君子汤(见白带);中气虚用补中益气汤(见经闭不行);若腹胀痛用安胎饮(见胎动不安)加升麻、白术,不应,兼补中益气汤。

**腰腹连肾痛**

肾主腰腹,因劳伤损动其经,虚则风冷乘之,故腰痛,冷气乘虚入腹则腹痛,故令腰腹相引而痛,其痛不止,多动胎气,妇人肾以系胞,妊娠而腰痛甚者,则易堕胎。若因外邪所伤,用独活寄生汤;劳伤元气用八珍汤加杜仲、砂仁、阿胶、艾叶;脾肾不足,以前药加白术、补骨脂;气血郁滞,用紫苏饮(见子悬)加桔梗、枳壳;肝火所动,用小柴胡加白术、枳壳、山栀;肝脾郁结,用归脾方(见吐血)加柴胡、枳壳。

独活寄生汤

独活 秦艽 防风各二钱 桑寄生 干地黄各四钱 当归 芍药 杜仲 牛膝 茯苓各五钱 川芎一钱 人参 甘草各八分 细辛 桂心各五分 主治益肝肾补气血,祛风湿,止痹痛。

小柴胡汤

柴胡二钱 人参三钱 黄芩 半夏各二钱半 炙草五分 生姜三片 大枣十二枚 其功用和解益气。

**小便不通**

孕妇小便不通,因小肠有热,传于胞而不通,若兼心肺气滞,则致喘急。陈无择认为:妊娠胎满逼胞,多致小便不利;若心肾气虚,清浊相干,而为诸淋;若胞系转捩,小便不通,名曰转胞;若胎满尿出,则曰遗尿;若热而不通者,全生茯苓散治之。

赤茯苓 冬葵子各等分,水煎服。

**遗尿**

孕妇遗尿不禁或频数,此是肝火血热,用加味逍遥散;若胕中有热,宜用前汤;若脾肺气虚,宜用补中益气汤加益智仁;若肝肾之阴虚热,宜用六味丸。

**尿血**

孕妇劳伤经络,有热在内,热乘于血,血海热则流溢渗入于胕,故令尿血。或因劳役所伤,或过食煎炒,小便带血,亦是血海热而流入于胞中,宜清膀胱,当用加味逍遥散。

**子鸣**

《产宝》有方治小儿腹中啼哭及孕妇腹内钟鸣,用空房下鼠穴中土一块,令孕妇噙之即止,或为末入麝香少许,酒调下二钱应愈。

**又方** 用黄连液煎汁,孕妇常呷之,即止。

《经效产宝》方似觉有关卫生,古有是方,姑存待究,亦可不服药,只要撒豆百余粒于地,令孕妇鞠躬俯拾即愈。

### 伤食

孕妇伤食腹满恶心,吞酸不喜食者,用六君子汤加谷芽、砂仁治之。

### 头痛

孕妇不因外感风寒,常若头痛者,此为血虚,宜加味芎归汤。

当归<sub>二钱</sub> 黄芩 白术 细茶<sub>各一钱</sub> 川芎<sub>七分</sub> 水煎服。

### 脏躁

孕妇忽然无故悲哭,状如神灵所作,因子宫血少,谓之脏躁,甘麦大枣汤主之。

甘草<sub>五钱</sub> 小麦<sub>五合</sub> 大枣<sub>六枚</sub> 水煎温服再服竹茹汤。

竹茹汤治孕妇心虚惊恐,脏躁悲泣。

竹茹 山栀 茯神 人参<sub>各一钱</sub> 麦冬<sub>二合</sub> 甘草<sub>五分</sub> 姜枣为引,食后服。

# 临 产 门

### 临产须知

妊娠至八九月形盛胎肥腹大,坐卧不安,防其难产,宜服瘦胎饮。

枳壳 白术 当归<sub>各五钱</sub> 甘草<sub>五分</sub>

蜜炼为丸空心白汤下。

如孕妇本怯,不可服瘦胎丸,当以达生散主之。

人参 白芍 当归 茯苓 陈皮 紫苏 枳壳 砂仁 大腹皮<sub>各一钱</sub> 甘草<sub>五分</sub> 葱白<sub>一茎</sub>,水煎食前服。

孕妇以气血为本,血盛则怀胎,而以气为辅,气行则血行,气滞则血滞,如怀孕期间,保重太过,任其坐卧,不作轻微劳动,以致气壅不舒,血滞而难产,当服达生散去人参、白术,加香附、乌药。

孕妇临产自觉儿已向下,胞浆流出,腰腹痛甚,此正产也。若儿身未下,胞浆未破,腹中虽然阵痛,时作时止,亦欲正产,不可努力。若用力太过,母气先乏,至产时而无气送下,则成难产,宜服催生汤或用独参汤。

少妇初生,身体孱弱,子户紧窄,当胞浆已破,儿欲下时,产母不能忍痛,身体倾侧,两足不开,子不能出,遂成难产。又有中年妇人,生育太多,气血虚弱,胞破浆出,子宫干涩,亦成难产。

### 保胎催生难产效方

此药当二三日前预备,腹内觉动不安者,当服一二剂即安,或难至七八日,连服三四剂,则子母双全,如腹内不安,似欲产光景即煎服,倘服下后仍觉不安再服,虽多服无害,若服过一剂之后,腹内即安,反觉不即产,则中止勿服,待动作时再服。

当归　川芎各钱半　柿饼一钱半　白芍　艾叶各一钱二分　川贝一钱　黄芪八分　厚朴七分　荆芥穗二分　枳壳　羌活　甘草各五分　生姜三片　水二碗,煎八分,不拘时服。

又方　若一二日不生者,只用加减五苓散。

猪苓　泽泻　肉桂　白术　木通　枳壳　槟榔　甘草　滑石　车前子灯心草引,水煎服。

又方　二三日强能饮食者,此胞浆乳溢,用加味四物汤。

归尾　川芎　白芍　生地　官桂　元胡　枳壳　元胡各一钱　长流水煎去渣,磨木香、槟榔浓汁五匙入药服。

如二三日不产而胎死腹中,何以系之,但观孕妇唇舌俱红者,子母无恙,唇青舌红,母死子生,唇红舌青,子死母活,唇舌俱青,子母俱死,夺命丹主之。

蛇蜕全条新瓦焙存性　金银箔各七张　大母丁香五钱另研　男子乱发烧灰一钱　千里马九分,烧灰,即路上左足草鞋一只　蚕蜕烧灰一钱　黑铅一钱五分

先以铁器镕化,入水银,急收成砂子,倒出另研,于净室修合,各研为末和匀,以牙猪心血为丸,如桐子大,每服二丸,长流水送下,如昏闷者,研烂灌之。

产妇合用之物,如催生汤止晕药物需要预备,如乳漆渣或破漆器,临产烧之,使产妇闻其气味,庶无血晕。又取好猪一二斤盛盆内,以刚炭烧红入猪肉,放于房中床前转运数次,使产妇常闻猪气,则无血晕之患。产下须服生化汤为妙;气虚者,人参理中汤。无论春夏秋冬,皆宜闭其户牖,毋使产母冒风,设犯之,其患最巨。若盛暑之时,当置开水大盆于房中,以解郁蒸之气,但须远离帷帐,勿使产母深受水凉之气;若在隆冬严寒之时,必于房内燃火,勿使受寒,受则难治。

**临产**

达生篇有六字真言,一曰睡,二曰忍痛,三曰慢临盆。

**催生**

丹溪云:催生只用佛手散,最稳而效。

当归三钱　川芎四钱　研末分四服,加酒半杯和服。或用三合济生汤催生亦佳。

当归三钱　川芎　枳壳各二钱　香附　腹皮各一钱半　苏叶八分　甘草七分　水煎待腹痛腰痛时服之,立效。

# 产 后 门

**盘肠生**

气虚不能敛束,下元不固,致临产时,其肠先出,盘露于外,子随后生,此谓盘肠生。待子与胞衣下来之后,令产母仰卧,接生用香油抹手,托起其肠,轻轻送入,然后半坐,以软布抵之。或有以蓖麻子四十九粒去壳研烂敷在头顶心,肠可收入之法,效验殊鲜,不如用醋和水喷产母面,每喷一缩,三喷尽收,内服举元煎。

人参　黄芪<sub>各三钱</sub>　白术　炙草<sub>各一钱</sub>　升麻<sub>五分</sub>　姜枣为引,水煎服。

**寤生**

问曰:产子气绝而不啼者,何也。答曰:子欲下时,产母护痛,其身躯倾侧,两足不开,儿当产门,被母夹住,气不得伸,下时闷绝,所以不啼,谓之寤生。救之之法:急令接生轻用手法取下胞衣,勿断脐带,先取小锅入水烧热,以胞放于锅中频洗,令暖气入儿腹,须臾回生而啼声即出,慎毋仓卒割断脐带,以致不救。

**胎衣不下**

孕妇子已生下,其胎衣即来,或少留片时而来,此其常也。倘有胎衣不来,急用五苓散下胎衣甚快。

桂枝　茯苓　猪苓　泽泻　白术　水煎服,化气利水。

若因产母力乏,元气已虚,不能转运,或血少产后干濇,或子出宫虚,胎衣急贴而不下者,急以补气血为主,断脐后,产母任其坐卧,胎衣自下。

或有过旬日而烂下者,若不断脐,使子气返入胞中,以致胀大,反不能出。

**血晕**

新产之妇,卒然昏晕,不省人事,不时口噤气冷,谓之血晕。此乃阴血暴虚,孤阳上冒,然有血下过多而晕者,有血下少而晕者,晕虽同,治法则异。如去血过多,卒然眩倒者,乃气血虚,急以人参二三两煎汤入童便,半杯灌入即醒。若瘀血未去而上逆者,急用韭汁与醋和匀灌之,以待其醒后,用清魂散。

人参<sub>三钱</sub>　泽兰　当归　荆芥　川芎<sub>各七分</sub>　甘草<sub>五分</sub>　用水酒煎去渣,入童便一杯和服。

如去血少者,乃恶露未尽,必然腹痛昏眩,亦待醒后用黑神散。

生蒲黄<sub>二钱</sub>　黑豆　当归　赤芍　熟地<sub>各七钱</sub>　炮姜　肉桂　炙草<sub>各五分</sub>　用水酒煎去渣,入童便服。

产后恶露未尽,血流入肝经,以肝开窍于目,故见黑花。而诸风掉眩,皆属于肝,故为眩晕,即前瘀血所致之血晕,当用清魂散加丹皮一钱,服法如前。

**胁下痛**

产后败血流入肝经,则作胁痛,因肝脉循胁之故,治宜分虚实,如痛而不可按者,乃瘀血所致,当去其血,以当归泻肝汤为主。

归尾 青皮 枳壳 香附 川芎 红花各一钱 桃仁十四粒,研如泥 水煎去渣,入好酒一盏服。

如胁下痛喜人按而其气攻动肋骨状如奔豚者,此乃去血过多,肝气虚而气逆痛,当以生化汤去桃仁加人参、吴茱萸主治。

归身四钱 川芎 炮姜 人参 炙草各一钱 吴萸六分 姜枣为引,水煎服。

**产后不语**

产后不语者,因产虚弱,败血停滞上焦,神志不宁,或癫狂昏乱。舌乃心之苗,故神昏舌强而不语也,宜以七珍汤。

生地三钱 当归 人参各二钱 红花 丹参各一钱 独活 川芎 细辛 石菖蒲各七分 辰砂五分 水煎去渣调辰砂末,食后服。

有言语不清,含糊蹇涩,别无他病者,因心主血,血去太多,心之气血虚弱,而舌乃心之苗,其血不能上荣于舌,故令舌卷而语言不清含糊,归脾汤或加味生脉散主之。

人参 归身 麦冬各二钱 石菖蒲六分 炙草六分 五味子九粒研 以猪心用竹刀刮开,水二盏煮熟,去心入药煎服。

**乍见鬼神**

产后乍见鬼神者,因产时去血过多,血室空虚,盖肝藏魂,神魂不宁,故心神恍惚,睡卧不安,语言失常,如见鬼状,治以茯神汤。

茯神 人参 牛膝 柏子仁各二钱 归身二钱 甘草 远志肉 桂心各七分

獖(阉割之雄猪)猪心一个,水三盏,煎盏半,去心入药,煎至七分,调辰砂末一钱服。

如心下胀满烦躁昏乱,如见鬼神,此乃败血停滞,上干于心,心不能丝毫受触所致,芎归泻心汤主之。

川芎 归尾 元胡 丹皮 桂心 生蒲黄 五灵脂各一钱

水煎去渣,调灵脂末食后服。

**心痛**

产后心痛者,乃因心主血,血去过多,其人受寒,虚寒搏击血凝,则心主脉络不通,故心痛。当以独活细辛汤去寒,俾血脉行,经络通,而心痛自止。若误以败血攻之则反虚,其正传为真心痛而死。或有心血虚而他脏气逆于心剧痛,当明辨何脏之气上逆于心,即随其邪逆而治之。

归身<sub>三钱</sub>  独活  赤芍<sub>各一钱</sub>  干姜  桂心  炙草  小茴  细辛<sub>各八分</sub>  水煎热服。

### 呕逆

产后腹胀呕吐恶心者,乃因败血流入脾胃,脾不能运化精微而成腹胀,胃不能容纳水谷而成呕逆恶心,若以寻常治法,非但无效,且反增其病,宜用抵圣汤主治。

半夏  元胡<sub>各二钱</sub>  陈皮  赤芍  泽兰  人参<sub>各一钱</sub>  甘草  炮姜<sub>各五分</sub>
桃仁<sub>十四粒,研如泥</sub>  姜引水煎热服

亦有伤食而腹胀者,以脉证辨之,因瘀血则脉弱涩,不恶食而呕,多血腥气。因于食者则脉弦滑,有恶食而呕,多腐食臭。当以加味平胃散主之。

苍术  厚朴  陈皮  香附  人参  麦芽  神曲<sub>各一钱</sub>  甘草  干姜<sub>各五分</sub>
用水煎服。

### 痞闷

产后中气不足,饮食不能消化,浊气上冲,故有舌干燥渴,心下痞闷,以香砂六君子汤主之。

若其人脏腑阳气素虚积冷,胸腹胀闷,呕吐恶心,饮食减少者,今更因新产,气血暴虚,以致饮食难化,宜吴茱萸汤。

吴萸  炮姜  白术  半夏  白蔻<sub>研末</sub>  陈皮<sub>各五分</sub>

虚甚加附子七分,姜引水煎服。

若胞衣未下,恶露未来,肚腹胀大,绷急如鼓,呕吐黄水,多带腥臭,加喘者死。

产后有恶露上攻,流入肺经而成咳嗽,其症见胸腹胀闷,宜服苏木散为主。

苏木<sub>三钱</sub>  桃仁<sub>十四粒</sub>  肉桂  贝母  茯苓  人参  杏仁<sub>各一钱</sub>  水煎食后服。

### 咳嗽

产后卫虚,皮毛不充,腠理不密,风寒袭入,则成咳嗽,此症见发热,恶心,畏寒鼻塞声重,或多喷嚏,痰涎上涌,旋覆花汤主之。

旋覆花  半夏  桂枝  紫菀  前胡  荆芥  白芷  炙草  茯苓  杏仁<sub>各一钱</sub>
无汗加苏叶,姜枣引水煎食后服。

如咳嗽不止,涕唾稠黏者,加味甘桔汤主之。

甘草<sub>五分</sub>  桔梗  贝母  紫菀  前胡  枳壳  茯苓  旋覆花  五味子<sub>各一钱</sub>
水煎食后服。

喘

产后喉中气急喘促者,因产血去过多,营血暴竭,卫气无主,上逆心胸,所以气喘。此乃孤阳绝阴,最为难治。急取鞋底烘热,于小腹上熨之,再进夺命丹。

熟附子　丹皮　干漆渣<sub>各一两</sub>　共为末,用醋一斤,大黄一两,熬成膏,和药为末,如桐子大,每服五十丸,热酒送下。

又产后血入肺经,面赤发喘欲死者,参苏饮主之。

人参<sub>一两</sub>　苏木<sub>七钱</sub>

水二盏煎一盏,调参末服之,随症加减,难以尽述。

腰痛

产后腰痛者,女子腰肾,胞脉所系,去血过多,则胞脉虚,虚则肾气亦虚,故腰痛,其痛隐隐然,喜人按摩者,宜服仲续地黄汤。

熟地　当归　杜仲　续断<sub>各三钱</sub>　独活　桂心<sub>各七分</sub>

姜引水煎空心服。

如有败血流入腰肾,阻塞气血不行而腰痛者,其症胀痛如刺,时作时止,手不可近,宜复元通气散。

归身　川芎　小茴　补骨脂　元胡　丹皮　牛膝　桂心<sub>各一钱</sub>　桃仁<sub>十四粒</sub>

水煎去渣,纳乳香、没药、木香末,空心服。

产后遍身疼痛,因产骨节开张,卫气衰弱,经络气滞,气血凝滞,骨节不利,经脉不舒,故腰背不能转侧,手足不能屈伸,勿作风寒治,轻用汗剂,宜定痛散。

归身<sub>三钱</sub>　桂心　牛膝　黄芪　独活<sub>各一钱</sub>　甘草<sub>五分</sub>　生姜　韭花　甚者加附子,水煎热服。

褥劳

新产气虚,久坐多语,运动伤力,遂致疼痛昏眩,四肢疼痛,寒热自汗,名曰褥劳。勿作伤寒,误投汗剂,宜以当归建中汤或茯苓散主之。

当归建中汤

白芍<sub>二钱</sub>　桂枝　当归　炙草<sub>各一钱</sub>　炮姜<sub>六分</sub>　饴糖<sub>二钱</sub>

姜枣各三,水煎服。

茯苓散

当归　熟地<sub>各二钱</sub>　茯苓　黄芪　炙草<sub>各一钱</sub>　桂心　川芎<sub>各七分</sub>

加猪腰子一对,去脂膜,姜枣引,水煎服,或常以猪腰子去脂膜细切,用盐酒拌匀,少时以糯米三合煮粥,俟熟加葱椒和服助之。

**腹痛**

产后腹痛者,因中气虚弱,不能行运其血,血气凝滞,恶露不来,或来而未畅,随其所止之处,无不成病,故血留滞于腹则腹痛,时作时止,其痛如刺,手不可近,黑神散主之。

又有产后气血虚而风寒从阴户入于胞宫,或内伤冷物,以致腹痛,则是得手按摩及热物熨之略止,宜当归建中汤。

产后小腹痛者,乃是胞胎所系,经血所聚之处,新产恶露不去,或去而未尽,留滞少腹,故时时刺痛,此为瘀血,宜以黑神散。

又有产后胞宫,血气未充,风寒乘虚从子门客入,变幻千端,详见《金匮要略》。或留小腹而为寒疝作痛,但不作胀,此属无形之块,当以金铃子散为主。

川楝子　当归<sub>各二钱</sub>　炒小茴　破故纸　桂心<sub>各二钱</sub>　生姜<sub>三片</sub>　大枣<sub>三枚</sub>

水煎去渣,磨入木香汁十匙,食前服。

**儿枕痛**

产后腹中有块,时上时下而痛不可忍,此恶露留于子宫,致气血不和,谓之儿枕痛,以归索汤主之。

当归　川芎<sub>各三钱</sub>　元胡　蒲黄　灵脂　红花<sub>各一钱</sub>　炮姜　桂心<sub>各三分</sub>

水酒各一杯,煎去渣食前服。

**羊肉汤**

治上腹痛,小腹痛,儿枕痛神方也。兼治虚羸。

精羊肉<sub>四两</sub>　当归<sub>一两</sub>　川芎　生姜<sub>各半两</sub>

水十盅煎二盅,去渣,分二服。

**头痛**

产后头痛,以去血过多,阴血已亏,阳气失守,故为头痛。盖诸阳经上会于头,而厥阴上会于巅,但补其血,使从而和之,则痛自止,勿作风寒误治,芎归汤治之。

当归<sub>八钱</sub>　川芎<sub>二钱</sub>　炮姜　炙草<sub>各一钱</sub>　水煎食后服。

又有败血流入子宫,连及厥阴,上贯巅顶作痛,宜黑神散。

**发热**

产后发热者,因去血过多,血虚则热,其见症为心胸烦满,呼吸短气,唇焦不渴,饮食如故,头痛闷乱,与大病后虚烦相似,不可作伤寒治,当用生化汤。若大便不实,宜人参当归汤。

当归<sub>八钱</sub>　川芎<sub>四钱</sub>　炙草　炮姜<sub>各五分</sub>　桃仁<sub>七颗去皮尖研如泥</sub>　生姜<sub>三片</sub>　黑枣<sub>两枚</sub>

水煎热服。

人参当归汤

当归四钱　熟地二钱　人参　白芍　白术各一钱　肉桂七分　大枣三枚　水二盏
煎去渣温服，热甚加炮姜五分。

## 乍寒乍热

产后乍寒乍热，由于败血凝滞，以胞宫相连肝胆经脉，则寒热交作必显，腹
痛满闷，则宜去瘀而和营卫即解，当以黑神散或卷荷散亦可。

生地　荷叶　红花　归尾　蒲黄　丹皮各一钱

水煎去渣，童便一盅，食前服。

有产后血气虚损，营卫不和，所以阴虚则阳盛，故热；阳虚则阴盛，故寒；
阴阳俱虚，更盛更虚，故乍寒乍热。当以八珍汤主之。

熟地　归身各二钱　白术　茯苓　人参　白芍各一钱　川芎　炮姜各五分
枣引水煎服，汗多加黄芪，无汗加柴胡。

产后寒热与真疟如何区别？产后似疟，寒不凛凛，热不蒸蒸，发作无时，
口不渴，头不痛，是正气虚而无邪侵。真疟寒则烈火不能御，热则冰水不能解，
身疼口渴，烦苦胸闷，发作有时，一日一发，或隔日而发。一是正气虚而营卫两
伤，一是风寒两受，更盛更虚之不同。

有胎前病疟，产后而愈，惟小儿或有患胎疟。若仍不愈者，最难调理，只
宜补中扶正为主，俾气血俱盛，则邪自退，慎勿妄施截疟，以殆后患，宜柴胡芎
归汤。

柴胡二钱　半夏　人参　甘草　归身　川芎　桂枝　干姜各五分　生姜三片
大枣三枚　水煎去渣，未发时服。

## 汗出不止

产后汗出不止者，乃因营行脉中，卫行脉外，卫气不足，腠理不密，故出汗
也。急宜芪附理中汤救治，否则气脱而死。若风邪乘虚袭入，当以黄芪理中汤
主之。

人参三钱　黄芪三钱　白术　附子　炙草各一钱　炮姜五分
枣二枚，水二碗，煎服。

如汗出而眩晕者，名曰冒汗，虚极之症，芪附理中汤倍人参、黄芪、甘草。
如风邪乘袭，忽热闷倒，口眼㖞斜，手足挛曲，角弓反张者，此是血虚致痉，急用
如圣饮。

桂枝　防风　熟地各一钱　白芍　黄芪　当归　炙草各一钱
水煎灌之，此亦危证，不治者多。

## 中风

产后中风者,因血气暴虚,肌腠尽开,风邪趁虚侵入,则不省人事,口眼歪斜,手足挛曲,愈风汤主之。

羌活　防风　归身　川芎　白芷　桂枝　天麻　秦艽各一钱　姜枣为引,水煎热服,或荆芥一味,炒黑为末,调服最妙。

又曰:诸风掉眩,皆属于肝,肝为血海而通胞宫,去血过多,血气暴虚,而内不能养脏腑,外不能养筋脉,以致气少汗出,眩晕卒倒,手足瘛疭,此肝血虚而生风,为内风也。以当归建中汤内加人参、黄芪、熟附子,如痰蒙心窍,神识不清,恍惚昏晕者,以琥珀寿星丸,人参汤送下。

南星一斤,掘地作坑,用炭火于坑内烧红,去炭扫净,用好酒五斤淬之,将南星趁热放坑内,以瓦盆盖之,将黄泥封固,经一夜取出焙干为末,加入琥珀、朱砂、猪心血和匀,以生姜自然汁煮面糊丸,朱砂为衣,人参汤送下,日三服。

## 伤寒

产后伤寒,乃因血气俱虚,风寒易入,盖风伤于卫,寒则伤营,故称伤寒也。当以补中益气汤,重加麻黄,轻加苏叶。

黄芪　人参　归身　广皮　升麻　柴胡　炙草　姜枣引水煎服。

有汗曰伤风,加桂枝、防风;无汗曰伤寒,加麻黄或紫苏;寒热往来加柴胡;头痛加藁本、细辛;遍身痛加羌活、苍术;但热无寒加柴胡、干葛;发热而渴加麦冬、知母、淡竹叶。此伤寒、中风之大纲。

## 泄泻

产后泄泻者,因中气虚损,风寒感人,或内伤饮食,以致疼痛泄泻,当以理中汤主之。

白术　干姜　甘草　人参　茯苓　泽泻　砂仁

如泄泻不止,加肉蔻,或加附子,或水为丸,米汤送下。

## 痢疾

产后痢疾有外感内伤之分,但赤为邪在血分,白为邪在气分,或饮食停滞伤于中所致。若饮食过伤者,症见腹中胀痛,里急窘迫,身不热而口渴,六脉数实,宜小承气汤。

枳实　厚朴各二钱　大黄一钱　甘草　槟榔各五分　生姜三片

水煎热服,以快为度,中病即已,再以异功散和之善其后。

人参　白术　甘草各一钱　陈皮　茯苓各五分　姜枣煎服。

若脉症见虚痢者,宜以补气血为本,当归芍药汤。

归身　白芍　白术　白茯苓　人参　枳壳各一钱　干姜　木香　甘草各五分

水煎,食前服。

有产后恶露不下,败血流于大肠而痢鲜血,腹中刺痛,里不急,后不重,只以枳壳、荆芥水煎服,神效。

大便不通,乃血虚而秘,不可误用下剂,反伤正气,当以润燥汤主之。

肉苁蓉　归尾　牛膝　生地　枳壳　麻仁各二钱

水二盅煎一盅,空心服。

## 小便不通

产后小便不通,乃膀胱为州都之官,气化则能出。因产后气虚不能通调下达,故小便不通。勿作淋治而用渗利之药。当以补中益气汤为主,或因血虚气滞者,当以加减地黄汤。

熟地　萸肉　丹皮　细辛　山药　当归　麦冬　白茯苓各一钱　泽泻六分车前子一钱　水煎食前服。

有恶露不来,败血流放水渎,小便不通,症见小腹胀满刺痛,乍寒乍热,烦闷不安者,加味五苓散主之。

猪苓　泽泻　白术　牛膝　茯苓各一钱　桃仁十四粒　肉桂　红花各五分水煎,空心服。

## 淋

产后淋因血去多则生内热,阴亏阳盛而气滞成淋,兼有涩痛也,加味导赤散清热导水。

生熟地各四钱　甘草梢　牛膝　麦冬　当归各二钱　桂心四分

水煎,空心服。

## 尿血

产后尿血而小腹痛者,乃因败血流入膀胱,宜用小蓟汤治热结下焦。

归尾　小蓟根　红花　赤芍　元胡　牛膝　琥珀各一钱　草梢五分　水煎,食前服。

## 遗尿

产后遗尿不禁,因气血虚弱,气不能固,故水泉不止而遗下,《黄帝内经》云:下者举之,脱者濇之,以升麻调元汤合桑螵蛸散主之。

### 升麻调元汤

人参　黄芪各二钱　甘草　益智仁　升麻各一钱　姜枣引水煎服,去渣和服桑螵蛸散。

### 桑螵蛸散

真桑螵蛸　白龙骨　牡蛎　各等分研细末,每服三钱。

亦有接生以手触,误损尿脬而破者,以致小便不禁,宜用参术汤或补脬散。

参术汤

人参　白术<sub>各二钱</sub>　甘草　陈皮<sub>各六分</sub>　用猪脬洗净煎水入药和煎,食前服。

补脬散

生黄丝绢一尺(剪碎)　白牡丹根皮　白芨<sub>各一钱</sub>　研末清水煎至绢烂如筋,研匀,空腹时顿服,服时不得作声。

### 四肢浮肿

产后浮肿者,乃真气不足,败血流入经络,阻其经气,血滞不行,腐化为水,故令四肢浮肿,乍寒乍热,勿作水气治,但服调经汤,使气血流行,其肿自消。

归身　丹皮　陈皮　赤芍　茯苓　细辛　附子　干姜<sub>各一钱</sub>　甘草<sub>五分</sub>
姜枣水煎服。

### 恶露不止

产后恶露不止者,因产损伤冲任,气血虚惫,旧血未尽,新血未敛,相并而下,日久不止,渐成虚劳,当大补气血,使旧血得行,新血得生,不可妄用固涩之剂,宜十全大补汤。如小腹刺痛,以四物汤加元胡、炮姜、蒲黄。

### 恶露不下

产后恶露不下有二证:

一因脾胃素弱,中气本虚,败血亦少,唯元气虚乏,不能送血归下,此症乍痛乍止,其痛不甚,宜八物汤。

熟地<sub>二钱</sub>　人参　白术　白茯苓　香附　赤芍　元胡　归尾<sub>各一钱</sub>　川芎<sub>六分</sub>
姜枣引水煎,食前服。

一因子宫素冷停滞不行者,其症见小腹胀满,刺痛无时,以黑神散主之。

### 暴崩

产后暴崩者,因产损伤冲任,气血未复;或恣情纵欲,伤动冲任,鼓舞相火所致。先以四物倍芎、归,再加人参大剂服之,扶其正气,然后随其所伤加减调治;有因服辛热太过所致,本方加白术、茯苓、甘草、黄连;因于房事者加黄芪、甘草、阿胶;有因用止涩太早者加香附、桃仁;如崩久不止,本方调服十灰散,盖血崩本非轻病,产妇得之,是谓重虚,毋忽。

### 血瘕

产后蓄血而成血瘕者,因产时恶露不来,或来而未净,产妇畏药不行消散,败血停留,遇寒则结聚成块,依附胞宫左右,妨碍月水,阻绝生机,以丸药渐磨用消块丸主之。

熟地　桂心　香附　吴萸　丹皮　鳖甲　当归　小麦　莪术　木香

灵脂　桃仁　破故纸　元胡各等分　共为细末蜜丸,每服三四钱,食前以陈皮白术汤下。

### 子宫脱出

产后子宫脱出者,其人气血素虚,产时努力太过,以致脱出,日久不能收上,当以补中益气汤内服。

#### 外用浴法

荆芥穗　藿香叶　臭椿根等分煎汤,不拘时洗之,有令产妇仰卧,以枕头枕垫妇人腰内,片时即上,永不复发。

### 玉门不闭

产后玉门不敛者,女子初产,身体柔弱,户门窄小,临产不快,乃至折裂,浸淫溃烂,日久不敛,宜服十全大补汤,外用敷药。

#### 敷药方

烂蚌蛤　柏叶　白芨　白龙骨　诃子皮

先以紫苏叶汤洗之,拭干后,以此药敷之。

### 乳汁不行

产后乳汁不行而痛者,初产之妇,乳房初长,乳脉未行,经络未通,产多之妇,气血虚损,乳汁短少,用四物汤。

人参　川芎　赤芍　生地　桔梗　甘草　麦冬　白芷

水煎食后服

如初生乳汁不行,身体壮热,胸腹胀闷,头目昏眩,前方去生地、麦冬、人参,加木通、滑石、白蒺藜、当归,更煎猪蹄汤煎服。

# 三、舌　苔　学

昔有:望而知之谓之神,闻知之而谓之圣,问而知之谓之工,切而知之谓之巧。此非人人所可能,亦非举病所可验。然则求其法简理真,信而有征者莫舌苔,若况症有真假,苔无虚伪,求诸色脉而不得者,辨之于苔,无或少误。故察舌辨证,不在望、闻、问、切之后,而审寒热,决虚实,尤非其他诊断所及。

夫舌为心窍,诸脏腑之脉,夹咽喉,连舌本,赖精气以上注,辨五味,成五音,其病舌质舒缩、战痿、胀大、枯瘦,可诊脏气之存亡。而苔者,谷食之所化,胃气蒸以布之。视其苔色之厚薄、消长,可卜表里之寒热。且神弱者语多模糊,津枯者苔必干溏;气虚者,舌质少华;邪滞阻塞,血气凝结,苔色亦因之而变。然而舌苔之于诊断,作用显然,故实属辅助诊断之重要一环耳!

兹集前贤诸家之说，参以管见，集成一册，分为六十一小节，详论察舌方法、舌之构造部位、常苔、病苔、苔形、舌病等，以明舌苔之原理。然限于时间，在门诊繁忙中抽空执笔，挂一漏十，为所不免，但作为基础，进而求之，则尚能稍补益于同道也。

**总论**

吾国医学，肇自灵、素、难经，其书详于病理脉色，而略于舌诊，如心主言，《素问·阴阳应象大论》云心"在窍为舌"，《灵枢·经脉》篇之"手少阴之别系舌本，足少阴循喉咙挟舌本"，《灵枢·经别》篇之"足太阴之正，贯舌中"，《灵枢·经筋》篇之"手少阳之筋，其支者，当曲颊入系舌本，其病舌卷"。《难经·三十七难》曰："心气通于舌"等，盖时在上古，仅知舌为发音之器，虽病亦限于局部，而未以之可以诊断全身也。

至汉代张仲景出，知舌之关于内脏，而有舌卷者，病入脏；口干舌燥者，渴欲饮水。唇痿舌青，此为有瘀血。舌黄未下者，下之黄自去。舌上苔滑者，不可攻也。又《脉经·扁鹊华佗察声色要诀第四》云："舌卷黑者，死。"《备急千金要方》云："多食咸，则舌脉凝而变色；多食苦，则舌皮槁而外毛焦枯；多食辛，则舌筋急而爪枯干；多食酸，则舌肉肥而唇揭；多食甘，则舌根痛而外发落；多食咸，则舌脉凝而变色。此五味内合五脏之气也。"

后之以舌诊病者，有《敖氏伤寒金镜录》、《伤寒杂病·三十六舌》、《伤寒观舌心法》、《伤寒舌鉴》、刘吉人《察舌验证新法》、吴坤安《察舌辨证歌》，以及《周氏医学丛书·温热论》等，无不各有创新，而尤以《辨舌指南》为最著。

夫诊断之法，固不仅为舌苔，望、闻、问、切之外，凡五官、二便、胸胁、腰腹等部，皆可施以检验。五官如目赤知为热；耳聋、耳鸣为肾虚，肝胆火盛；鼻塞伤风，鼻煽动为肺绝；唇红燥属热，唇青白属寒。以及胸胁、脘腹、腰背之胀痛酸楚、前后阴之变化等，均有表现。然所诊察者，疾病之寒热，脏腑之虚实，功效之显著，方法之敏捷，实不逮舌苔之广且大也。

考舌苔原理，心开窍于舌，胃咽上接于舌，脏腑脉别皆络舌本。而苔者，水谷之所化，脾胃以蒸发于上者也。故苔舌为脏腑总使，不病之人，其能屈伸自如，口和而辨五味，及声清而言爽者，尤何非有鉴于中，以达于外者乎！其病也，除舌之破溃、肿痛之属局部者外，其它如气血之郁滞，痰浊污秽之凝结，寒热之转变，胃气之存亡，津液之枯荣，脏腑之可治与不可治，又莫不可辨之于舌也。

舌苔关键于脏腑，而欲使内脏之病一一显露于方寸之地，若非详为审辨，何能应用于临证时？此舌苔之所以有红、紫、青、蓝、灰、黑、黄、白之色；厚、薄、干、涩、滑、糙、黏、腻之形，肿胀、长大、瘦小、卷缩、强硬、痿软之态；碎裂、芒刺、焦斑、疮疱之病。若舌之部位、苔之消长、顺逆之传变、有根无根等法，尤为舌诊之重要也。

且病之无关于内者，其色不彰，血气未扰乱于中者，苔亦不变。若新病未重，而精气未衰，则形质不腐，是其所诊者；病久危笃，即脉证有时不可凭恃者，而苔形愈显，一望舌苔，如指上观螺，其真假虚实之情，不难立判。

章虚谷云："观舌质可验正其之阴阳虚实，审苔垢即知其邪之寒热浅深。"屠渐斋云："辨舌欲知脏腑，当先观其舌形。"如舌肿者，病在血；舌痿者，病在肉；舌偏斜者，病在经；舌缺陷者，病在脏。舌战动者，病在脾；舌纵舌缩者，病在心……舌卷舌短者，心肝之证候。舌出数寸者，产后与中毒、大惊之候也。此孰非以病之隐匿于脏腑者，而辨别于舌哉？

何今之为医者，视察舌为例行故事，而不深究其理，致苔舌之功效不彰，惜夫！

**（一）察舌方法**

察舌之法，固较望色、切脉等为易，然舌苔多种，舌质复杂，苟不详为之辨，何免毫厘之间千里之外，初学者对此尤不得不先寻其系统焉！

其法先审舌苔，如苔见薄白，为风寒在表，黄则化热入里，深黄为热盛于内，干黑热极津枯，此以测其表里之寒热也。又如舌质淡红为正色，深红为热入营分，红绛血分热极。绛而干者，热深而营血已伤，此又诊其邪之深浅也。

倘再问其所苦，参合脉色，如病者寒热咳嗽，苔白脉浮，风寒无疑；脉数苔黄口渴，则为燥热；咳嗽、吐血，内热，脉细数而舌质红者，阴虚也；若胸闷苔厚腻，两脉濡滑，乃湿痰中阻。审证既确，则汗解、清热、养阴、化痰，无往不利。而熟能生巧，尤神之功，何难不见隐，何以不知微乎？

**（二）舌之构造**

舌为赤色纤维筋肉组织，内藏血管神经，上有蓓蕾突起，以司味觉。《内经》云："心生血。"血营于上，故舌质隐红，心神上注，播功于舌，以吐言语。故曰：舌为心窍。舌本有舌骨，肾所主也。舌旁下有筋膜系之，其能屈伸自如，肝经之为用也。舌面有白色软刺如毫毛者，乃肺气挟真阳所生，脾胃熟腐五谷，而熏于舌，故上罩一层薄白之苔，此苔之构造也。

**（三）舌之部位**

胡玉海云："舌尖属心经，中心至根属肾经，两傍肝胆，四边脾经。"付松元云："舌旁左候肝胆，右候脾肺，舌边以候三焦、膜原与两胁之邪，此舌苔全部之分配。"

若以前后三部言，其法舌尖主上焦，以观心、肺、心包络、胸胁、咽喉、口、目、耳、鼻、头、面等病。舌主中焦，以候脘腹、脾胃、胆、大小肠之病。舌根主下焦，可辨肝、肾、膀胱、胞宫、前后阴各疾。故心有热则尖红生刺；脾胃寒湿则中心灰白而滑；下焦有热则根黄黑而焦；肝胆有湿热，则舌旁两条黄腻；三焦有火或湿邪内遏，则舌纵白而边必红绛，方寸之间，部位分明，不爽毫厘者也。

### （四）舌苔之颜色

白苔属肺，黄苔属脾胃，黑苔属肾，红紫属肝胆，鲜红属心与包络，此脏腑苔色固定分也。鲜红有刺者，本候心经，亦主肝胆，以肝与心包络同为厥阴。而心主君火，肝胆内寄相火，君相火炎，故色亦通属也。

黑苔属肾水象也，亦主脾经，水乘土位，土湿水寒，脾阳湮没也。又属心经，其因有二：一为热极反胜，火见水象，为木枯成炭；一为水来克火，水盛火灭，心阳消匿也。惟黑苔虽有心脾肾三经之不同，而要旨只寒热二理，寒者黑而润泽，其色必淡；热者黑而焦枯，舌质必红，此为寒热之大法也。

紫红色本属肝胆，亦属于肾，以肾主水火两脏，水为黑色，火为红色，黑红相兼，即变为紫，见此者，必阴亏火旺，火胜水无疑。若命阳衰弱，寒水上凌，其舌红紫者，又转为紫黑晦暗之色也。

如干黑而有红点者，属肾经，亦属于肝，以肝肾同源，肾水不足，木火熏灼，故黑而见红。

若黑与黄间，红与紫呈，黄紫相杂，红白兼现，此为兼经互病之颜色也。

### （五）舌质舌苔辨

前人每以苔舌混合，殊欠周密，不知舌质与苔，实属两途，盖舌苔主六腑，舌质主五脏。苔可制者，气分之事；舌质外露，苔不可括者，而病渐侵血分、内连五脏矣。吴坤安云："舌之有苔，犹地之有苔。地之苔，湿气上泛而生；舌之苔，胃蒸脾湿上潮而生，故曰苔。"治病者必以舌质为本，以苔为标，良以苔病尚浅，一日数变，舌病较重，而形质变化缓而少也。

故色之红绛、青紫、干痿、胖瘦指舌质而言，以判脏阴之滋枯，脏气之存亡。若黄白、灰黑、厚薄、糙腻等，皆主于苔，以卜三焦腑气之寒热虚实也。

### （六）无病之苔

苔，固恃以候病，然不病者亦有苔色。前云：胃蒸脾湿上潮而为苔。则常人一日三餐，全赖胃中消化力。消化力强，纳谷亦增，而苔愈显。否则谷食少进，舌光无苔，乃胃气衰微之征。章虚谷云："无病之人，常有微薄之苔，如草根者，即胃中生气也。若光滑如镜，则胃中无生发之气，如不毛之地，其土枯矣。"

故不病而有苔者，胃中生气也。病而邪入之，其苔即长厚，如草根之得秽浊而勃发。若邪虽深，或中有痰滞，而胃气虚惫，不能以生长其苔；虽浊垢，刮之应手而脱,尤属中虚之象;其或虽有邪浊,而舌无苔,必先培养中土,以固其本也。

欲知其变,先审其常,常者无病之苔也,其舌地宜隐红,舌苔微白或略厚,匀净而尤干湿得中也。每有不病之人,舌中常罩浮白苔一层,或薄黄苔;夏月湿土司令,苔必较厚而微黄,但不板滞,不满腻,且无所痛苦,此又体质不同、时令之异耳!

### (七)辨舌苔有根无根

脉,贵有根。根者胃气也,肾阴也。脉无根,切之必弦大空豁,或细小欲绝,尺部尤甚;则知其先后天已败,不可为矣。舌苔何独不然?苟非肾胃二源告竭,则苔自能消长裕如,亦不干燥枯涩,一刮即尽,或堆砌舌面,而日久不化也。故苔之有根者色泽匀净,舌质底里红活,虽症势危笃,苔色杂出,乃因一时之邪、痰、寒、热所乘,而非根本拨动也。若苔色腐腻厚浊,积久不退,新苔不能接生,或底里全变干晦枯暗,毫无生气,此无根之苔也。

周学海曰:"前人只论有地无地,此只可以辨热之浮沉虚实,而非所以辨中气之存亡也。地者,苔之里一层也;根者,舌苔与舌质之交际也"。有根之苔其苔薄,必均匀铺开,紧贴舌面之上,即苔之厚者,必四围有薄苔辅之,亦紧贴舌面之上,似从舌里生出,方谓有根。若苔厚一片,四面洁净如截,颇如别有一物涂于舌上,而非舌上所自生者,是无根也。此必久病,先有胃气以生苔,继而胃气告匮,不能接生新苔,旧苔仍浮舌面,不能与舌中之气相通,即胃肾之气不能上潮于舌也。

据上所说之苔,年老久病者,多有此象,或屡进滋补以助痰滞,或误汗妄下以伤气阴。乍见此苔者,犹易为力;若病势缠绵日久,渐见此苔者,真气索绝矣。其有久痢久泻、肿胀、痰喘等病,而见舌根一块白厚苔,如久浸水形,乃阳虚寒湿为患,频进温运补益之剂,此苔潮化;而舌中旁渐生新白苔,或微薄而黄者,即为生机。又有呕吐、咳血、内热,以伤阴者,其舌光滑,或中后有干黄厚腻之苔,亦非佳兆。若病困日久,将危之人,舌上一块厚苔,灰黄滞暗,四面无辅,此阴阳两竭,尤属不治。

周氏又云:"余又尝见一肾阴肾阳大亏之人,舌质红紫、润泽无垢,近舌根生一块黑润黑苔,其苔上生紧密黑毛,长二三分。百药罔效,余用大剂温肾填阴,服多剂,黑毛始脱,黑苔亦逐渐化尽而愈。"姑录之以备临症之参考。

### (八)辨舌苔之滑濇腐腻

滑者,津足,扪之而湿;濇者,津乏,扪之而干;腐如腐渣,惟铺舌上;腻则中心厚腻,而边少薄,此四者,为察津液之润枯与湿浊、痰涎、化寒为热之大纲也。

舌滑而润,病主寒湿,如薄白而滑,乃风寒在表,灰白滑腻,湿痰内阻。舌旁两条滑腻,非寒湿内停,即为痰饮喘逆;若浮腻而滑,脉虚弱者为阳虚中寒;黄而滑者,目黄,小便不利,将成黄疸;若苔黄光滑,又中虚湿热之象;舌灰黑而滑者,命阳不足,防有纳少、便泄、喘肿之虞。嗜烟人亦多有滃而干,主热,主津液不足,如舌淡红,苔薄而滃,为虚热;舌红绛,苔厚而滃乃实热。苔白干滃,防肺胃津伤,外邪入里;苔转黄腻,邪热传入三焦肠胃也;若舌苔干滃如雪者,脾热也。舌红紫,舌干,口渴,心营已伤,血分热也;苔灰黑干滃者,为邪热传入厥、少两经之症;要是口大渴者,病多属热,苔干滃者,每病阴津不足也。

以上为辨滑滃寒热与津液润燥之常态。然亦有湿邪内阻,苔白滑腻而口燥渴,频欲热饮者,非实热症,乃湿恋气滞,气不化津以上潮也;或热证传入血分,舌质红绛,而苔反润者,乃热蒸营气以上达,故虽内热而舌质未燥耳。何报之曰:"凡中宫有痰饮水血者,舌多不燥,不可误认为寒也。"凡舌苔不燥,自觉闷极者,为脾湿盛。张石顽曰:"又中宫有痰饮水血者,舌多不燥,不可因其不燥,而延缓时日致误也"。

故每有热瘀熏蒸,其病狂烦谵妄,或胸腹刺痛,大便色黑,而苔多紫暗、苔多黑润者,不可投之辛燥温补也。

腐者,肠胃腐化秽浊之气,为邪热鼓动而上升,故舌苔中心及边旁厚腐也,此苔属热者多,忌用温燥,尤忌发表,法宜清降导下,通利秽浊,否则伤津劫液,必变为灰暗干糙矣。

若色白腐滑者,湿痰未尽,可泄化三焦;若色干黄黑者,燥结肠胃,尤宜下之;若中有直槽,刮之即去,而脉见虚象,防其气虚不化,宜清补兼用之。前人以苔腐,有脓腐、霉腐之别,如舌质红、苔白腐粘厚如疮脓者,多主肺痈、肠痈、下痢、结毒症;色黄腐为胃痈;红紫主肝痈。苟能细审脉症,自验不爽也。若满舌生白衣为毒苔,或霉点如饭子样,谓之口糜,此由胃中湿浊熏蒸,循食管上注咽喉,继则满舌、唇齿、上下腭皆有糜点,外宜淡盐汤或硼砂水揩净,内服导浊之品,治之得法,亦有生者。

腻苔,乃中厚边薄,望之不见舌底,无毛孔,无颗粒,如以光滑之物剐刮一过者,亦有刮而不脱者,满布舌上,而舌本上罩一层粘液,此谓厚腻之舌苔,病主阳被阴遏,每多浊痰湿滞蕴袭上中二焦。如白而腻滑者,可辛苦泄化;黄而腻者,湿郁热蒸尚不可下,必待其老黄干腻,知其内热已盛,所结亦深,下之无疑,此又腐腻之辨也。

### 附糙黏老嫩之苔

其有舌苔干燥而重于滃,粗糙刺手,而甚于腐者,名之曰糙苔,乃主燥热积滞盘踞肠胃,无论色白黄黑,见其脉症之属实者,法宜苦寒攻之。

黏者,对糙而言,其苔不拘厚薄黄白,而口舌黏液甚多,口黏腻不爽也。糙属燥实宿积,粘主痰涎湿热,故膏粱厚味之人湿热不化,苔多黏腻,而口有甜味,《黄帝内经》谓之脾瘅。若苔黄腻垢,拭之不净,经久不退,咳而胸膺痛,痰多腥臭者,乃病肺痈;不咳而口甜,气浊,防生胃痈,以湿热蕴蒸,气血凝滞而痈肿也。

老嫩者,舌质、苔色皆有之,如坚敛、苍老、浮肿、娇嫩,言其质也;如红白柔嫩、绛红而老,言苔也。大抵苔舌老敛,实病者多;苔舌鲜嫩,虚证不少。

舌心干绛而老者,胃热上烁,营阴已伤;质老苔黄为胃府燥结之候。

舌质淡红、嫩红,主血虚有热,或上罩黄苔,为邪热气营两蒸也。若舌红柔嫩望之似润,扪之而干者,乃数行汗下,津液告竭。或舌本无苔,舌皮光薄,且色红白柔嫩,宛如新生,皆温病久病之后,阴津大伤,若胃气未败,尤可益气生津,否则不治。若干灰黑腻之苔,渐转嫩黄,薄黄之色,主邪退正复,胃阳初醒,吉兆也。

### (九)辨舌之味觉

舌通内脏,凡病之虚实寒热,与舌之味觉,亦有特殊征象,辨之如下:

《医界新智囊》云:"舌尖司辣,舌背司甘及苦,舌两旁感甘酸最敏,舌根以司脂肪浓厚之味觉"。如舌苦为肝胆有热,舌甘为脾经湿热,因肥美太过。《素问·奇病论》有:"治之以兰,除陈气也。"口舌酸腐,知有宿食,胃气虚则口舌淡;阴虚火蒸则舌液时咸;脾肾阳虚,留湿亦咸;风热则舌瀹;郁热其舌臭;如谋虑不决,而舌干苦;肺有郁热则舌尖味辣;阴虚吐血,口舌间时有血腥气,此皆可诊察内脏之病也。

### (十)舌胀瘦

胀者浮而肿大,瘦者薄而瘦小。一为水浸痰滞,毒火上灼,一则心虚血微,内热消灼也。其心热而血壅滞者,舌赤肿痛。酒毒上溢,或因药毒者,唇舌紫黯而肿胀也,特面目红赤,神志亦多昏糊。若神志清晰而舌胀大,不能出口,乃脾胃痰热郁极化风之象,然其苔必黄腻满布,脉亦濡滑而数,可化痰解郁,清泻风热,脾胃热毒,唇口亦肿,防生外证;其有神志不清而舌胀大,不能出口者,病在心肺两脏,十难救其一二。

要之,因实热中毒而舌肿大者,苔多黄糙厚腻,脉证俱实,而病来速,清之下之,病亦易愈。若大病久病后,而神志迷昧,舌渐肿大强硬者,内脏已绝,多属不治。

舌肉主于心脾,心脾两虚,舌形每干瘪瘦小。亦需辨其苔色,如淡红、嫩红者,为心血不足;紫绛灼红,内热动风也。参合色脉治之,以六味、归脾、天王补心丹及三甲复脉、大、小定风珠等,不难而愈。舌红干痿而能言者或可救治;若色干绛,甚则紫暗如猪肝形,为心肝血枯,或苔干黄枯瘦,皆不可治。

### (十一) 舌战舌麻

舌战者,舌颤掉不安也,主气虚肝风,汗出亡阳等证。大抵苔灰黑薄滑而蠕蠕然者,乃汗多亡阳,病久气虚之象;舌红绛无苔,而动掉不止者,为肝风煽动。阳虚脉,每豁大微弱;肝风脉,多细小弦动,以此为辨也。其有苔灰黄而腻,舌时颤动者,又属酒客湿热证矣。如舌之苔色无恙,而舌尖中心麻木,饮食无味,病为舌神经麻痹,皆由思虑不遂,肝郁太过,以致气郁化痰,痰瘀内阻,心气不得上达也;若病久色萎神弱,脉细迟,乃心气已绝,证多不治。

### (十二) 舌歪斜伸缩

舌歪斜者,舌偏一边也,风痱偏枯者多有之。若舌红紫而势急者,由肝风暴动,治宜熄风清肝;色淡红而势缓者,气阴不足,湿痰入络也,宜温养气血,佐化湿痰。其舌偏向左者,病左瘫,舌偏右者,主右痪,而口眼歪斜者亦如之。

若舌常欲伸出口外者为伸舌,卷短而不能外伸者为缩。故舌伸而无力属气虚,老年病久者多有之;若舌时出口外者,心有痰热,其苔亦多厚黄而腻也;舌时舐唇者,胃热而唇燥也;舌绛欲伸出而抵齿难伸者,病必风痰阻于舌本,此或益气化痰,或熄风清热,治之得法,无不应手而愈。如病阴阳易,女劳复,或产后中毒及大惊等,亦有舌出数寸者,实难图治。若邪客少阴,则舌卷短;客于少阳,令人喉痛、舌卷、口烦渴;邪入厥阴,则舌卷阴缩。要之,烦渴便闭,脉数,舌质干缩,而阴亦缩者,证多实热;汗多便泄,脉虚苔滑,色青紫短缩,其阴器不缩者,证多虚寒,或清或下,当温当补,尤以此为辨矣。

若舌短胖而滑,属湿痰内盛。舌本干缩,而言语不清,男子囊缩,妇人乳缩者,又为脏腑热极,肝肾阴绝矣。又小儿心脾有热,时时吐舌弄舌,但视其面赤啼哭,夜寐不安者,为心热;若口中燥渴,大便干硬,为脾胃燥热,然亦不可过于寒下,以防热退中虚。

### (十三) 舌裂纹衄血

平人之舌,无纹也。舌上有纹,主血衰气虚,纹少纹浅者衰之微,纹多纹深者衰之甚;如年高阴虚者,其舌光剥,每多横裂,或如冰片之纹也;色淡白而兼发纹满布者,乃脾弱湿浸;舌质暗紫,黑纹而滑者,尤多命阳式微,阴寒内盛也。

若舌有干裂,或中有直槽,或苔干黄黑,刮之不去,此多胃燥液涸,实实内迫,可甘寒苦下。虽间有中虚阴竭者,非若舌纹阳虚之属而可投以温燥也。

在时疫温热中,其心火热盛,舌红绛,舌上每易出血,名曰舌衄,治宜三黄泻心、犀角地黄、或黄连阿胶汤等,外以生蒲黄擦之。舌衄不止者,每多气阴两竭,又宜甘温滋养矣。

### （十四）舌软硬

舌软者,痿软无力,而不能动也,病主有津无气。舌硬者,强硬板滞,难以屈伸也,虽病气津不足,亦主痰瘀内滞。

软而淡红,上有白黄之苔者,营卫不足也,宜气血两补;舌红痿软难言,心脾虚也,炙甘草汤加减之;光绛而痿软者,阴津已竭,正气亦伤,每多不治;在病后乏力之时,舌每痿软不能多言,或产后气虚者,皆宜扶正养血,则病自复。

舌强硬如木石者,血瘀气滞;舌红绛强硬者,为脏腑实热已极;有痰者,舌根强硬,而苔多灰白黄腻,若肿大而不硬者,防有重舌木舌之患;舌青紫干绛无苔者,为邪热疫毒传入厥阴之候。凡有胃气则舌柔和,无胃气则舌板硬,故病久而舌质强硬者,每多不及治也。

### （十五）舌疮

凡舌上起瘰、起泡、糜点、肿痛、凸凹,皆舌疮也。温毒时疫,蕴蒸肠胃,舌每起瘰而成凸,急宜凉下,速攻其毒;或霉点性溃,溃则舌上乳头缩小而凹,亦有舌上生疮,久蚀生穴,屡服凉剂不效,用黑锡丹以镇浮阳,上掺珠黄散而瘥者;如舌生疮溃破,唇舌俱肿者,心肺热也,舌黑中烂凹陷者不治;若舌点如糟,或苔现槟榔纹,而隐隐有点者,皆属虫蚀也;如舌剥蚀,而边旁有灰白腻苔者,乃湿痰也。又有舌根白,苔如水泡形,或黄而发泡者,虫蚀腐烂,虽属湿热,亦属肝肾内匮,俱为危候。

### （十六）薄白苔

前人每以白苔候肺,并主伤寒温病之表者,殊不知此乃假伪之论,而非推原其本也。盖舌薄白,为平人素有之苔。邪之在表,而不伤于内者,其色不变,即病而伤风寒热,头痛咳嗽,其苔之薄润,亦与常人无异。故知新病、未疾,血气未扰于内,邪湿痰滞未蕴结于中者,其苔色何能为之传化哉。若表邪逐渐内入,或初起固有之痰热瘀浊,或精气血液素体不足,虽感外邪,其苔之因病于中者亦发露于外,则前人以苔薄白而润属之于表,实非的论。然则,薄润之苔,既然非诊断伤风、伤寒、温病之在表,若患以上诸疾病者,可无望舌之必要乎！曰此尤不然,盖望舌辨病,与切脉之理相合。当外邪之袭于表皮时,其脉或浮或不浮而见形寒、身热、头痛等证,正焉此,不能以脉不浮,即断为非病外邪,亦不能以其不浮而失于解表。特搏脉之浮与不浮中,若不参杂洪大、滑数、虚弱、沉细等形,则知其内无所伤,而病亦不即传变危甚,犹之苔色薄润,尚无干黄、灰黑、舌质红绛等变,借其固有之证,以详辨其为风为寒,或暑或湿,而疏之解之,清之泄之,又何疑也? 此所以假借薄白之苔,诊察表邪有无轻剧传变,而非伤风、伤寒、温病之在表,其苔色因现薄白也,明矣。若白而厚腻,薄而干濇等,不在此例。

### (十七)厚白滑腻苔

舌苔中后白厚而腻,两旁微薄、舌尖边淡红,见此舌者,非寒湿之内犯,即痰浊气滞之蕴于脾胃。如症见寒热、头胀痛无汗而遍身重痛者,乃寒湿之侵于肌腠,法宜羌防桂枝术麻等,辛燥合用,汗出则愈。设始则恶寒,后但汗出,身热不解,胸闷渴欲热饮者,病为湿温,慎勿用前药,防邪湿化燥以伤阴津。如什病中见此苔者,每多胸脘窒闷、呕逆气痛等象,轻者枳蔻橘半,重者姜朴蘧白木香芳香化湿,苦燥宣通,其有腹痛泄泻,吞酸嗳腐者,知为伤食,平胃、藿香正气等,加曲麦或莱菔子尤妙。常见年高湿温病久者,屡服辛燥化湿剂,苔前半渐化,而舌根白腻依然,此脾肾阳弱,犹釜底无薪,水谷不得腐化耳,慎勿轻投苦寒消导,以陷虚虚之戒。

### (十八)厚白而干苔

苔白厚而舌质干燥者,乃胃燥气伤,浊结不化也。若表症未罢,可于辛凉解表中加入甘草,以合甘守津还之意。若因误行汗下,而见此苔,脉虚大或细弱者,又气津两伤,非生津益气而外邪不解,则白厚之苔亦终不化也。

### (十九)薄白而干苔

苔薄而干,舌边尖微红,望之虽苔薄如纸,以手扪之,舌上干燥,全无津液,若非平素肺阴不足,即必辛温过用,以劫其津也。此时外邪未解者,防有喘脱之险。急拟洋参、麦冬、花粉、芦根,清轻之品,以滋其上,待液复津还,舌苔濡润,再用清解,万勿以苔薄白而肆投辛苦温燥也。

### (二十)白苔绛底

苔色白腻,而舌边尖已泛红绛之色,或舌尖红刺隐隐在湿温中,为湿遏热伏之象,症多身热不退,渴不多饮,胸闷呕恶,两脉弦滑,此证宜先辛开苦降,以泄其湿,湿开热化,再进苦寒、甘寒,以清其里。苟见舌边尖红绛,而妄用滋腻血分之药,则湿逗留,反致内陷矣。如见此苔,初起寒热头胀,呕吐不止者,乃时疫伏邪蕴于三焦膜原,必发斑疹无疑。每有阴虚肝郁夹痰者,颇多此苔,其症胸胁胀痛,纳少呕吐,虽用辛苦宣通,泻肝化痰,亦必佐以姜川连、炒山栀等以清郁火。

### (二十一)糙白苔

苔色白糙,粗如积粉,而舌边尖紫绛者,乃蕴毒为湿浊所闭,病由三焦肠胃而发,名曰白砂苔,其势最剧,此五疫中之湿疫证。其病面目垢腻,口鼻臭浊,虽初起神识尚清,但顷刻传变,每多不治。叶氏《温热论》主"急急透解",然《温疫论》有"温病下不厌早"之说,主以"达原饮",此证是也。故病初起见此舌者,即宜白虎承气,或大剂凉膈散、金汁等,以解膜原肠胃之毒,如必待疫火熏灼、热象外露,始用杯水之苦寒,甚至犀角羚羊背城借一,殊不知焦头烂额,肠胃早已腐溃矣。故此证死后每多遍体紫黑斑点,臭浊四溢,又孰之过欤!

**(二十二)灰白而滑苔**

灰白而滑之苔,湿温病多有之,什病中脾湿阳虚之人亦不少,审其口不渴、两脉濡缓者,即宜术泻姜附等,以温化之。特其苔一刮即去者,《温热论》云:"通阳不在温,而在利小便",什病见之,尤宜通温并用,此其不同耳!

**(二十三)黄白相兼苔**

如苔白渐渐化黄,舌中后黄滑而边旁仍白,此邪由肺卫不解,留恋三焦,三焦为入胃之路,凡温病之留恋三焦者,病必缠绵,其苔之转变亦迟,其证寒热起伏,口苦呕吐,或胁痛耳聋,即少阳证也。其治亦在表里之间,而辨其寒热之轻重也。

肝阳挟痰热上升者,亦多此苔,发则头眩目花,口苦泛恶,诊之肝胃两脉弦滑是也,法宜天麻、二陈、温胆,或左金、逍遥散等甚效。

其苔白多黄少,滑而不渴者,乃湿重于热,虽有胸闷气窒,不可速投苦寒,伤阳助湿、遏抑外邪,使邪无外解之期,湿无宣通之望,宜轻苦微辛之品,如三仁汤最宜,温而不燥,行气而不破气也。

**(二十四)白腐而花苔**

腐者,如腐渣堆砌舌上;花者,舌苔花剥也。今舌质光滑,而苔白如腐渣者,散置其间,此以病久阴伤,舌质光剥,而胃中湿浊熏蒸,其舌上又不能泯然无迹,故久痢久泻,湿温病久者多有之,防生口糜、呃逆。药宜洋参、石斛、瓜蒌、贝母、竹茹、蛤粉或荷花、蔷薇花等生津化浊。此种舌苔,用药最难,阴伤不宜滋腻,化浊又忌香燥也。

**(二十五)珍珠白泡苔**

舌质红紫,而上罩粉薄白苔,间有白泡如珍珠状,此火极似水之象,较之舌苔黄黑起刺者更重,药宜生津养液,甘寒清热,以防泡破腐溃耳!

**(二十六)薄黄苔**

黄主脾胃三焦气分之病,虽候里热,特有燥热、湿热、气阴虚热之别,又不能一概而论也。

苔薄黄而滑者,在伤寒,为太阳之邪,传入阳明经,症多身热汗出,目赤鼻干,如见寒热往来之象,又为邪伤少阳,分经诊治,不容少误。

若温病有表邪化热之势,其留恋三焦,向之恶寒无汗者,今则寒罢而汗多,身热起伏不退,口少渴,脉亦滑数;辨其苔,虽黄不腻,知其里无实滞,而舌质潮滑,一为热未伤津,一为湿尚内著,当此之时,虽不能肆用辛燥,而芩、柏、川连,苦寒之味亦须斟酌,法如银翘桑菊饮等辛凉轻剂,清热透邪,佐泄邪湿为最妥。

### (二十七) 苔黄而浊

邪热传里之始,苔必薄黄,或黄白相兼,若辛凉不解,则必由淡黄色,转为深黄、鲜黄;若痰滞内结,苔质之薄滑者,亦渐厚浊,此则入腹期近,里急不远,非用苦泄不为功;其症必由胸脘窒闷而成痞胀,或按之痛,或口燥咽干,可予小陷胸,或泻心各法。

然用药贵乎选择,察舌尤必慎密。此时苔固黄矣,质亦厚浊,不知者,以为中实有物,寒下无妨,然每有刮之可去,应手而脱者,如萍苔之松浮其上,而非从舌中生出者,此黄浊无地之苔,内应无形湿热也。虽症见痞满,然中露虚象,其脉必重按无神,宜用人参泻心、洋参温胆,或进退黄连等类,方书所谓阳证阴脉,不可不知,即色之灰白腻浊者亦然,故刮之不退,方为有地之黄,始可用前方。

再辨其苔,鲜黄、嫩黄,湿热痞结尚浅,胸脘痞闷不痛,渴欲热饮,或口有甜味者,犹当少佐苦温,如口苦渴欲饮冷,则热盛于湿,尤非苦寒不为功,非辛寒无以解焉!

### (二十八) 黄糙苔

糙者,粗糙如碱石,扪之而刺手也。如苔黄而糙,邪热宿滞,内结已深,症必脘痛拒按,其胀痛亦剧,大黄、黄连泻心,小陷胸,凉膈散,大柴胡汤等均为的剂,按证取用,其效如响。

凡伤寒温病,邪归胃府,燥结大肠,必由三焦传入,轻则为痞结三焦,重则为燥结胃府。其中分辨,只以痛处为准,脘在腹上,脐在腹下,脘痛近腹,三焦痞结;腹痛近脐,胃府已实。虽同攻下,而有上下轻重之殊,治法亦分论矣。

若蓄血,以及热入血室,其症见脐下痛,痛连少腹,且其舌必光绛光紫,与三焦、肠胃燥结之苔厚糙者不同。一为病在血分,故有质无苔,或质苔并重;一则邪在气分,故重苔而不重舌质。

且肠胃为水谷之海,饮食所归,胃中有物,舌上有苔。即云结滞胃府,断无苔不厚浊之理,里热已深,绝非淡黄鲜明者可比,洞明此情,同腹痛拒按,但一验舌,便知在血在气,攻滞行瘀,一目了然,其法不更简捷耶!

后人每于神昏谵语一症,辨胃府,辨心包,大费唇舌,入主出奴,聚讼纷纭。实则阳明燥实之谵妄,苔必厚燥;少阴心包逆传之昏厥,舌质必光绛无苔,明眼人自易辨之也。

### (二十九)老黄断纹苔

无论伤寒、温热,燥结肠胃,其痛固剧,苔色亦深,由深黄而为老黄、为沉香色,由糙黄而舌质断纹,甚则焦黑干裂,乃火极似水,则非急下存阴不可。《伤寒论》"不可下",以"苔滑为主",滑者不燥不结,岂能用下。今则糙裂断纹,干黄焦黑,若非借攻下之力,焉能荡涤热毒,以救此急耶!此辨苔不在形而在神,不取繁而取约,进乎道矣。且症见脘腹胀痛拒按,狂躁烦渴,其治,如大小承气、凉膈散、礞石滚痰丸等。

《温热论》云:"若未现此等舌,不宜用此等药,恐其中有湿聚太阴为满,或寒湿错杂为痛,或气壅为胀,又当以别法治之矣。"

伤寒之下,重于行气攻滞;温病之下,重于增液通腑。盖辨其苔,黄糙而不干者,下后则黄苔自去;若黄黑断裂者,则徒攻无益,以其肠中苦燥无津,宿垢不得下达,必参加生津育阴之品,以佐攻下,庶乎燥润幽通,方有效验,即《温病条辨》中增液承气诸方是也。

### (三十)厚薄干黄之苔

舌质干燥,肺胃阴津必伤,每见误汗妄下后,或肺胃之阴素涸。其苔薄黄而干者,则知大邪已去,势不可再用汗下辛燥重伤其液,而甘寒生津之法不可缓矣。

若黄腻而干者,津液虽伤,痰浊犹未尽化,予洋参、麦冬、花粉等;而川贝、杏仁、旋覆、海蜇皮清泻痰热者,尤不可少。

其有阴虚体弱患此者每多内热,时汗出,咯痰不爽,夜寐不安之苦,其育阴生津,恐助痰浊;苦寒清热,又耗胃气;若能滋而不腻,辛而不燥者,莫妙于珠粉、琥珀法。用珠粉、琥珀数分,研末,洋参、石斛煎汤送下;若舌质红,苔干黄花剥,或口舌糜点者,可于前方加西黄、川贝,功效之速,尤非他药所可及也。

### (三十一)痿黄苔

痿者,舌苔痿弱无华也。《金匮要略》云舌萎黄为黄疸,黄疸固属湿热者,多湿热蕴蒸三焦,其症目珠、肌色、指爪皆黄,小溲黄赤,其苔亦黄而鲜明,或苔滑黄腻。今云舌萎黄而无华色,乃知其为虚黄,苔必薄净可刮,脉亦细小虚弱,良由血气已虚,血色泛黄,而无阳以温润耳。治宜补中益气,温养血液,若按湿热黄疸治之,萎黄之色,必枯黯晦滞,此苔症之不可辨也。

### （三十二）灰黄而滑苔

苔如灰黄而滑，一刮即去，症虽脘腹痞胀，不可妄用攻下。以湿为阴邪，脾为阴土，脾阳温运无权，则湿聚腹满，气滞为胀，甚则口淡涎多，宣泄化中，佐以苦辛微温，即姜、术、枳、朴、苓、泻等，亦可择用之，此为阳虚湿浊不化而设也。

近人知苔黄之多属于热，见有便秘、腹痛、喘咳、浮肿者率皆苦寒攻利，实未审其苔之灰黄相间，舌质滑润，或刮而即去；非特此也，即其色脉病情，亦与实热有不同。故年老久病者，党参、术、姜、夏之不为功，而可孟浪从事乎！

### （三十三）苔黄舌短缩胀大

苔中后黄腻，而舌短缩不能伸出口外，此多痰热宿食，积聚中宫，其苔刮之不净，症多烦乱模糊，脉必弦滑有力也。

若苔黄腻，而舌胀大满口，此必嗜饮，或膏粱厚味之湿热，蕴结肠胃，不得下达，而上蒸于舌；病多心中烦闷，二便不畅或头汗出，为黄疸，或腹胀痛，痢下不爽，可因其势以清利之。

### （三十四）黑苔

黑为污浊之色，寒热虚实各证皆有之。惟表证，则仅见之于脾肾阳虚之人，寒浊内蕴，清阳不化，其舌自泛黑色；特黑而滑润，色如淡墨，笼罩舌上，刮之即脱者，乃脾湿寒侵，每患中满纳减，腹鸣泄泻，治宜健脾燥湿，温运中焦。

若黑色从根后渐及舌尖，内无珠点，无裂纹芒刺，隐隐如烟煤，浮薄而不干者，乃命阳大虚，脏腑极寒之象，其病喘肿、泄泻；或伤寒邪传厥阴少阴两经，而见厥逆、亡阳、嗜卧、脉微细者，前人理中、四逆、四神、八味之辈均为此病而设也。

若痈疽发背搭手，大忌此舌，以肿病不易消散，溃后未能收敛，内外两伤，气血皆寒也。

其有舌苔淡白、灰白而忽转黑，满布舌上，望之似有焦黑芒刺干裂之状，然扪之尚湿，刮之亦净，其症唇红面赤，烦躁大渴，特渴不多饮，而两腿足则冷如冰，此阴盛格阳，真寒假热也。若非大剂参附龙牡、童便等，何能挽此于顷刻间哉！

其有苔黑润而外无险状，神清气爽，脉亦不沉迟细弱，惟时有胸闷痞痛，此可无虑，乃湿痰素盛，或嗜芙蓉者皆有之，仲师薤白、瓜蒌、小半夏等汤服之即愈。

### （三十五）黑干苔

黑而滑者寒多，黑而干；舌质微红者，胃阴伤而痰浊留恋，治法宜甘寒益胃，清泻痰热；甚则舌质深红，津枯火炽矣，如黄连阿胶汤，洋参、冬、地、石斛、花粉俱可加入也。

虽黑无甚苔垢，特边尖红绛，舌本亦枯，症无烦渴便结，腹亦无胀痛，此肾水大亏，相火不秘，又宜六味、三才、大补阴丸，壮水滋阴，不可以为阳虚实热，而妄用温燥寒下。

### （三十六）黑燥芒刺苔

木焚而黑，其色必焦。舌黑亦然，苟见苔黑焦枯，甚则干黑起刺，此多伤寒温病，传里化热。其色亦必先白而黄、而黑、而干焦断裂。且苔之黑从舌中生长，刮之不脱，知其肠胃燥结已甚，神识已糊，脉亦有时难凭，惟舍脉从舌，急下存阴，否则火炎熏灼，势必由中蔓延上下，其舌黑亦延及根尖矣。

亦有下后便畅，腹濡软而苔干黑，芒刺未退者，不宜再下，可用壮水清火，泻南补北，如五汁饮、犀角、洋参、金汁、雪水等，频频灌服，或有生机。此治温毒化火，五液俱涸之法，而与他证不同也。若舌中心无甚苔垢，舌根苔黑而干燥，为热在下焦，或伤寒温病传入厥阴少阴，可参合脉症以治之。

王孟英云："舌本无苔，惟尖黑而燥，为心火自焚，不可救药"。按此症必平素操劳过度，或产后营阴火伤，一遇外邪，即火焰炽张，无能为力矣。

### （三十七）干黑枯瘦舌

舌干黑枯瘦，质不甚赤，乃脾胃素热，而尤误服温补辛燥，以伤真阴。张石顽云："一种中黑而枯，或略有微刺，色虽黑而中无积苔，舌形枯瘦，而不甚赤，其症烦渴耳聋，身热不止，大便五六日或十余日不行，腹不硬满，按之不痛，神识不昏，昼夜不得睡，稍睡或呢喃一二句，或带笑，或叹息，此为津枯血燥之候，急宜炙甘草汤增减之。"

若舌瘦小，苔黑而滑，刮之即尽者，此真脏虚寒，或外邪直入厥阴少阴，始病不发热而厥冷呕吐自利，脉见沉迟，苔亦未经白黄，而即为黑，可温补之。

若色干黑短缩，乃手足厥阴热极津枯，每多不救。

### （三十八）染黑苔

病家苔本黄白，无大虚大热之象，而苔色忽黑润者，必先问其曾食橄榄、枇杷、糖食、辛辣酸敛等物否？若有一食之，即为染苔，可仍按脉症以治之。

其有紫霞癖者，苔灰黑而润；夏日中暑之舌，边尖红，而苔黄黑；或妇人病为瘀血，瘀热相蒸之舌，质红紫而中心黑滑；以及小儿胃热、伤食之黄黑干腻诸症，皆不在此例。

### （三十九）灰色苔

灰者,黑白相间之色也。以候三焦脾肾,然病有虚实寒热,苔分干满厚薄,辨之如后:舌苔灰薄而滑者,证多寒湿,如脉沉微,嗜卧肢冷,为寒入于肾、膀胱,宜温之以四逆;如腹痛吐利而见太阴之症者,可用理中等。

苔中心灰腻而滑者,内多痰滞,如症见身热汗出不解,胸闷渴欲热饮,为湿温蕴于三焦,法宜蔻、朴、姜、夏,如小便不利者,治以五苓散。

灰黑干腻者,邪已转热,可用甘寒生津,苦寒化滞。苔干灰,舌质又露红绛,乃营热熏蒸三焦,气分之邪尚未清澈,又不得不气营两解矣。

什病中,每有湿热入络,血气不行,肩臂腿足痹痛,其苔灰滑厚腻,此名湿痹,药宜防风、防己、秦艽、蚕砂、桑枝、苡仁等,化湿宣络;寒者加桂枝、姜黄;风湿而无汗者可加羌、术(即苍术)。

淡灰、舌中起灰黑,重叠一二层,或灰舌黑晕者,为瘟疫热毒传遍三阴也。一晕尚轻,二三晕者病危,以疫毒中人脏腑,气血凝滞,故苔灰而兼黑晕,若邪陷入肝肾,多不及治。以上灰苔所诊察之症,要之灰薄无根,刮之即脱者多虚,湿浊不化,色必深而腻,热则枯燥,寒则润滑,而阴虚者又多舌质隐红,苔每干满也。

### （四十）黴酱苔

黴同霉,如物经霉雨色变青色也。酱似豆制,必久盦始成,其色萎黄而兼沉香色,见此苔者,谓之黴酱苔。苔色黴酱,浮薄而滑者,主湿热无形之气蕴于三焦,所谓中虚而外露,嗜烟饮酒者多有之,然其苔亦必应手而去也。

苔酱黄而干腻,症兼燥渴、便秘、腹胀,此三焦之邪,悉归中宫,湿浊痰滞之蕴而不化者,亦转为实热,当苦寒导滞。

每见湿热挟滞、挟痰,其伤之轻者,苔色薄腻,腹微胀痛泄泻,外则恶寒身热,有汗不解,可用桂枝汤加枳、朴、橘、半,表里两解之。若因寒滞不化,腹满痛甚,脉亦沉弦者,加干姜、草蔻,或姜汁煮大黄,以温通之,此寒热湿滞攻下之法也。

### （四十一）红绛舌

凡邪已离卫入营,不顺传三焦六腑,而逆传心包,营受热蒸,其舌必绛,然绛有深红、鲜赤、光亮、痿枯之不同,其部位亦有舌尖、两旁及全部之别。

舌尖红绛,或有细刺,主心经有热,或热搏上焦,凡咽喉、口鼻、齿舌肿痛者,皆宜清心火也。两旁属肝胆火旺,如吐衄、咳血,或淋漓、崩漏、心悸、烦热,夜寐不安等,其舌质两旁必露红绛之色,治法或养血以清肝胆,或清营以行血瘀。

如舌红绛,两脉细数,神识迷昧者,属邪热入营,清窍蒙蔽,清解气分之药无济于事,宜大剂犀角、生地、元参、丹皮、赤芍等,如清宫、清营等汤,审证投药,其热或可外泻。

若舌红绛,而中心舌上有微薄黏腻之苔,乃湿热挟素有之痰,内闭心包,其症尤易昏愦谵妄,脉亦模糊不清,唇焦齿黑,胸闷气促,必前药中加入郁金、菖蒲、川贝、竹沥、牛黄清心、至宝丹芳香开窍,清营化痰,但能神志清晰,即易图治。是辨舌之功,既不在声色、切脉之下,而用药应手,亦无逾于此者。

再有舌绛而生碎点白黄者,乃疳也,大红点者,热毒乘心也,宜用生地、川连、知母、金汁等。

尤有舌质红绛,邪热入营,在上而为口鼻吐衄,在下而为热入血室,其上下血溢不止者,见其烦躁不宁,搏其脉,弦数细滑,即宜犀角地黄汤以凉营行瘀;若少腹胀痛,昏狂壮热,经水适来而又不多,乃热瘀两蒸,血室内结,须生地、丹参、桃仁、丹皮、赤芍、琥珀,甚则加大黄以攻瘀,瘀行热解,昏狂胀痛亦自安也。

### (四十二)舌红而干

若舌深红,中心无苔而干燥者,虽症多昏愦,尤非前药所可治,《温热论》以此为"心胃火燔,劫烁津液",彼则热陷心包,清窍蒙蔽,此则实中兼虚,又当清营热、救胃阴两顾其急也。其有胃阴大涸,邪火独炽,口渴恣饮,烦躁昏糊,非特舌绛中干,且绛而光亮,急用甘寒濡润之品,如生地、石斛、洋参、麦冬、蔗汁之类,频频进服,或可得愈。

更有舌光如镜,两脉细数,辨其症,胸闷气逆,干呕不止,《温热论》上以此为"胃液受劫,胆火上冲,宜西瓜汁、金汁、鲜生地汁、甘蔗汁磨服郁金、木香、香附、乌药等味",养胃阴平肝火,法至佳也。

温热以舌绛干痿,为肾阴大涸,急以阿胶、麦冬、生地、鸡子黄等救之。

倘病初起,舌质即红绛者,是温毒伏邪由营分而发,或始因误服温燥灼烁真阴,或误投酸敛致将实热引入阴分,每属不治。

在《伤寒论》少阴篇有:"下利咽痛,胸病心烦者",乃邪热熏蒸少阴,肾水不足,舌质亦多干红,其咽或红肿、白腐,故主以猪肤汤滋阴清热。时疫中烂喉痧,其喉白腐作痛,其舌多红绛者,又非清营化毒不可。

### (四十三)舌绛黑光亮

《温热论》云:"舌绛而光亮,胃阴亡也,急用甘凉濡润之品",或可获救,否则其绛而光亮者,必黑亮而起硬光,津液枯竭矣。此症如为痰火内灼,可勉进犀角、生地、洋参、麦冬、金汁、紫雪丹,以冀万一。若为辛温过表,或屡投香燥之品,待至舌质干绛,尤不知迴护津液,惜哉。此所以治温病,凡桑菊、银翘、白虎、增液，以及清营化斑、升阳益胃等汤，莫不为保守津液而设，何后人之一无念及耶！

再绛而光亮者，胃阴固涸，然细察其神色，犹见红活，此阴津虽伤，中气尚存；若舌干枯色死，不能冷饮者，此气阴两竭也，即未为药误，亦百不一愈矣。

### （四十四）舌绛而强

其有舌绛，欲伸出口，抵齿而难骤伸者，痰阻舌根，内风将起，宜辛凉咸润以熄风，微苦而寒以化痰，阴虚风火内旋而中风者，多有此症。始则口歪目斜，四肢麻木，继则神识不清，舌强言謇，见其苔光绛，脉细弦数者，必用羚羊、生地、元参、石决、牡蛎、远志、川贝、竹沥、半夏、丹皮、赤芍等，庶免瘛瘲痉闭也。

综上言之，大抵心热盛者，清窍易闭；肝胆火盛者，易痉厥动风；胃火盛者，阴津易涸也。此尤舌质红绛，舌质光亮，与夫舌两旁之深红，而为温病入营之三大关键也。三者之中，以心热窍闭，为邪传营血之始，肝风内动为邪传营血之末。盖病包络者，究属心营未伤，阴津未劫，故虽红绛，而舌质未见干涸光亮，苟能清营开窍，治之合度，其苔立布，色红亦渐淡，其病仍可由营达气，不足虑也。若心胆火炽，阴津未劫，久而不复，肝阴亦伤，于是火动风生，风旋火逆，其舌亦由红绛而干，症则口齿紧闭，神志不醒，四肢搐搦，治此较为棘手。

其有舌红始露，痉厥立见，此营阴素亏，或产后血虚而撄湿热，尤为难治。良以肝热未已，必及于肾，肾水不足，肝火亦炽，迨至精血两竭，势难措手。故病由胃而心犹浅，由心而肝肾则危，此病之同一营血，舌之同一红绛，而其深浅之部位又各不同也。

### （四十五）舌淡红而干

舌淡红而不鲜润，心脾血虚也，如更干涸无华，胃中津气亦止，此必用药不慎，汗下辛燥妄施，既不宜甘寒凉解，亦不宜温燥助火，当仿炙甘草意，培养气液为要。

### （四十六）舌红苔白黄

舌质虽红，并未干涸，而上罩黄白之苔者，此阴津未伤，气分邪热犹未全清，此时万不可猝进血药及开泄心包之品。以血药多腻，邪难外解，芳香开窍，则揖盗入室，必待其舌尽化红绛，或少有薄黄干腻之苔者，始可抛去气药。今则苔黄白燥腻，仍需知母、石膏、银花、连翘、山栀等，冀邪热之转表耳！

若此时苔黄干，或焦黑起刺，亦当酌投苦寒攻下，盖肠胃以通降为用，若不早为预知，热蒸痰浊而上逆，痉厥昏迷，在所不免。

舌红绛，上起白泡，如声哑咽干烦躁者，乃温病妄汗伤津以化热，特火气尚浅,未入血络,故有白泡也。

### (四十七)舌红黑斑苔

全舌纯红,中有小黑斑点,乃瘟疫热毒内陷,阳明热极则狂躁混乱,而遍体亦有红紫斑疹。

### (四十八)红细枯长舌

舌色干红,枯而细长,乃少阴之气绝于内,而不能上通于舌也。脉见细弱者,朝夕难保。倘鲜红无苔,干枯、细长而有直纹透舌尖者,亦心肾气阴两绝之症。

若舌质红紫,中间苔干腻,虽有直纹透尖,乃由脏腑实热,宜白虎加减,或玉女煎合调胃承气治之可愈,此辨舌之不可不详也。

### (四十九)红胀红痿红硬红餂等舌

舌红胀大出口者,为热毒乘心,舌本弛长也,宜银针刺出恶血,上掺中白柳花散等即效。舌红而舌本萎软,不能伸缩,如色淡红者,为气血两伤,宜加减炙甘草汤;深红而萎者,宜凉气血;若红绛干萎者,阴气大亏,不可救药。若舌红绛,或紫红而舌根强硬,不便言语者,乃脏腑实热已极,或误服温热剂,或时疫直中三阴者,皆有之;若脉乱神糊为不治;其有上罩薄苔而舌根胖硬,舌尖能动,此内风夹痰热,可治以清热化风之剂。

### (五十)紫舌

营受热蒸,始则舌色鲜红,继则红绛而紫,紫色虽属肝肾病,其绛紫而干,亦热极之象也,如伤寒温热,内伤中毒,皆有之。脉证参合,自能了解。

舌绛紫而润泽,上无舌苔,在《伤寒论》厥阴篇有云:"口伤烂赤,下利脓血症",乃邪传厥阴,化热伤营,其脉亦细弦而数,法宜白头翁、黄芩、芍药等汤,以清其热。

治热极肾阴干涸,不能上潮于舌,其绛紫而泽者变为绛紫干枯矣;症多神昏嗜寐,或烦热燥渴,脉细小而数,急用黄连阿胶汤加生地、二冬,或二甲煎等,以救肾液,缓恐不治;如舌未紫,而误投温补,致气阴两伤,邪热内陷,而见此苔者,多不治。

### (五十一)舌紫暗而湿

舌紫暗,扪之潮湿不干,此必素挟瘀血也。若曾经吐血、便血及宿瘀内停,见其胸胁脘痛,有一处刺痛不休,或大便色黑者,是其明证。紫暗为血瘀之色,一经邪热蒸腾,其瘀营之气上潮于舌,故虽见紫暗而犹滑润也。当视其瘀热之轻重,于清营凉血中,佐以散瘀行血,如琥珀、丹参、归、芍、新绛、桃仁、蛤壳等,甚则犀角、大黄防其热,搏而为狂也。

### （五十二）舌紫胖大

酒毒上冲，其舌必紫而肿大，《伤寒舌鉴》："酒后伤寒也，或大醉露卧当风，或已病而仍饮酒，或感冒不服药，而用葱姜热酒发汗，汗虽出而酒热留于心胞，冲行经络，故舌见紫色"。其症因热毒熏蒸，面目俱赤，唇黑齿干，气促而神志迷惘，此时汗下两忌，惟有大剂犀角、黄连、金汁等清营化毒，或可履险如夷也。

### （五十三）舌紫绛而短

舌色绛紫而短，或紫干起刺，皆肝胆火炽也。在《伤寒论》有"自利清水，色纯青，心下必痛，口干燥者，急下之"一条，此以肝胆暴发，迫胆汁而下溢，故利纯青之水，胸膈之间，经火气熏灼，而血络网油窒塞，故为之烦痛而口燥渴，此非大承攻利肠胃之燥结，乃急用苦寒以清利火毒也。在瘟疫初起，亦有身热烦躁，脉数，腹痛下利青水者，其舌质绛紫，上有黄腻之苔，其势凶险，若苦寒攻下，或犀角、生地合用之，下后利止，而舌柔和者生，否则不治。

### （五十四）舌青紫而滑

舌色青紫，肝肾色泛也。其真阴涸竭者，舌青紫而干燥无津，法宜大剂滋补；青紫而滑，阴液未伤，且为阳虚阴寒之象，其症每多腹痛泄泻，四肢厥冷，甚则呕吐汗出，囊缩，可用四逆、吴茱萸法以温运之。

周学海认为：常见患肝胃气痛者，其舌质常泛青紫之色，此皆痰瘀阻于脉络，阳气不宣，故舌质光滑，不起软刺，是血因寒滞，血液之通于舌者，皆挟有污浊之气也。或寒气凝结，或痰滞阻塞，胃与包络之脉，不能合于常度，则污浊之气生，非必气血之腐败耳。若果败血满塞其中，其有不舌强硬而死者乎。此症苟进以温通化浊之品，则血脉流畅，秽浊自化，其舌之青紫者，亦渐露红活之色，而所有痛苦，亦爽然若失矣。

如孕妇见此苔者，胎死腹中之兆，鼻冷而口舌皆青，肝脾两绝，母子俱属不保；若妇人常露此舌，而尺脉微细者，主下元虚弱，其症必多少腹胀痛，经水不调，腰酸带下，甚则不能孕育。

### （五十五）舌紫白滑苔

肝肾虚寒，舌质每见青紫，若舌罩白滑薄黄者，非寒邪直中三阴，即食生冷过度也，《伤寒论》云："反发热，脉沉者，麻黄附子细辛汤主之。"以表寒、里寒苔白，则舌质青紫而滑，况脉沉微乎，故温阳发汗，以两解之。

若暑月过食生冷，突然腹痛而泄泻，胸闷呕吐，甚则目陷脉伏，名曰霍乱，如遇此舌，此证名为清阳不升，寒浊不降，挥霍缭乱，病起仓卒，慎勿以针刺之，可进辛开苦降，温运中宫，苟能药证相合，无不应手而起，若苔黄白而干者，不在此例。

## （五十六）舌紫中心红肿

舌边绛紫而中心红肿,此伤寒温病之邪热未解,便进膏粱厚味,肠胃之毒与血热相搏,不下降而上达于舌,其症面目浮肿,脘腹胀痛,唇焦齿燥,二便不利者,宜导赤散、泻心汤,合调胃承气汤,或加金汁,外用人中白散、柳花散擦之。

## （五十七）舌绛紫苔干黄

燥结肠胃,热遏营分,故舌紫而苔干黄浊腻也。但审其症,烦热燥渴,胸腹痞痛者,乃斑疹将发之候。斑疹与痧子不同,痧子乃风寒在表,卫气所司,症见寒热无汗咳嗽,苔亦薄白薄黄,故有一表再表,必待遍体透澈为止,盖皮表之邪,始可外泻也。斑属胃,从肌肉而出;疹属经,从血络而出,皆以温毒蕴蒸肠胃营分瘀滞,欲发而不得外发。世人每以西河柳、芫荽菜辛温疏解,实属大误,甚有口鼻血溢,昏狂不治者,此时愈发表营液愈涸,毒火炽张,腐败其肠胃耳!故一见此舌此症即以甘凉清解,苦寒清下,其干燥黄腻之苔,转为薄润,其斑疹亦渐透露,若斑疹紫黑,神识昏愦者,孰非妄用辛温解表之过哉!

## （五十八）蓝舌

青与绿合其色为蓝,舌蓝无苔,淡而润者,在什病为肝肾不足,中土亦败;在伤寒温病见之,为屡经汗下,生气既绝,污浊之邪上乘,俱不可治。马良伯认为:邪热传入厥阴,而脏色外见深蓝满舌者,不治。

若苔干腻而色蓝者,非症癫狂热渴,或苦笑怒骂,或痉厥瘛疭,乃肝郁痰热之象,清热熄风,如生地、羚羊、大青叶等,庶有豸乎!

## （五十九）舌苔全偏

全者,苔铺满地,邪痰湿浊也;偏者,其苔半布。有偏于根尖两旁之不同。其偏于舌边者,乃中虚胃匮之象,虽邪在表,不可不慎,以里虚邪入而多变也。其偏于中心舌根者,表邪虽减,胃滞依然,邪结中下二焦,及素有痰饮者多见之。再参其色,以分表里。如色白薄,多表疾;黄白而滑,为邪在肌肉之间;黄黑或生芒刺,或斑点纹裂,为肠胃燥结;如舌质红紫青蓝,病五脏矣。

又有边厚中薄,或中心光剥者,胃阴不足,三焦之湿浊未化也。舌根后腻滑,刮之不去,乃命阳式微,主痰浊内蕴。前人以苔偏左,为脏结阴症,苔偏右而滑,病主半表半里之间,恐理想之说耳!

## （六十）舌苔之顺逆荣枯

邪居于表腠之间,舌苔当由白而黄,黄而干黑,此邪之自表入里,自三焦而归肠胃,病虽深入,然始终留于气分者,故名曰顺,而治之凉解清下,不难全愈。

若薄白而变老黄,或薄黄,而舌底边尖,已泛红绛,甚至干濇无津者,皆名四逆。此非药误,即病者阴津先伤,故邪不由气分外解下达而逆传营分心包,或因肝肾不足,遽尔深入,此时如脉证未绝,用药慎妥,或可转危为安,津回热解,其干黄红绛渐淡而新苔复生者吉,否则病多棘手矣。

荣者光泽鲜明,精气两全也;枯者色泽晦暗,气阴已竭也。荣者谓有神,神者灵动精爽,凡病皆吉;无神则干枯板滞,百病皆凶。故病之初起,每有苔色无恙,起居饮食尚佳,病无险症,而细察其舌之底里,或晦暗,或枯滞,无些微红活之气,则知其脉亦必无根,此虽年壮邪实,其病情之传变,何难逆料,是舌苔之荣枯顺逆,不得不辨也。

### (六十一) 死苔

曹炳章《辨舌指南》曰:"舌色如猪柿,或如锦面(之光滑),或如去膜腰子,或敛束如栗子肉,或干枯细长,而有直纹透舌尖者,病皆不治"。

更有症势已笃,舌质亦枯,虽勉进气阴两顾之剂,稍延时日,而舌上忽起一层洁白似雪之苔,或呆白如腐渣色,此脏气竭绝,终不可治。

其有舌淡灰而转黑暗,红绛而转深蓝,以及舌边尖缺陷如锯齿者,皆内脏虚疲不治之候。

# 四、月经不调的诊治纲要

妇科病方面最多见的是月经不调和带下。中医对这两种病的证治都有详细论述,带下病姑且不谈,现在只把有关调经方面的问题来做一简要的介绍。

### (一) 中医对月经的认识

现代医学对女子生理上的月经问题已有确切明白的解释,在中医方面中医术语和西医学不同,中医对月经的认识也与西医学不完全相同,这里先将古人对月经的解释说明一下。

首先在经典著作《黄帝内经》里说:"二七而天癸至,七七而天癸竭。"这里"天癸至"是说女子性腺功能成熟时期;"天癸竭"是说性腺功能衰退时期。一般认为在14岁后月经来潮,49岁后月经停止,基本上和现代医学的认识是一致的。中医虽然没有"内分泌"的名称,但天癸正是说明了这一点,月经是性腺功能成熟的现象,天癸不一定就是月经。不过天癸和月经是分不开的,所以中医书中所说的天癸往往也作月经的代名词。

古人认为月经的来潮是"任脉通,冲脉盛",并且说"任主胞胎"(胞就是子宫),"冲为血海",这就是说子宫发育成熟,月经也来了,才有受胎的可能。这任脉、冲脉的名称看来似乎是抽象的,实际上已说明了女子生理的一部分。当然冲任除了对子宫等生殖功能以外还有别的作用,这里不能细说了。

《妇科玉尺》云:"冲任溢而行,月事以时下",这明确说明月经按期而至是生理现象,或前、或后、或多、或少、就是病象,称作不调。如果月经积久而不行叫经闭,更要十分留意。

**(二)月经不调的病理和鉴别**

中医认为月经不调也有多种原因,除了体质、气血强弱、饮食营养或房事不节等以外,还有其他的"内因""外因"影响,"七情所伤"是内因,"虫淫所侵"是外因。什么叫内因呢? 就是喜、怒、忧、思、悲、恐、惊,属于性情上的异常刺激,所以叫它"七情"。另外的外因是风、寒、暑、湿、燥、火的气候影响,同时还包括地理环境的因素,有了这些原因,就可能形成月经不调的病理。因为中医诊疗法则是从整体看问题的,对任何病的诊察都重视它的内在和外在环境的统一,在治疗上多半是采用重点疗法,如果外因是重点,就先解决外因,内因是重点就先解除内因,如果是内外因而造成病理变化,那就重点放在病理上了。

由于上述因素而致的月经不调会出现种种不同的症候,从症候联系到个人的体格强弱、气血虚实而有许多区别。例如经水不调而色淡为"血虚",下血色紫而成块的是"热",这是从经水的血色浓淡来辨别的;再如从时间先后来说,经水先期而来多由于"血热",经水过期多因"血虚有寒",又肥胖人行经延期而色淡的是"痰",至于经来不止多由于"血热",或因"气虚",也有因"体质虚寒",或"火旺"而产生的。不同的症候都各有针对的药物,此外在痛经及经闭方面也各有"血闭""气滞"以及体质虚弱或生育过多等的不同,所以中医治法主张调经,并不用专门攻瘀的通经药,因为闭经和通经是不同的。除了积癥瘀滞等以外,一般都不用通经药,因此调经的方法必须灵活运用,其用药范围也相当广阔。

**(三)月经不调的治疗要则**

1. 调经和通经不同 月经有因病而不潮的,则病为本,治病为先,病愈而经自通。有因经闭而后患病的,则调经为本,经调而病渐愈。前面已说过,妇人的月经病,大都由外感六淫、内伤、七情而来,只有经闭而断绝不来的才适用通经,其他经虽来而或先或后,乍来乍断,或多或少,均宜求其原因。用通经之药,勿使久滞而成闭。但无论由于外感或内伤,古人认为"未有不脾胃先病者"。这是说,一般都先见食少运弱。其一,由于慢性发热,古人以为因热结而致经闭,使人体阴血津液受伤,经水自然不能定时定量的来潮,久则闭止。其二,由于气温变化,古人认为由于风寒冷热侵袭于胞内,使冲任受伤而致经闭的,古人解释的理由是因血遇寒则凝,始则气与血相搏,新血与旧血相连,乃致血行不畅,渐呈硬坚或者四五十日到数月一至,来时作痛,胃中痞满,食欲不振,久之亦闭而不行。其三,由于痰湿壅盛,古人以为因湿痰凝集的经闭,由于有停痰溢饮、呕吐泄泻等症,以致湿痰阻塞经络,初时或下黄褐色液体与血相混,日久亦成闭经,这是下部分泌物异常,古人疑是湿痰。这三种症候在开始时,精神尚未大衰似是实症,渐至营卫不调,总属不足,因此不宜作实证治,应该先用调经药,如用药调后仍复闭止,就应当施用通药,这是六淫外因方面的治法。如外因除去后经仍不通,才可用通经药。至于血枯经闭,就不相同了。因为那是七情内因所致,多由情绪刺激或消化功能衰弱,以及其他慢性疾病以致肌肉黄瘦,饮食日减,亦或骨蒸有似劳怯之症,重用健脾生血宁心养志之品。再加开郁行气方为得当,如果误用攻通克伐等峻药,不但无效,对病体还极为有害。这是中医调经着眼在内外因和体质症候的虚实寒热而异,其治疗的基本法则也是积累经验而来的,中医在临床上是必须遵守的。

2. 调经宜和气　妇人之病以调经为第一,有余之症(炎症)宜通,不足之症(内伤)宜补,如除去闭塞渗渍的瘀血,也包括有局部炎症的在内,可以用通法,至于开启郁结及增加营养和调节代谢或内分泌功能,使不至有枯闭之患,仍与一般补法不同,所以仍称为调。无论通和调并不专门注重在血的一方面,因为不是单纯的补血或祛瘀所能解决。中医的通瘀有活血行血改良循环的作用。所以中医对月经病的治疗也是气血并重,甚至在某种场所只用和气药而达到调经的目的,可能是对神经有作用而使血液变调。中医气的部分是指类似于神经作用。本来它的含义很广,如改用血分药反而不能见效,这是我们在临床常有遇到的。人之一身有元气,有正气,又有胃气、肾气等,这里不再做解释。人体主要的是元气,古人有云元气为无形之神气,它包括着胃中生发之气,行脉外之卫气和少火所生之气,凡是七情内因或六淫外感都能使元气受伤,所以我们不妨把元气解释为神经系统对人体各部分的调节作用的代名词。因为古人认为元气伤则无以流行于一身,冲调于四肢肌肉筋脉经络骨节,现在用统辖整体的神经机制可以阐释"元气"。

情绪的不安影响到神经机制的紊乱易致月经失调,这是现代医学所证明的,所以中医有经水不调"多因气郁所致"的说法,主张用行气开郁的药,当然也是合理的。这一方面,用药以辛温性的香附、肉桂、木香、乌药等为主。因为气主动,血主静,血需随气之运行而流通,否则便会凝滞。在以调经为目的时,于养血药中加香附的行气开郁,配肉桂的逐寒祛瘀,再佐以木香、乌药能使循环佳良,可谓"旧血散而新血生",就不致有血液壅遏不行之患。所以中医利用行气以调经,其意义十分重大而且是必要的。

辛温药有兴奋作用,对人体脏器有振起功能作用,对全身细胞有活跃作用。芳香理气药有振起或调节神经作用。中医的热药有兴奋作用,凡低沉的现象能够振起;中药的寒药有抑制作用,凡亢奋的现象抑制。

凡辛温药能够活跃内脏功能,如消化不良吃了辛温药消化就旺盛。女子胞寒不受孕服了辛温药则生殖功能活跃起来就可能受孕。

**(四)调经用药的注意**

古人对月经不通的治疗,也因其原因不同而有种种治法,有以火盛的,有寒湿的,还有血枯肾亏等。为火盛的,用泻火清热凉血的方法;为风冷寒湿的,则主张温清散寒、行滞去瘀的方法。以前中医在用药方面,一般对辛温药或寒凉药不主张多用,要用得适可而止,也不主张单独使用,必须要配入其他药物以为调剂,如果过分多用苦寒药,虽然能使结热除去,但火退寒生是有流弊的。另一方面,为是寒证,病人体质和病状虽应使用热药,也不宜过分多用辛热药,否则能使"血热妄行,反伤阴血,血热并不是当真血的温热过高,而是说受了热药的刺激,而有大出血的倾向,这是中医累积的经验,在临床上都是应该留意的。现在先把火盛热结和风冷寒湿问题来谈谈。

中医所说的火盛热结和风冷湿滞都是相对的名词,代表两类病性。我们试看古人对因火而致经闭的认识,为病人消化功能旺盛的经闭,即善食渐瘦,口燥渴的属于胃热,或因劳心,心火上行而月事不来,所谓劳心和心火是指思虑过度而使精神兴奋的原因,这个兴奋现象,古人就叫火,此外另有大便闭涩,小便虽清而不利,认为是下焦热结所致,而统归之于火郁。郁在中医方面,是积不散之意思。现在分析起来,如前面的消化系统很好,而口燥渴的;这是新陈代谢功能有问题。由于古人以善食口渴,是胃功能亢进的现象,所以归之于火。第二因劳心过度的,是由于精神过度疲劳而表现某些不正常兴奋状态,如病人易怒则成为火旺等。这里的心并不是心脏,而是代表某种神经功能及其现象用情绪刺激以及过劳而致的经闭。在现代医药上也有证明。第三种的下焦结热,并不局限于子宫本体,为骨盆内脏器有充血性炎症病灶,局部积血就影响血行的正常关系,也造成月经不调或月经闭止,所以有大便闭、小便不利等症,但这些有功能亢进兴奋现象或充血的地方,古人统称之下焦结热。

古人对寒的体会和火与热是相反的,往往寒湿并称,所以湿也因寒而致。人们因为子宫外通阴道,和其他脏器不同,而且又在下部,所以最易为风寒冷湿所侵犯,其实是说的下部分泌物多,这过多的分泌物也叫作湿。

齐仲甫说:"妇人月事不来,此因风冷客于胞门",又《诸病源候论》云:"血得温则宣通,得寒则凝泣(一音濇)",这是古人认为因血液是流动的、循环的,和水相像,但水因气候寒冷使结成冰,倘若其他关系,如不见前述的热症状,而月事不来,就想象则是风受冷所伤。而且在月经期,由于我国人不习惯于冷饮,也有些人在经期中,有因饮过冷饮料而闭止的,所以归之于寒,又因为中医对功能不健或衰退的,一律统称为寒。如说:"因冷干于胃腑或醉入房者,则内气耗损",也联系到寒的一方面来讨论,其实不完全是受冷,但因发现的症状,有寒性倾向,当然与火症不同,所以在治疗上,不单就症状上来区别,同时仍需从内在和外在环境的统一着眼。更应分别内伤外感的原因,因此反对专用寒凉药治火热症或用辛温药治风冷症等片面的对症疗法,而必须是适当的使用,适合情况的使用。

例如,对火盛之证,见于上焦的须清心火,在中焦须清胃火,在下焦则清胞络火,然于清热泻火药外,更须兼用益阴滋水平肝诸法,并不专用硝、黄、芩、连等苦寒之剂,至于风冷寒湿乘虚而入,即是感寒以致经闭的,主以温经散寒,但亦兼用养营健胃强壮和血之品,当以肉桂、香附之去寒去瘀,行气开郁,更视病人体质有余不足及症状轻重等,配入其他药物,如体虚者加用当归、川芎、丹参、杜仲、川断、山药、白术,气滞而常久者加木香、青皮、乌药等,风冷寒湿而常久者加炮姜、五灵脂、良姜等,并不专用姜、桂、乌、附,非不得已,更不多用峻烈逐瘀的药,如干漆、䗪虫等,倘过分使用苦寒辛热,过分攻邪或刺激的药,反会伤害人体原有功能,反为有害,所以古人以此为戒,也是从经验中得来的。

前面已提到热证和寒证的重要区别,那么所谓寒凉药和辛温药对人体的作用,也不能不给畧要的分析解释,照今天科学的眼光似乎任何药本并没有什么寒或热的区别,这是对的。但中医称为苦寒的药在人的感觉方面确是有冷的感觉,而辛辣的药则有热的感觉,也不可否认,既然在感觉上不同,自然对生理或病理功能就可引起一定的反射,而呈现各种不同的作用,即使同一辛味的药也有辛热辛凉的不同,同一苦味药也有苦寒苦温的不同,这是中医辨证选药的原则。如违反了这个原则,在临床上就不能显出疗效,甚或得出相反的结果,因此必须有鉴别的使用,才能适应不同的病症。这是中医的特点。

一般地说,所谓苦寒药,多半是有消炎、清凉、镇静作用的,可能有些药也还有杀菌或抗炎作用,所以对炎症性的、充血的、精神异常兴奋等病症出现治疗作用,以改善代谢,清除病毒等。如果辛温或辛热药就与此大大相反了,它的作用是振奋精神亢进循环,刺激细胞活动,能使各部功能组织产生能和量的变化,对人体的作用更为显而易见。所以对过用辛温的害处尤易被人察觉。其实多用苦寒药的弊处也是同样的。我们在调经的目的上,用药应该适可而止,绝不能因医生主观而有偏差。这一点极为重要。古人文献中指出,过用大辛热药,可造成吐衄或崩败,过用苦寒,可致消化功能不振,经上面的几点,引证来看,正可证明,中医的积累经验之丰富。虽然有些名词不易解释,我们更应该进一步钻研而不能因它难懂或暂时说明不够具体而忽略它的实际价值和应用上的意义。

# 五、月经异常的辨治

古人把月经称作月汐,谓为潮汐一样,按期而至才是正常,否则就是异常。中医对月经异常主要从症候来区别。一般分为行经"超前"或行经"延期"和经水忽多忽少等几种,痛经也可包括在内,但为经期准确的痛经,通常要另作别治。

## (一)月经超前

中医书中对男女两性是用阴阳来代表的。阳主动力,主亢奋,主气。阴主静,主抑制,主物质,通常以阳代表男子,阴代表女性。血本身是液体,也就是物质。血之运行,全赖动力,所以认为血也属于阴性的。如果经期超前,这是血的运行超过了常度,致病的因素多认为"血热"。因为热代表亢奋,这一方面古人因为从日常事物中体会到水沸了便会腾起来,由此推想,血液热了就要沸腾,便提早流出。究竟血为什么会热,古人对此也有种种解释,如劳心火旺、怒动肝火,这两种还都是因情绪刺激影响神经过分兴奋。此外也有属于肝经郁火或营分受风的。第三种虚弱体质兼有火郁,可能是循环不良而致。第四种是与外因相关,如中医所说的伤寒、温病等过程中因发热过高,每可发现月经来潮。这里的心肝脾都不是指现在解剖上的脏器,而是代表一系列的生理或病理现象。但古人对内因和外因的分别极为细致,并不把热性病患者的月经提前来潮归入内因方面。

在治法方面由原因不同而有清热凉血、泻火祛风等多种方法,或配以四物、川断等养血药。

清热凉血主要用丹皮、焦栀、川柏炭、黄芩等,如祛风则用秦艽、薄荷、荆芥,又用茯苓、生甘草利尿以泻小肠火等,因中医的清热药大都具有消炎镇静之功;而养血药则有滋养强壮作用,也有改善循环的意义,不完全以补充血液成分为目的。此外所谓祛风药则属解表发汗一类,主要在于退热,使营卫调和。上列药物区分在应用上都有一定的意义,是治本而不是治标的,我们不能把它当做对症疗法来看,这是中医重视整体统一的治疗标准。

### （二）月经延期

延期和超前是不同的,延期可能是血液或内分泌的物质变化,因此中医认为月经过期而至是"血虚"。而且又指出是因"脾胃虚弱,饮食减少",这可能是全身营养不良造成卵子发育迟缓所致。在治法方面也就主张"补脾胃以滋生化之源",即是应用大剂效强之剂,例如十全大补汤、补中汤等促进消化,助长体力使得生殖功能恢复正常。

古人在这方面的认识非常精到,早已明白血液各种成分的主要来源要靠饮食,而饮食中营养成分的吸收,全赖消化功能正常,不然单靠补充营养制剂仍然不易达到目的,所谓"血者水谷之精气也",水谷盛则阴血旺。然脾秉气于胃之虚不能纳受水谷,而脾无所资。脾虚不能为胃行其津而血不生,水谷不能运化,就是饮食不消,则血亦无由而生。因此上方用白术、山药、陈皮以旺盛消化和健脾,用党参、熟地补血,配以女科要药当归、川芎、白芍、香附等以调血,从今天的药理作用来看是相当合理的。

此外,当然也应顾到平时体质的偏寒或偏热,以及营养缺乏的程度和有否宿疾来加减药味,灵活运用。

### （三）经来乍多乍少

健康人的月经有一定的排出量,但因体质关系或因过度劳动、精神受重大刺激等都能影响月经的排出量。

古人对月经或多或少比超前或过期更为重视,而有"阳盛阴"和"阴盛阳"之别,一般认为多由血热,少则血有滞,如果把乍多乍少硬配月前月后,这是不够全面的。因为有时先期而来的不一定量多,后期而至的也不一定就量少,总须分辨其原因,如气虚不能摄血则血来亦多,未必尽属血热,如血来少或由血有瘀滞,或风寒外感,或由体虚。虽然月经如期来潮,亦有乍多乍少之别,必须从寒热虚实内因外感等多方面来观察,不能以热论治,照现代医学的解释,在子宫方面的疾患,则出血多或频繁,在卵巢功能不全则出血少,也是相对的。此外如传染病后和慢性衰弱疾患时则出血极少。这些是中医从阴阳虚弱及内因外因来区别,虽然在理论上互有出入,然各就症候的不同详加鉴别而异其治疗。在病症认识上不相混同,中西医疾病基本上仍是一致的。因为月经的乍多乍少,我们不能把它当做单纯的月经异常来处理,除了子宫和卵巢的局部病变以及内分泌关系以外,还可由其他原因的影响而起,因此在用药方面也就不能执一而论,如祛瘀活络、补血行气、凉血理风、平肝滋阴等,总需随证施治。

中医祛瘀的意思就是局部有血郁积,用这类药品可以改变局部血液状况。活络的意思就是畅旺血液循环的意思;补血同现代补血有同等意思;行气是对神经有兴奋调整作用;凉血有使血液超越平常的现象趋于平衡作用。

理风,风的意思指运动神经的兴奋。理风就是使它平静。平肝,肝也代表运动神经,能够镇静的药也就叫平肝。滋阴是滋补人体物质,尤其液体方面,如治各种干燥现象的药,使它滋润就叫滋阴。

如四物汤之分析:当归辛温能活血,芍药味酸能敛血,熟地甘濡能补血,川芎味辛能行血中之气。

当归入心脾,芍药入肝,熟地入肾,川芎者彻上彻下而行血中之气者也,此四物汤所以为妇人之要药,而调经者,必以之为主也。

# 六、月经闭止的病因病机和辨证论治

经闭是妇女常见疾病之一,关于这个病的病理机制和治疗法则历代文献有着丰富多彩的论述。后代医家从实践中观察到内在外来的不同因素,内因由于肾气不足,冲任失调,外因由于六淫侵袭,起居失宜,都足以导致经闭的症候。在这两种病因思想的指导下,制定各种治疗法则,非常完备。这里在综合前人理论和法则的基础上,结合个人心得体会,再做一番整理,提供讨论。

## (一)月经的正常生理概论

女性一生正常的生理过程中,一般自 14 岁以后,50 岁以前,有月经来潮。月经标志着她们生老病衰的生理现象,更标志着肾为先天之本的生长、收藏作用。《黄帝内经》上对妇女的生殖、发育、衰退过程中的生理,有系统的概括论述。《素问·上古天真论》说:"女子七岁肾气盛,齿更发长;二七天癸至,任脉通,太冲脉盛,月事以时下,故有子;三七肾气平均,故真牙生而长极;四七筋骨坚,发长极,身体壮盛;五七阳明脉衰,面始焦,发始堕;六七三阳脉衰于上,面皆焦,发始白;七七任脉虚,太冲脉衰少,天癸竭,地道不同,故形坏而无子也。"这段文献中,明白的指出"月经"关系到"胎产",主要与肾脏和冲任二脉有密切的关系。

妇女在二七至七七年龄的这一过程中,有月经来潮时整体生活动态的正常表现,一方面关系到五脏气血,一方面关系到冲任血海。因为月经主要由血所化生,加之五脏相互联系,心主血,肝藏血,脾统血,它们分司着血的生化、储藏、统摄;而最主要的尤在于肾,故经文所载,一再突出肾气盛,肾气平均,这是首要方面。其次月经主要与冲任二脉有关,冲脉为诸经聚会之处,又为血海,谷气盛则血海满,月经就能按时而下,任脉主胞胎,总汇一身的阴脉,为阴脉之海,二脉相济为功,相互资生,为产生月经的根本,故《素问》有任脉通,太冲脉盛;任脉虚,太冲脉衰少之论。所以总结《黄帝内经》论月经的正常机理,主要与"肾脏"和"冲任"有不可分割的关系。

**(二)经闭的病理机制**

妇女在正常的生理活动中,月经按月来临,其怀孕期、哺乳期,月经不来潮,以及经绝期月经停止,皆是生理正常,反之,不是怀孕,不在哺乳期以及非衰年而月经不行,同时出现病状的,叫做经闭。经闭原因很多,主要由于血枯与血滞两种,前者由于实质的病变,后者由于气化的影响。

现在根据历代文献记载来印证经闭的病理机制。

《黄帝内经》由于经闭病候,有三个论点:

心脾病及于胃,转而影响整体气血而成经闭。《素问·阴阳别论》:"二阳之病发心脾,有不得隐曲,女子不月……"这是指出经闭起于情志抑郁,思虑过度,发病过程是由于心不能生血,血少不能养脾,脾虚不能运化,胃弱不能纳受,由是渐深,影响肺肾,导致整体脏腑气血病变,因而经闭。

由于心气不得下通,上下失其交通而至经闭。《素问·评热病论》:"月事不来者,胞脉闭也,胞脉者,属心而络于胞中,今气上迫肺,心气不得下通,故月事不来也。"这是指出闭经由于冲任二脉之闭塞,源于心气不得下通,生理失其正常的上下交通功能,也能导致经闭。

由于脱血、竭精、伤肝而致经闭。《素问·腹中论》:"病名血枯,此得之年少时,有所大脱血,若醉入房中,气竭伤肝,故月事衰少不来也。"这是指出经闭起于血枯,而血枯又是失血伤肝伤肾所导致。

总结内经论经闭的病理,在机制上,可以分析为三类:其一为"虚",其二为"郁",其三为"滞"。虚者属心脾之虚弱,郁者属肝脾之气郁,滞者属胞之闭塞。

《金匮要略·妇人杂病脉证并治第二十二》:"妇人之病,因虚,积冷,结气,为诸经水断绝。"这是仲景从《黄帝内经》虚、郁、滞病机的基础上更有所发展,指出寒冷也可导致经闭的原因。同时对于属实的经闭指出了治法,如《金匮要略·血痹虚劳病》篇:"五劳虚极,……内有干血……大黄䗪虫丸主之。"这是从五劳七伤所引起的本虚标实的病证,指出治疗方法。症状形容瘦削,四肢干枯,肌肤甲错,两目黯黑,观察现象为虚,而从腹满坚硬,少腹皮下青筋暴露等,考虑本质为实,得出结论腹内有瘀滞的干血停蓄,所以用"祛瘀生新"的治法。

后世医家大都根据《内经》、《金匮要略》的理论,从实践中而更有所发展。主要如宋代寇氏认为经闭主要由于气血耗伤过多,影响及于五脏,因此立方主张扶正保元,他说:"夫人之生,以气血为本,人之病,未有不先伤其血气者,若室女童男,积想在心,思虑过度,多致劳损。男子则神色消散,女子则月经先闭。盖忧愁思虑则伤心,而血逆竭,神色先散,月水先闭。且心病则不能养脾,故不嗜食,脾虚则金亏,故发为咳嗽,肾水竭则木气不荣而四肢干痿,故多怒,鬓发焦,筋骨痿,若五脏传遍则死。用药扶持,庶可保生,切不可用青蒿、虻虫等凉血行血,宜用柏子仁丸、泽兰汤,益阴血,制虚火。"寇氏此论,有独到的见解,可作审因论治的参考。又如明代李梴论经闭,总结为二:"……一曰血滞,一曰血枯"。他认为经闭不外因郁结伤脾而血损,因积怒伤肝而血闭,因寒凝而血滞,因冒火而血燥,因痰阻而气滞,因肾水不能生肝木而少血,因肺气虚损不能调营血而经闭。闭经主要的病理机制,是由于气分先病,无论致病原因属于实或属于虚,都足以令气滞或气虚而影响于血的运行。《难经·十四难》对治疗方法提出总的概论:"损其肺者益其气,损其心者调其营卫,损其脾胃者调其饮食,适其寒温,损其肝者缓其中,损其肾者益其精。"语至扼要。其他各家的论点尚多,当于下章结合审因辨证按证施治时来论证。

### (三)经闭证的分型和治疗

根据经文的理论和后世各家的分析,综合经闭证可以区分为八个类型。

血瘀证、血枯证、寒凝证、气郁证、痰阻证、肾亏证、脾虚证、阴虚证。

现在即以这八个类型病证,分别说明成因,制订治法,并阐明立方用药的意义。

1. 血瘀证　经闭属于血瘀阻滞的

月经闭止属于这一类型的十之七八,日久不治,必成癥瘕。其病因有与热相结而血瘀者,有寒袭胞门瘀阻者,症见时时作痛,或少腹板急,宜红花桃仁煎。

红花　当归　桃仁　香附　元胡　赤芍　川芎　乳香　丹参　青皮　生地

审其为热结,加酒炒大黄,审其为寒阻者,加肉桂、艾叶

**方解:**此方用桃仁、红花以行血,香附、青皮以行气,当归、生地以养血,赤芍以凉血破血,丹参去瘀生新,元胡、乳香以行气定痛,汇合诸养血、行气、理气等,使血瘀得行气药而化,得破血药而散,同时得养血药而正气不受挫伤,有攻补兼施之意。

**注释:**妇女因瘀血凝滞而月经闭止,虽有热结寒结之分,但寒结久则郁而化热,故辛热之药,亦不宜过量。此方于行血药中有顺气之品,气行则血不滞,为化瘀通经最平稳之方。

另法：艾附丸或佛手散煎汤送下,日服百丸,亦较妥善。

艾附丸方：艾叶　香附

佛手散方：当归　酒川芎

2. 血枯证　经闭属于血液枯竭的

经闭由于血枯,症见羸瘦,肌肤干燥,咳嗽,舌红脉细等,为虚损痨疾之渐,若不急治,虚损难复,宜回天大补膏。

人参　茯苓　当归　白芍　川芎　天冬　麦冬　知母　红花　山药元参　丹皮　银胡

人乳　柿霜　梨汁　生熟地　龟版胶　鳖甲胶　陈阿胶　牛羊乳　八制香附

**方解：**此方以四物为君,配合二冬知母补肺金,以培生化之源,鳖甲、龟版、阿胶以滋阴养血;人乳、牛羊乳取其润泽;茯苓、山药用以健脾和胃;红花活血;香附行气;丹皮、银柴胡以制阴虚血枯的内热;梨汁、柿霜生津养阴,血枯不足,得此诸药相济为功。

**注释：**经文指出经水之应期,必由冲任充盈,冲脉为诸经之血海,诸经脉盛,则灌注血海而月事始能三旬而一行,无过、无不及的。妇女由于劳损过度,或忧郁损脾,或怒动肝火,或食伤脾胃,或房劳伤肾,诸经血少,无以灌注血海,则经不应期,其外症见肌肉瘦削,皮肤干涩,爪甲泛青,或者食少,便溏,口干,咽燥,甚或怯冷发热,其脉必微涩或沉弦或虚细,若不急治,终成痨疾而难治。

3. 寒凝证　经闭由于下焦中寒的

经闭由于中寒,或值产后,或由久病,风冷乘虚外入,客于胞门,则冲任为沉寒凝固,而经水停闭,当用辛温之剂,宜桂附丸。

肉桂　元胡醋炒　当归姜汁拌炒　熟艾醋煎焙摘

香附四制　熟地　砂仁酒煎　红花

**方解：**此方以肉桂去积冷,香附行气滞,为君药;红花、元胡行瘀破积,熟艾温经为臣,当归、熟地补阴血,为佐使,制丸缓制,寒邪得除,凝瘀自解。

**注释：**经水不行因于寒结者多。寒结者每腹中疼痛,面色㿠白,现诸般不足形色,脉搏沉涩,舌淡苔白或现青紫斑痕,寒凝于胞门,血瘀于下元,经水不应期而下,必得温化,然用药不宜急骤,故用丸剂缓图功效。

4. 气郁证　经闭由于气分郁结的

经闭由于七情所伤,肝肺肾三经为病,实居多数。肝主血,肺主气,肾主水,而主要由于肝气郁结,或横逆,导致正常生理失调,经期或先或后,或多或少,甚则闭止不行,治当以调气开郁为主,宜乌药散。

乌药　香附　苏子　广皮　柴胡　丹皮　当归　川芎　焦栀　木香
薄荷　生草

**方解：**经闭由于七情郁结的，病在气分，不在血分，所以本方多用调气药，气调则血自行。乌药、广皮、香附、苏子以行气解肝郁，柴胡、丹皮、栀子以清肝火，川芎、当归养血行血，薄荷辛凉升散，甘草协和诸药，前人谓气为血帅，故多用气药以为调节，经水自行。

**注释：**七情所伤，郁怒伤肝，忧思伤脾，尤为主要，前者足以致气结，后者足以致血损，这是经闭由于气郁的主要关键，因此平肝之逆，疏肝之气，必须以气分药为主，使肝气条达，为解决主要矛盾的治疗方法。

5. 痰阻证　经闭由于痰浊阻滞的

经闭有属于痰浊阻滞者，大都是由于脾气虚弱，水谷不化精微，而成痰浊。下流胞门，闭塞不通，积久可成痞块，妨碍血海的通利，而导致经水不行；也有妇人体肥脂满多痰经闭者，病机相同，宜用四物合二陈汤荡涤痰浊。

归尾　赤芍　川芎　生地　陈皮　法夏　茯苓　甘草　海藻　红花
香附　丹皮

**方解：**本方以四物养血，所以用归尾、赤芍，取其兼有行血的作用，二陈导痰，兼以祛湿，香附、海藻，佐二陈以行气、化痰，丹皮、红花协四物以活血，冀痰去血行而经水通调。

**注释：**痰之所由生，脾虚故也，脾虚无以运化水谷，酿为湿痰流于下焦，久则停聚胞门血海，而妨碍经行，身体肥胖者，患此尤多，更难于生育。

6. 肾亏证　经闭由于肾虚精亏的

肾者主五脏六腑之精而藏之，房劳过度，肾虚精耗，在妇女也是经闭原因之一。肾水虚，则心火亢无所制，由是影响生理的正常，涉及胞脉虚损，则月事不以时下，宜补肾地黄汤。

熟地　麦冬　知母　黄柏　泽泻　山药　远志　茯神
丹皮　枣仁　元参　竹叶　桑螵蛸　山茱萸　龟版

**方解：**此方以滋阴生水为主，熟地、远志、山药、萸肉、桑螵蛸皆补肾之上品，知母、丹皮以泻虚火，龟版补肾水以制阳亢，麦冬、元参清肺金以培天一之源，茯神、枣仁以宁心神，主要补肾阴之真水，泻阳亢之虚火，使肾水充盛，心气下降，而达到月事正常的目的。

**注释：**肾为先天之本，凡肾虚者，生化之源衰，故《黄帝内经》有"七七任脉虚"一段理论，强调肾气的盛衰关系于天癸至和月事时以下。因此肾虚是经闭证重要因素之一，其症身体羸尪，腰酸多带，脉搏细弱等，故治疗以补肾养阴为主。

7. 脾虚证　经闭由于脾土虚弱的

妇女脾胃虚弱的,纳谷衰少,则营养缺乏,血少资生,因而影响生理的正常,月经亦因此不以时而下,治当培土补脾,宜扶中汤,或枣肉丸。

扶中汤

白术　黄芪　茯苓　山药　广皮　补骨脂　当归　熟地　人参　香附　炙草

枣肉丸

枣肉百枚去核皮和下四味药末同制为丸,如梧桐子大。

白术土炒　苍术泔浸　生姜切片　共研末。

(每日空心米汤送下百丸)

**方解:**扶中汤以四君子加黄芪、山药、补骨脂,以补脾,合香附、陈皮以运脾气,当归、熟地补血,胃强能纳谷,脾强能运化,血液自然充盛,经水自能调整。

枣肉丸:主调脾胃,脾喜燥有辛燥的苍术,脾虚者久服,能增进食欲,恐服后有中满之患,故配生姜以利气。

**注释:**血者水谷之精气也,脾胃虚,纳谷不昌,致令血虚,在妇女始则经来少,色淡而不红,渐至面色萎黄,肌肉消瘦,而致月水断绝,故当大补脾胃以培本。

8. 阴虚证　经闭由于阴虚液亏的

妇女阴分虚,阴津亏者,则血少荣虚,也可以影响月事不能以时而下,其初经候微少,渐至无有,此则纯是阴津之亏耗,宜大补阴丸。

熟地酒蒸　龟版炙酥　黄柏　知母酒炒

上药为末,纳猪脊髓蒸熟,和蜜丸如梧桐子大。

(每服七十丸,空心盐汤送下)

**方解:**此方主熟地、龟版以滋阴,猪脊髓以补骨髓,而益真阴,另以黄柏、知母平相火而保真阴。凡阴亏者必见虚阳上亢的火象,龟版又有潜阳之效,故养真阴,平相火必相须为功。

**注释:**妇女月经不行,而症见骨蒸、盗汗、掌热、颧红、舌红无苔、尺脉数着,是阴虚的证候,不宜以活血通经之药,必须以养阴保津之法,阴分恢复,经水自行。

妇科疾病——月经论治中经闭一证,比较复杂,月经的应时,标志着人体生理的正常。经闭不行,其有余和不足,审证宜翔实;内因和外因,辨别宜细致。然后立方用药,方能得其环中。本文分证八类型,根据古典著作理论折衷后世各家学说,制订治方,或未尽善,聊缀为文,提供探讨。

# 七、痛 经 调 治

月经行时腹痛,或行前行后腹痛,中医都叫做痛经。这些疼痛在中医学说上是有分别的。现在将古人的理论、治法和本人的经验结合起来谈谈。

**（一）经前腹痛**

经期将来时,先有腹痛,元朝朱丹溪说:经将行腹痛,属之气滞。但经将来,腹中阵痛,一时痛,一时停,那就属于血热气实。前一种是持续性痛,后一种是间歇性痛,这两种痛的治法就大同小异。前一种的用四物汤加胡索、丹皮、黄芩,后一种用四物加黄连、丹皮,这两方中的黄连、黄芩相差不多,可是前方多一样元胡,它的作用就不同了。芩、连、丹皮同属于凉血热药,元胡则是破血走散药。

王海藏说:"经事欲行,脐腹绞痛,血涩也。"他所说的血涩就是血滞。怎样晓得是血滞呢? 就因为腹中绞痛,绞痛也就是间歇性的痛,一阵紧,一阵松,有如绞样。丹溪则说是"气滞",而海藏说它是"血滞",看似矛盾,其实道理是相通的,因为气滞了,血也就因之而滞,血滞了,气也因之而不利。古人说:气行血自畅或血行气自舒,就是说,二者相互之间的联系,无论哪一方面有所阻滞,都可因流行不畅而产生疼痛。王海藏用八物汤加木香、槟榔、延胡、苦楝,是治血散血、理气破气的药,元滑伯仁说:"有经行前脐腹部绞痛如刺,寒热交作,下如黑豆汁,两尺沉涩,余皆弦急,此由下焦寒湿之邪,搏于冲任。"他所说的经前腹痛和前面所说的丹溪、海藏二家全不相同。腹绞痛如刺,是锐痛,不是钝疼,而且发寒热,下黑色血,好像豆汁,脉也沉涩弦急,不是一般性的痛经。他说:寒湿之邪搏于冲任,一定是特殊的毛病,所以他的治法也就不同,他用辛散、苦温一类的药物。

明代傅山说:妇人有经前腹疼痛数日而后经水行者,其经来多是紫黑块,人以为是寒极,哪知是热极而火不化。因为一般人以鲜红为热,紫黑成块为寒,傅山纠正这一说法,他以为肝是藏血的,肝在五行属木,照生克说,木能生火,倘使肝经舒畅就通达,肝经郁积就不通达,这就是说,人的情绪不舒畅,应行的经就被肝火煎熬成块,治法要泻肝火,而最要的是解肝郁,即是使神经舒畅,这才是治本的方法。他用宣郁通经汤,是白芍、当归、丹皮、山栀、白芥子、柴胡、香附、郁金、黄芩、甘草一类平肝的药。

《竹林女科》说:经水将来,而脐腹绞痛,是由于血涩不行,用通经汤,是活血行血的方子,意见也和朱、王二氏差不多。

总结前人的说法,对于经前腹痛的治法,主要的以调气血为主,用辛温剂的香附、乌药、青皮以行气,红花、延胡、肉桂以行血,再加艾叶、茴香以暖命门(兴奋局部),当归、川芎、远志、川断以补血和血,缓解痉挛,加以山楂兼行气血之滞,这是治经前腹痛的方法。如果病人当时除了气滞而后血滞以外,有时也兼有其他原因,至处方上就应该加减为治。如兼寒的可增加肉桂的用量,或因忿怒的精神刺激,应加柴胡、木香以疏肝散郁,兼饮食不消加神曲、枳壳,如因身体虚弱、血少加参、术及丹参,如肥人应加半夏、茯苓,倘是夏令炎热时,因肉桂辛热,可减少用量,或不用,这都是应当灵活运用的。

### (二)经行腹痛

月经已行而兼有腹痛,主要由于血滞,月经已来为什么说血滞呢?因为古人认为月经虽来而不畅的腹痛是有先后区别的,这个血滞,自然另有原因,如陈良甫说:"经来腹痛,由风冷客于胞络或冲任",是说感寒而成腹痛。又戴元礼说:"经事来而腹痛,不来腹亦痛,皆血之不调故也。"但因为血滞在前,气也可随之而不调,或再兼有忧思、气郁等,就不能单从血滞一方面来着手了。

陈良甫主张用温经汤,加桂枝、桃仁,温经而行血,如因情绪郁结而血滞的,他主张用桂枝、桃仁汤、地黄、通经丸,是散郁通经的药。如有血块,他主张用万病丸。(万病丸方:即干漆及牛膝)

戴元礼主张欲调血先调气,用四物加香附、吴茱萸或和气饮(苍术、葛根、桔梗、当归、茯苓、白芷、枳壳、甘草、陈皮、白芍)加吴茱萸,如痛得厉害的加元胡索汤,元胡止痛很有功效,同时它也能破血滞。戴元礼的方子,可以说是气血双调的,《竹林女科》说经末腹腰痛而气滞血实者,宜桃仁汤(千金方、桃仁、䗪虫、荆芥、大黄、川芎、当归、桂心、甘草、蒲黄),经来小腹结成块,痛不可忍,面色青黄,不思饮食,宜服元胡散,气滞血实的用利气破血的药,痛不可忍的就要用元胡来止痛了。还有一种,经来一半,余血未尽,腹中作痛或发热,或不发热,用红花当归汤(张壁方:红花、当归尾、紫葳、牛膝、甘草、苏木、赤芍、刘寄奴、桂心、白芷)来活血行瘀,瘀尽则痛自止。

总结前人对经行腹痛、经来不多,病人两尺沉濇的治法是以行血药为主,仍加行气以防气滞随之而来。一般常用大玄胡散,方中用延胡、红花、赤芍、生地等以行血,加以肉桂、吴茱萸祛寒逐滞,香附、青皮、木香、枳壳行气止痛,当归、川芎、艾叶补血温经,经止之后,还应当另服十全大补或四物方再加入红花、丹参、香附等药,于补气血之中加以利气活血,以作善后调理。

### （三）经后腹痛

月经照常而来，可见并非气滞、血滞之患，但经后忽现腹痛是气血不足之证。朱丹溪说："经水过后作痛是气血俱虚也，宜八珍汤。"他又说："亦有虚中有热，经后亦作痛，宜逍遥散。亦有经行过后腹中绵绵走痛者，是血行而气滞未尽行也，四物汤加木香。"古人以为经行后血海空虚，阴血亡失则阳气无辅，故使腹痛。此外仍需注意有否兼症，如脉现浮数兼有热症状，那是虚中兼热，亦见经后腹痛均非实证。然另有行经时腹痛，延续经后，仍有腹痛，则是余血未尽，潴留作痛，不能全作虚论，宜于补中兼行，使身体自然有力的排除留滞，所以四物中加木香来利气。

傅山说：妇人经尽后腹痛，一般以为气血虚，哪知肾气枯竭，因为肾水一虚，照五行相生说，水就不能生木，而肝木必克脾土，土木不调，就气逆作痛，治法要舒散肝气，同时加以补肾，方子用调肝汤，方药为山药、阿胶、当归、白芍、山萸肉、巴戟天、甘草，这些药都是强壮滋养药，有补血温经的作用。

从前人说的五行生克，相当于人体的内分泌的抑制和刺激作用，相生是相互刺激，相克意思是相互抑制。王肯堂《证治准绳》说，经后腹痛是虚，当然很明白，可是如果脉不效、证不显热相，就不可断定它是热症，以八珍汤为适宜。如有热可用逍遥散。总结前人的说法，气血两虚的经后腹痛宜八珍汤或三才大补丸（方：天冬、人参、地黄；补肺、补脾、补肾）以补气血为主方，用人参、白术、黄芪、山药以补气，当归、川芎、白芍、地黄以补阴，杜仲、阿胶以滋阴，熟艾补骨脂以温宫，再佐以香附行气可除腹痛之患。

如系余血未尽，忽见腹痛不止，可先服艾附丸二三两，用姜汤送服。

## 八、妇人经前难症

### （一）经前吐血

傅青主说：经未行之前一二日有忽然腹痛而吐血者，甚至不下而上，竟作倒经，人以为火热之极也，谁知是肝气之逆乎，肝，性最急，宜顺不宜逆，顺则气安，逆则气动。傅氏所谓肝气逆也是指神经功能减弱不正常而致出血。常见因怫逆意志情绪激动而有吐血者。这是事实，不知在现代学说上有何说明。月经素来下行的，现在上面吐了血而下面的月经就不行，古人因此说是倒经，即是说它颠倒而行。这一类病用平肝顺气的药即是抑制神经系统使它恢复正常，不必用苦寒降火的药。傅氏又说：月经之行不单是血为主而是气为主，或谓经逆在肾不在肝，今之血逆妄行竟至从口而出，是肝不藏血之故? 还是肾不纳气而成? 虽说肝不藏血却也由于肾不纳气而促成的。讲起来到底还是肝气为主,故治法宜顺气以平肝,不必养精以补肾。惟反复颠倒,肾气未免亦伤,则于顺气中亦当兼纳气法。傅氏认为只须顺气平肝,不必用补肾的药,这是治它的根本。气顺了自不会出血,不过在反复吐血之时,恐怕肾气不固,那么在顺气中加些补肾纳气的药。中医的纳肾气的意思,有培植根本挽救虚脱的意义。前人说肾气是人的根本,根本一脱人就危险了。

**(二)经前大便下血**

古人说凡行经之前一日,大便先下血者,人以血崩之渐,谁知是经流于大肠。可是大肠与经行之路各有区别,何以能入于肠道之间而直趋后阴呢? 因为胞宫上通心,下通肾,心肾不交则胞宫之血无所敛摄,不走小肠而走大肠。观于泄泻者,绝无小水,一分利而仍由故道,可知其血犹是经,而不同于崩治法,如果单止大肠之血而绝不使水火相调,血哪得循行而不溢呢? 所以傅氏说:大便下血与月经有关。如照现在人说恐怕此人本有内痔才会出血,否则不会便血的,如何扯到月经上呢? 这是因为前人的看法,以为妇人月经本有定量不出于此处就出于旁处,大便出了血,经血就没有了。反过来说如果有了月经,那么大便也就不便血了,这是从整体来说的。他将泄泻的小便少作比方,确实泄泻的人小便少,如果用利小便法那么泄泻也止了,盈于此者亏于彼,满于彼者缺于此。这是中国古代的哲理。

**(三)经行体痛**

《经效产宝》说:"经水者行气血通阴阳以荣于身者也,气血盛阴阳和则形体通,或外亏卫气之充养,内乏荣血之灌溉,血气不足,经候欲行,身体先痛也。"趁痛散主之。古人说:营行脉中,卫行脉外,营卫不和就身痛。如果气血旺,阴阳调和,那么营卫和谐,身体是不会痛的。现在经行之前身痛可见是气血不足,经行前身痛的用趁痛散在经验上是有效的,可是身痛的理由除掉营卫不和也很难说明。

趁痛散

黄芪　当归　官桂　白术　独活　生姜　川牛膝　甘草　薤白　寄生

**(四)经行潮热**

李氏说:经行潮热有时,为内伤,属于虚,潮热无时,为外感,属于实。虚者大温经汤,实者四物汤加柴、芩。虚证之潮热是慢性消耗热,如肺结核的潮热就是虚热;实证之潮热,可见阳明热(热病)的内热便秘。所以虚用温补,实用凉降。

大温经汤

当归、川芎、白芍、炙草、人参、玉桂、吴茱萸、丹皮、阿胶、麦冬、半夏

**（五）经行客热**

《妇人大全良方》：经行客热者因体虚而将温过度，外热加之，非脏腑自生，故云客热，其状上焦胸膈之间虚热，口燥心烦，手足壮热是也。这是说虚人过于受热，这是外热，相当于热郁积，只须散热，月经便行。

**（六）经行发热目暗**

《女科撮要》说：有经后发热，倦怠，两目如帛蔽，夫脾为诸阴之首，目为血脉之宗，此脾伤而五脏失所不能荣于目也，用补中汤、归脾汤等主脾胃而愈。凡发热久者阳气亦自病，须调补之，两目视不明属于虚，古人说目是五脏的精气，而五脏又都依靠脾土，脾土一伤，五脏得不到营养，因此目就不明了，用滋养药就可恢复。

归脾汤

党参　云苓　白术　炙草　当归　黄芪　远志　枣仁　木香

**（七）经行泄泻**

汪石山说：有妇人行经必先泄二三日，然后经下，诊其脉皆濡弱，此脾虚也。脾主血属湿，经水将动，脾血已流注血海，然后下流为经，脾血既亏，则虚而不能营运其湿，以参苓白术散服之，这是说消化或吸收与月经也有关系。在妇人行经前确实也可以影响脾胃功能的，用健胃整肠药调节功能。

参苓白术散

党参　云苓　白术　炙草　米仁　桔梗　山药　莲肉　砂仁　扁豆

**（八）经行白带**

缪仲淳说："有月水过多，白带时下，日轻夜重，泄泻无时，亦属下多亡阴，宜作血虚论治，服四物益甚……夫经水多，白带时下，又兼泄泻，皆由阳虚下陷而然，命曰阳脱是也。"泄泻的病不宜用当归、生地，如果错用就泻得厉害，应从阳虚治，用补阳益土的方法，补阳就是补中益气，加强身体之功能，而白带自然会减少，泄泻也会自止，中医谓之益火培土以除湿。

**（九）经来行房成病**

1. 陈藏器说："一犯月水行房，精血相射，入于任脉，留于胞中，以致小腹结满，病如伏梁，水溺频涩，是名积精。"妇人闺房有三禁，此其一也。

2. 有妇人月经来时交合阴阳，致伤血络，多成经漏淋漓，俗云血沙淋是也。治当调和气血，使脏腑和平，经自止矣。古代中医对于月经深戒性交，认为经行期行房可能引起很多的病，这在现在说起来也是合理的。

### （十）经水忽来忽断寒热往来

经水忽来忽断寒热往来者，人以为是血凝滞，其实是肝气不舒，肝属木而藏血，最恶风寒，妇人当经行之际，血室大开，适逢风寒吹之则肝气闭塞，而经水道路亦随之俱闭，这是说妇人受寒凉而影响月经，使月经不正常时，常有寒热，可能是有其他感染。此处说肝气是指藏血之肝，血室大开是指子宫出血，为感染的原因。

### （十一）热入血室

妇人伤寒、伤风、发热，经水适来，旦则安静，暮则谵语，有如疟状，此为热入血室。古人说月经来自血室，血室指子宫，有神经质的妇人在行经期常见神经症状，古人以为热入血室，因古人以为神经症状是由热造成的。

### （十二）经行忽然昏瞆

薛己说：有妇人经行劳役忽然昏瞆，面赤吐痰，此乃去血过多，阳无所附故耳，急饮童便碗许，神思渐爽，再以调补之剂治之而愈。此面红是虚阳即是虚性兴奋，凡出血过多的人，可以见这里面红并非实症，而是虚极，故用童便急止出血也，并可用参附以挽救脱也。

# 九、胎　　前

## 前　　言

妇科是研究妇女病的专门学说，与内科不同的特点，在平时多经带，在孕时多胎产，故此，前人对于妇科的分类，总不外经、带、胎、产四个部门，又在胎产部门，分胎前、胎产、产后三个阶段，本讲是第一个阶段的胎前。

胎前二字怎样讲？既是妊娠的别名。妊娠又是什么？俗称怀胎。胎是由男精女血结合所产生，从确定她是受孕起一直到小孩呱呱坠地出生时止的过程，就叫胎前，也即是胎、产门的第一个阶段。

至胎前所包括的范围很广，历来的书籍，又如汗牛充栋，而且文句多属古典，理论又极精深，所有各家学说，都有些偏向，以致使初习医的人有如歧路亡羊，不知从哪条路寻求，本讲删繁就简，去芜存精，选择扼要的内容，争取切合实际应用，即处方中的药味分量，也求适合现代化衡量，但不敢说是老马识途，不过在比较上简括一些，应用上或可灵活摹仿，供学者对于分析病理和病因，辨别症状的虚和实，诊断发病的轻和重，应该采取怎样的治疗方法各方面，作初步入门的参考资料。

## （一）妊娠期的卫生

我国祖先向来着重"胎教"二字，所谓胎教，就是讨论妊娠期间的学说，包括着二种重要意义，就是有关母子二人的安全问题。

最早有《黄帝素问女胎》及《黄帝养胎经》二部书，专讲妇女疾病，可惜早已散佚，目今仅存它的书名，实在是妇科医学上的一个极大损失，不过从这一点上可以说明在二千多年以前，对于妇科已经有这样的认识与重视。

"胎教"就是在妇人怀胎后的教育，必须重视而遵守，那么，可以避免流产（二三月未成形堕胎）、半产（五六月已成形堕胎）、早产（七八月生育）以及临产时的难产。而且生下来的子女也少有毒胎或造成夭殇的懊恼。

妇人在经后四十余日不转，即须避免性交，否则淫火尽归胎儿，酿成出生后痘、疹、疥、癞等毒，也要胸襟舒畅，百事乐观，喜怒哀乐，适可而止。因母子之气，息息相通，例如怀胎忧郁，子多结核流注；怀胎贪妄，子多鄙吝；怀胎忿怒，子多暴恨；怀胎诡言，子多诈伪，这是在怡情养性方面的。

在饮食起居方面的必须注意事项，例如：动止要慢，行立要仰，坐不实前阴，卧不偏一边，不可耽坐嗜卧，使气血凝滞。夏日沐浴，须通热汤，冬天睡眠，勿逼炉炭。虽不可重体力劳动，却要轻微操作，时时小役肢体，这样，使经络流动，胎息容易转运。至于腰束渐粗，束带不宜过紧。饮食不宜过饱，茶汤也要节制，睡眠应该充足。慎勿登高，亦勿举重，防止流产、半产、早产。调饮食，淡滋味，既要注意营养，又不妨碍消化。又如犬、羊、蟹、鳖，不宜多吃。即椒姜刺激，亦宜少尝。尤不可恣啖醇酒和滋腻厚味，致归精于胎，过于蕃长，肥儿难产，且易使子在胞中禀质肥脆，襁褓必多羸弱。还有宰杀凶恶及一切奇形怪状，也不宜多看。总之，从前这些教育，都是人们亲身体会中得出经验的总结，也是唯物辨证的，符合科学分析的原则性的。我们妇科医生对妊娠妇人诊疗时，应该广泛宣传，尽到教育的有力责任，这对孕妇是有好处的。尤其要恳切说明在妊娠初期和晚期，更应当极力避免性交，因有关母子二人的切身安全问题，甚至有生命出入的。

摘录"保产要录"一节，备作参考：

受胎后，不宜食犬、牛、羊等肉，忌蟹、鳖、乌鱼、无鳞鱼、胡椒、蒜及辛辣之物。

注：上列牛肉是大补气血的肉食品，过去宰杀牛，尚有一种迷信思想，我们还可研究，大胆破除迷信思想作为根据来探讨，因原文列入，这里原仍其旧。

受胎后，不可看戏及鬼怪形象。

注：鬼怪形象是不相宜，看戏容易勾起七情，但有些可以考虑，或有关于胎

儿营养、教育的。

最戒暴怒,口不出恶言,手不可用鞭挞,盖怒伤气血,不能养胎,多因此动胎者,即幸而不动胎,怒气入胎,子生多疾。亦不可登高上梯,恐跌有损;亦不可伸手高处取物,恐伤胎子鸣。

注:子鸣的简便治法,只要叫孕妇鞠躬,片时自安。

受胎三、五个月后,常要紧束其身,勿令胎放。六、七个月或七、八个月,胎忽乱动,二、三日间或痛或止,或有水下,但腰不甚痛,却又不产,此是转胎,名曰试月。但直身坐卧行立,不可惊忧逼迫,以致误事,二者俱非正产,必因曲身触犯致此。

**(二)奇经脉的症状**

奇经共有八脉,就是冲脉、任脉、督脉、带脉、阳维脉、阴维脉、阳跷脉、阴跷脉。为什么称奇经,因奇经是十二经以外的脉,不在十二经常脉范围以内,也没有表里配合,是奇而不是偶,就是说单而不双,所以称为奇经。每一个人的气血,都常行于十二经,俟诸经满溢,则流入奇经,这是奇经的大概情况。

奇经对女子更加重要,现将奇经八脉的病状分列如下:

1. 冲脉发病时的症候,大都气从少腹上冲,腹中胀急疼痛;

2. 任脉发病时的症候,在男子易患各种疝症,如七疝冲、狐、癫、厥、癀、癃、瘕等症。在女子易患赤白带下,与少腹结块,如瘕聚等症;

3. 督脉发病时的病症,主要是脊柱强直,角弓反张现象;

4. 带脉发病时的症象,是腹部胀满,腰部有像坐在水中这样感觉;

5. 阳维脉发病时的现象,多见寒热;

6. 阴维脉发病时的现象,多见心痛;

7. 阳跷脉发病时的症象,常见不眠;

8. 阴跷脉发病时的现象,常见多眠。

**(三)冲任脉的作用**

在奇经中的冲任二脉,对于女子妊娠的作用更大,由于冲(藏血最多,气能上冲,故叫冲)为血海,任(别名尾翳,担任胎的主要部分,故叫任)主胞胎,具有妊娠的关键性。《素问·上古天真论》中说:"女子七岁肾气盛,齿更发长,二七而天癸至,任脉通,太冲脉盛,月事以时下,故有子"。

女子与男子生理的不同,就是能够妊娠。妊娠的主要作用,全在这冲、任两经脉上,因为二脉皆起于胞中,上循背里,为经络之海。冲任脉浮而外的循腹右上行,会于咽喉,别而络唇口。又为了女子月月行经,冲、任二脉,不荣唇口,所以女子不会出胡须,也就是这个道理。

再讲冲脉、任脉、督脉与带脉的关系如何,首先要说明带脉的特点。人生的十二经与奇经七脉(除带脉)都是上下周流,独有带脉不是这样,横束腰际如带,环绕一周。现在明白了带脉的特点,可以说明与它的关系了。冲为五脏六腑之海,任主身前之阴(冲为血海,任主胞胎,前已诉及),督脉是主身后之阳,与任脉主身前之阴,循环往来不息,就是元气(即正气)之所由生,真息(即正气的鼻息)之所由起,女子妊娠,尤其依靠任脉,若不是任脉盛,则冲脉的血不旺,就难于有孕,这就说明冲、任二脉,是血之所由生,胎之所由系,因此,冲、任二脉,在妊娠方面具有重大意义。

冲、任二脉循腹胁、夹脐旁,传流于气街,故属于带脉,而任脉又络于冲脉,冲、任、督三脉同是一个起源,分三条脉上下周流,但均依靠带脉主持,所以冲、任、督三脉,皆络于带脉,这是冲、任、督、带,有关生殖功能的相互关系。

### (四)女子胞的功能

女子胞、子宫、胞宫是同一脏器的不同名称,它的部位,处于少腹之中,大肠之前,膀胱之后。它有两个功能,一是主月经,一是主胞胎,由于它没有其他脏腑与胞宫互为表里,为此把它归纳于"奇恒之府"(是指脑、髓、骨、脉、胆和女子胞而言)的一类。

任脉和冲脉,同是发源于胞中,前在冲、任脉的作用内说过"二七而天癸至,任脉通,太冲脉盛,月事以时下",由此可知胞中既和任脉、冲脉相通,那就与月经有关了,所以有些月经病,每每从治疗冲、任两脉着手,就是这个道理。但是月经属于经带部门,这里暂时不讲,专讲胞胎。

女子胞在不孕育的时候,就是平时和月经有关的。在怀孕之后,又是保护胎元的主要脏器,胎儿在胞中的营养供给,主要依靠母体的冲脉。《灵枢·海论》说:"冲脉者,为十二经之海"。《素问·骨空论》说:"任脉者,起于中极之下"。李中梓说:"中极之下为胞宫,任、督、冲三脉,皆起于胞中,而出于会阴。"后来人说:"任主胞胎",因此在女子月经停止以后而受孕,任脉就改换它的任务,从固摄经血转向给养胎儿,所以在妊娠过程中,如果见到胎动下血,或胞阻腹痛等症,往往都是起因于冲、任经脉空虚,不能固摄胎元,在治疗方法上,多采用补益冲、任的方药,使冲、任气血充盛,以营养胎儿,那么就能够达到安胎的目的。

### (五)奇恒之府的意义

奇恒之府在胞中说明,是指脑、髓、骨、脉、胆和女子胞而言,这六个部分,虽然与五脏六腑划分,但它们仍是和五脏六腑联系的,其中前面脑、髓、骨、脉、胆五个部分,不在本讲范围之内,暂不论述。最后部分女子胞,也属于奇恒之府的意义,必须说明一下,为什么称奇恒之府,由于它们在人体的作用,与一般脏腑不同,是有异常的意思,还有奇(读基)是单独的意思。

《素问·五脏别论》说:"脑、髓、骨、脉、胆、女子胞,此六者,地气之所生也,皆藏于阴而象于地,故藏而不泻,名曰奇恒之府"。又因为它们形体类似腑,而作用类似脏,非脏非腑,亦脏亦腑,故称它奇恒。这里补充女子胞属于奇恒之府的意义,它的功能已在前面说过,不再重复。

**(六)不孕育的原因**

不孕是女子结婚以后,从来没有生育,或已经生育过一胎以后,不再怀孕的,都叫不孕。

不孕的原因,有先天性的缺陷和后天性的病理两种:

1. 先天性　先天性的缺陷不孕,又可分为五种:就是骡、纹、鼓、角、脉五症,就是所谓"五不女"。骡是女子交骨不能开折,与骡子相似的;纹是阴窍狭小仅可通溺而又盘旋为纹的;鼓是阴户如蒙鼓皮,无窍可通,不能性交的;角是阴核肥大,状如阴中有角;脉是终身不行经,不受孕的。以上五症,不是药石所能医治。从前王孟英认为鼓症,可以在幼时以铅为镕,逐日通之。现在对于鼓症,只要开刀动手术纠正。

2. 后天性　后天性病理不孕,一般都由月经不调,《素问·骨空论》说:"督脉生疾,从少腹上冲心而痛,不得前后,为冲疝,其女子不孕"。《济阴纲目》说:"每见妇人之无子者,其经必或前或后,或多或少,或将行作痛,或行后作痛,或紫或黑或淡,或凝而不调,不调则气血乖争,不能成孕矣。"《启迪集》说:"肥人躯脂满溢,闭塞子宫不得孕,瘦人子宫干涩,不能受孕。"妇人之不孕,尚有因六淫七情之邪伤及冲、任,或宿病滞留,传遗脏腑,或子宫虚冷,或气旺血衰,或血中伏热,还有脾胃虚损,不能营养冲、任,这是说明不孕症的各种原因。《妇科切要》说:"妇人无子,皆由经水不调,经水所以不调者,皆由内有七情之伤,外有六淫之感,或气血偏盛,阴阳相乘所致。"巢氏《诸病源候论》说:"妇人挟痰无子,子脏寒凝无子,带下结积无子。"

总之,古人往往把调经和种子并称,所以不孕症,必须和调经门参合,作出具体治疗方法,这里单说明不孕的病因了。

**(七)妊娠病的病因**

妊娠病的病因,不外乎外因、内因、不内外因三种:

1. 外因　外因就是外感六淫(即六气)风、寒、暑、湿、燥、火。凡正常的称为六气,可以助长万物的生长,不正常的就叫六淫,可以伤害万物和人体。这六气往往与季节性有关,例如春多风病,夏多暑病,长夏多湿病,秋多燥病,冬多寒病等。但六气在四时顺序中，又并不是固定不变的，而且人体感受六淫的邪气，也不是单纯的，如风有风寒、风温、或风寒湿，就是六淫中尤以风病范围最广，所以前人说："风为百病之长。"还有不属于外因，风从内生的，一般又称它"内风"。例如：痰火热盛或血虚风动，症现昏、厥、惊、搐、晕、眩、麻木、口眼㖞斜、角弓反张等状。

2. 内因 内因就是内伤七情，主要是喜、怒、忧、思、悲、恐、惊，因受外界影响，随着不同事物和不同环境而发生的变化。喜是心情愉快的表现，怒是因事不如意而气愤不平的态度，忧是思想上焦虑的状态，思是集精会神考虑问题，悲是精神怫逆而产生烦恼的情况，恐有极度紧张惧怕的意思，惊是碰到非常事变突然紧张的表现。这七情对于人生是不可避免的，必须要有节制则无伤，如果过度了，使精神上受到刺激，就会影响生理变化而发生疾病。《素问·举痛论》说："怒则气上，喜则气缓，悲则气消，恐则气下，惊则气乱，思则气结。"《黄帝内经》说：喜伤心，怒伤肝，思伤脾，忧伤肺，恐伤肾。这是说明七情偏性与人体内脏有密切的关系。此外，七情虽使五脏生病，但必归本于心，因"心藏神"，又为五脏六腑的主宰，七情所动，必然影响到心，《灵枢·口问》说："悲、哀、忧、愁则心动，心动则五脏六腑皆摇。"

3. 不内外因 不内外因发生的疾病，既不属于外感六淫，又不属于内伤七情，就叫做不内外因。例如：饮食不节，脾胃受伤，以致影响消化功能而产生疾病；或色欲过度，损伤精气，不仅造成身体虚弱，且容易感受疾病；或因外伤肿痛、出血；或筋伤骨折；或瘀血内留，假使外邪从创口侵入，则情形更加严重；或被毒蛇猛兽所伤，不仅表体受到伤害，还能引起深浅不同程度的中毒，因而发生病变。其他，如食物中毒，药物中毒，也属于不内外因的范畴。

**（八）妊娠脉的诊断**

我们对于妊娠怎样来诊断，首先要知道是否有孕，倘使误孕为病妄施攻伐，或误病为孕，则养虎为患，小者影响健康，大者危及生命，造成后果都是很严重的。因此，妊娠的诊断非常重要，尤其是在早期的诊断，中医的诊断方法，主要着重于脉象，但单凭切脉，还是有所偏差，必须结合四诊（望、闻、问、切）八纲（阴、阳、表、里、虚、实、寒、热），诊断更能确切。

古人辨别胎脉的方法，当然有一定的经验，也有一定的价值。现在采取叶香岩、柯韵伯、张景岳、薛生白等诸名家的精华，舍短从长来谈一谈如何来诊断她是否怀孕，讲一个大略，不过示学者对于妊娠切脉法的门径，如果要求深造，还当探本穷源，学习内、难二经，伤寒、金匮、千金诸书而心领神悟。

《素问·阴阳别论》说："阴搏阳别，谓之有子。"因尺内阴脉搏手，则其中阳脉,阴阳相毂,所以断定她有子。如体弱妇人,尺脉按之不绝,便是有子;为经断病多,六脉不病,也是有子。

　　总的来说:脉动入产门的是有胎,尺中脉滑而旺(如珠走盘的是胎脉)。于少阴(左寸)脉动甚者(人迎紧),妊子也。脉滑而疾,重手按之散的,三月胎候也。和滑而代的,二月胎候也。重手按之,仍疾而不散的,五月胎候也。中冲(手中指之端是中冲穴,属手厥阴心包络)是阳明胃脉连络,脉来滑疾的,受孕到九旬。关上一动一止的一月,一动二止的二月,以此类推,百不失一。左手尺脉浮洪的是男,右手尺脉沉实的是女,左手寸口脉大的是男,右手寸口脉沉细的是女。足太阳膀胱(胞有时也代表膀胱)洪大的是男,足太阴脉洪的是女。阳脉皆是男,阴脉皆是女。阴中见阳是男,阳中见阴是女。两手尺脉俱洪的是双胎两男,两手尺部俱沉实的是双胎两女,左手脉逆的是三男,右手脉顺的是三女,寸关尺连疾相应的是一男一女。

　　以上所讲诊断妊娠辨胎脉法,不过仅供临床切脉时参考的帮助。

### (九)妊娠舌的辨别

　　男子与女子的禀赋不同,因男子气壮,血不易瘀,而女子血盛,经水适来适断,如果与病相触,肝胃的络易于停瘀,为此辨别舌苔,与男子稍有出入,在妊娠期间,还须辨别胎儿的安全与否。

　　舌和苔的分看法,大致舌是察元气的盛衰,苔是察病症的深浅。但妊娠患病,邪入经络,又关母子二人安全问题,所以看法也有些区别。《脉理正义》说:"凡妊娠伤寒,必先固其胎,胎安病乃安,既察其脉,还审其色,面以候母,舌以候子,色泽则安,色败则死。"因为妊娠患病以后,轻的母病,重的子伤,枝伤果必坠,是理所当然。首先要明了怎样母病,怎样子伤,为何母子俱安,为何母子均危,为何母安而子危,为何母危而子不妨,都有分析辨别的意义。

　　若妊娠患病,面舌俱呈白色,多属寒症,宜温。若舌色绛赤,热入血分,就要防逼胎下坠。若面赤舌微黑的,当先保胎。若舌灰黑的,胎也不能固。若面赤的,根本未伤,当急下以救其母。若面舌俱红的,母子都无妨,只要随症施治。若面舌色赤,口中吐沫,母死子活。若面黑舌赤的,子得生而母不保。若面赤舌青的,母无妨而子难活,若舌黑或唇舌俱青,口出白沫而有臭秽气或指甲黑的,那么母子俱不治了。

### (十)药物类的禁忌

　　《素问·六元正纪大论》说:"妇人重身,毒之何如? ……有故无殒,亦无殒也。……大积大聚,其可犯乎,衰其大半而止,过者死。"我们对孕妇的用药,有关大小二人生命的安全,必须慎重考虑。但亦不必十分拘泥,尽可对症下药,所谓有病治病,则病自为当之。在临床时,对于药物的使用,如果能够避免,也应当尽量避免,病已减轻,即停止使用,万一需要应用,或在分量上斟酌轻重,全在于灵活应用。

至禁忌的药物,可分两类,第一类比较剧烈,包括毒药、泻药、大热药、破血药在内,对孕妇与胎儿都有妨碍,必须禁用的。第二类比较差些,包括辛、温、香、窜、消导、利尿药在内,必须慎用的。现在将普通常用的药物,列举禁用的和慎用的于下:

**第一类　禁忌药**

水银、砒石、巴豆、芒硝、䗪虫、水蛭、斑蝥、虻虫、干漆、麝香、藜芦、乌头、大黄、牵牛、商陆、桃仁、三棱、芫花、大戟、甘遂、红花、槐花、皂角、硇砂、蟹爪、牛膝、茜根。

**第二类　慎用药**

肉桂　厚朴　半夏　南星　山楂　瞿麦　冬葵子　车前子

蝉衣　代赭石　通草　猬皮　干姜　米仁

附录:《药性赋》上妊娠服药禁忌歌诀

斑蝥水蛭及虻虫　乌头附子配天雄　野葛水银并巴豆

牛膝薏苡与蜈蚣　三棱芫花代赭麝　大戟蝉蜕黄雌雄

牙硝芒硝牡丹桂　槐花牵牛皂角同　半夏南星与通草

瞿麦干姜桃仁通　硇砂干漆蟹爪甲　地胆茅根都失中

**（十一）非正产的辨别**

妇人从妊娠初期到正常生产这个过程当中,往往由于母患疾病,或因胎儿病变而相互引起了病变,影响正常生产,这是数见不鲜的。我们医务工作者为了保障孕妇和胎儿,就有责任来研究这个问题了。在这非正产的方面,大致可分为三种,就是有关流产(即堕胎)、半产与早产。

1. 流产　流产又称堕胎,是妊娠二、三月未成形,而胎堕下来的。《医宗金鉴·妇科心法要诀》说:"三月未成形象者,谓之堕胎。"《女科经纶》说:"一月二月三月四月,胎未成形而下者,名曰堕胎。"朱丹溪说:"有妇经住三月后,尺脉或涩或微弱,其妇却无病,知是子宫真气不全,故阳不施,阴不化,精血虽凝,终不成形,至产血块或产血胞也。"

妊娠造成流产的原因极多,凡热性病最易引起堕胎,其他贪淫、纵欲、惊恐劳怒、跌扑损伤、毒物毒药、伤胎、气血虚弱不能养胎等,都是可以造成流产的因素。

流产的症状是初期阴道少量流血,始者鲜红,继而渐见深紫,中夹血块,即是未成形的胎胚,腰部及少腹有不剧烈的痛楚,小溲频数,白带逐渐增多这些现象。

2. 半产　半产又称小产,是妊娠五、六月已成形而胎堕下来的,《医宗金鉴》说:"五、七月已成形象者,名曰小产。"又说:"若怀胎三、五、七月无故而胎自堕,至下次受孕亦复如是,数数堕胎,则谓之滑胎。"

妊娠造成半产的原因也很多,与流产相似的亦很多,在临床时必须详细询问检查探索。武子望说:"夫妊娠日月末足,胎气未全而产者,谓之半产。盖由孕妇冲任气虚,不能滋养于胎,胎气不固,或颠扑闪坠,致气血损动,或因热病温疫之类,皆令半产。"张仲景说:"寒虚相搏,此名为革,妇人则半产漏下。"《女科经纶》说:"妊娠半产,非七情六淫,劳役房室,则无是患。"《便产须知》说:"五月、六月皆为半产,以男女成形故也。或因忧、恐、悲、哀、暴怒,或因劳、打、扑、损伤,或因触冒风、寒、暑、热。"以上文献所载,都是主要造成半产的各种因素。

半产的症状,为阴道有多量流血,且有成块者,腹痛较剧,腰部痛楚而兼及尾闾,溲频且数,白带不断,最后见羊水自流、胎自堕。

3. 早产　早产是较正产为早,未达足月,在七、八、九月生育的就叫早产。早产的婴儿,已男女成形,不过孱弱幼小,凡是七个月的婴儿,都可以用人工护理而生存。

妊娠造成早产的因素也很多,有因为病,为患热性病伤寒、疟疾,或因患痢疾,或跌扑损伤,或内伤七情,或胎儿有伤害,或胎死腹中,都可以造成早产的。

早产大致与正产相仿,不过产期提早,临产腰腹酸疼阵痛,见羊水而胎儿下。

### (十二) 孕妇病的治疗

宋代寇宗奭说:"宁治十男子,莫治一妇人。"就是说:妇女所发生的疾病,除男子所可能发生的疾病妇人都能发生以外,还多经、带、胎、产四个部门,因此,相当复杂的。总的来讲,妇科的疾病,可分为三个方面:第一个方面:是母亲自身存在的疾病,可以影响到胎儿的发育;第二个方面,是母亲感染疾病后,虽不关乎胎,因治病的方药有妨害胎元的成长;第三个方面,是怀胎以后所引起的疾病。

妇科疾病的第一和第二两个方面,不在本讲范围以内,因为妇科医生本来要精通内科,就是妇人患病要见病治病,如果妇人有病而牵连到经、带、胎、产,尤须分析病情,掌握轻重缓急,先标后本,或先本后标,或标本兼治,这里不再啰嗦了。

我现在所需要讲的,就是属于第三个方面的胎前各种疾病,也即是妊娠病,包括外因的六淫和内因的七情以及不属于内外因的跌扑损伤、饮食房劳等这些范围,根据一般的、特殊的妊娠病所见的症候,分为十四种列述于下:

恶阻、胞阻、转胞、子肿、子痫、子悬、子烦、子瘖、子嗽、子淋、胎动不安、胎萎不长、胎漏下血、堕胎小产

治疗妊娠的主要关键,王海藏说:"如母病以致动胎者,但疗母则胎自安,或胎气不固,或有触动,以致母病者,宜安胎则母自愈。"养胎以血为本,所以胎前用药,应当以清热养血为主;又以营出中焦,血因气行,宜以理肝疏气为辅,理肝则脾健,使气血易生,疏气则气顺,使气血调和,这样才能使母健胎安。至于汗、下、利小便,前人列为三禁,防过汗则亡阳伤气,过下则亡阴伤血,利小便则伤津液,必须掌握有故无殒,衰其大半而止的原则,在临床上灵活应用。

1. 恶阻

病因:恶阻的名称,最初见于《金匮要略》。孕妇在二、三月时,每多恶心呕吐,胀满不食。有的大吐,有的时吐清水,恶闻食臭,由于子宫经络络于胃口,所以逢食气引动精气冲上,需要食物吐尽后,则精气才能够安逸。也有因子宫秽气盛,必须过百日始愈。至三月余而呕吐渐止,这又是什么缘故,因胎元渐大,脏气仅能供给胎气,没有余气上逆。大凡恶阻多由胃虚气满,但也有素本不虚,忽受胎妊,则冲任上壅,气不下行,所以要呕逆。根据文献上所载的各种原因不一,但归纳起来,不外脾胃虚弱停疾积饮,或胎气上逆而成。《胎产心法》说:"恶阻者,谓有胎气恶心阻其饮食也。"朱丹溪说:"凡孕二、三月间呕逆不食,或心烦闷,此乃气血积聚以养胎元,精血内郁,秽腐之气上攻于胃,是以呕逆不能纳食,血既养胎,心失所荣,是以心虚烦闷。"《扁鹊新书》说:"胎逆即恶阻,俗所谓病儿是也。"亦有称"阻病",亦有称"子病",亦有称"病食",这都是历来称恶阻的名称。总之,如戴复庵说:"恶阻者,妇人有孕,恶心阻其饮食是也"

症状:胎儿恶阻,俗称病儿,一般在受孕二、三月时,即觉头重而眩,四肢懈怠,多卧少起,懒于操作,晨起泛呕,恶闻食气,食入呕吐,甚至见食即吐,喜食酸咸果实等。

诊断:脉象和平或濡滑或弦滑,舌苔厚腻,舌质淡红,泛呕须根据停经呕吐症状决定。在胎前恶阻须顺气,恶阻呕吐尤多属热,也有因寒而吐的,这是因病而吐,不是因恶阻了。

治疗:主要以和胃止呕,疏肝理气,安胎补血为主,再分别寒热虚实来随症

用药,但此病属于胃虚有痰的较多,所以多用半夏为主药,生姜、竹茹、橘皮、茯苓为副药,脾虚的加参、术,气虚的加紫苏、砂仁,胃寒的加干姜,兼烦热口渴的加黄芩、黄连等。

处方:古方千金橘皮汤(橘皮、竹茹、人参、白术、厚朴、生姜)

橘红茯苓汤(橘皮、茯苓、苏梗、归身、白芍、砂仁、竹茹、甘草)

本人常用方

西川连　乌梅炭　杭白菊　橘红　姜半夏

茯苓　砂壳　姜竹茹　桑寄生

引用生姜一片

有热的可加山栀、黄芩

伤津的可加麦冬、石斛、花粉

形寒发热的可加紫苏梗、荆芥炭

胃弱的加香砂六君子汤为主

2. 胞阻

病因:凡妊娠腹部经常疼痛而引起胎动不安的,都称为妊娠腹痛。《金匮要略·妇人妊娠病脉证并治》说:"假令妊娠腹中痛,为胞阻。"它的原因约可分为五种,一因冲任脉虚而引起胞阻经漏腹痛(属气虚);二因血虚而兼有水饮所引起的(属血虚);三因寒气客于胞宫,所以腹痛而兼恶寒(属风寒);四因宿有冷痛或新触风寒引起的;五因跌扑劳动损伤而引起的。陈自明说:"妊娠心腹痛者,或由宿有冷疼,或新触风寒,皆由脏虚而致动也……多是风寒湿冷痰饮,与脏气相击,故令腹痛攻冲不已",又说:"妊娠四、五月后,每常胸腹间气刺满痛,或肠鸣,以致呕逆减食,此由忿怒、忧思过度。"它对胞阻分析的病因比较全面。

症状:一般的症状,孕妇自觉子宫胀大,腹中时有腹痛。轻者胀,甚则痛,与火微则痒,火甚则痛同样。

大体可分为虚寒、水气、风寒、气郁,至于跌扑闪损这是例外,仍是通过辨别病人体质属于气虚或血虚,或气血两虚而施治。总的来讲,胞阻多因胞胎不安,气机阻滞,时时腹痛,或下滞而便难,或横逆而腰酸,或脘闷,再简括区别起来,可分因寒或因热而引起的。

诊断:因气虚症见腹痛喜热按,面色㿠白,头重而眩,或头痛,形寒肢冷,精神疲倦,语言无力,心悸气短,食少乏味,舌淡,苔薄白,脉象微弱或反应大。

因血虚症见腹痛,面色苍白或萎黄,体瘦肤燥,心悸寐少,大便干燥,舌质淡红,舌花剥脉细。

因风寒症见腹部胀痛,身体怕冷,或有发热,头痛,眩胀,骨节疼痛,或有胁痛,咳嗽,胸闷,嗳气,口淡食少。

因气郁症见胸闷食少,时或太息,少腹胀痛,胀过于痛。

因寒症见舌多白腻,脉象濡滑或迟,喜热饮,腹冷痛。

因热症见舌苔黄厚,脉弦数,小便色黄,大便闭结,腹内自觉热胀。

治疗:因气寒宜补中益气汤加减或附子汤;因血寒宜胶艾汤加减;因风寒宜紫苏饮加减或金沸草散;因气郁宜缩砂饮。

处方:

**因热的**

用川朴、黄芩、白术、白芍、知母、山栀、竹茹、生地、黄柏、大腹绒、枳壳

**因寒的**

用平胃散、二陈、左金、千金保孕汤等加木香、砂仁、苏梗等复方加减。

3. 转胞

病因:妊娠之后,因胞胎逐渐长大而压迫膀胱,以致少腹满痛,小便频数,心烦难寐,甚至压迫过甚,有碍及排尿而引起小便困难。《圣济总录》说:"胞受水液、气不转行,则小肠满胀,或饱食用力,或因合阴阳,令胞屈辟,小便不下,遂致胞转。"《金匮要略·妇人杂病》说:"妇人病,饮食如故,烦热不得卧,而反倚息者,何也? 师曰:此名转胞,不得溺也。"亦有因气虚下陷,或先因强忍小便而引起的。

症状:一般脐下急痛,少腹臌胀,小便不通,或腿脚浮肿,焦躁不安,大都在妊娠七、八月。气血两虚的,小便不通,面色㿠白略萎黄,头重眩晕时痛,体力衰弱怕冷,心悸气短,言微寐少,舌淡无苔,脉象虚弱。属阴虚的,小便不通,面肢浮肿,精力疲乏,头眩怕冷,腰腿疲软,大便溏泄,舌质淡,苔薄白,脉沉迟而虚。属湿热证的,小便不通或黄赤很少,心烦内热,夜寐不安,头重眩胀,胸闷腹胀,纳食呆滞。

诊断:根据以上症状,再参合苔和脉,为脉虚体弱的属气虚下陷。

治法:治气血两虚宜举胎四物汤为主;治肾阴虚的宜金匮肾气丸为主;治湿热证的宜冬葵子散、全生茯苓散之类;虚的用补中益气汤加减。

处方:党参、黄芪、陈皮、茯苓、泽泻、当归身

或加桔梗一味,每见功效,根据开提肺气,通调水道的原则增味。

外治法:《女科指南》托胎法:"令妇人仰卧于凳上,将足丫凳头,渐渐抬高,如是片时,胎自举而溺出如注。"惟适用于胎元虚弱下坠的小便不通。

朱丹溪举胎法：“令稳婆以香油涂手举胎起，则尿自出”以救急。

4. 子肿

病因：子肿是孕妇胎水肿满，它的主要原因，由于脏腑本虚，脾土不能制水，水散四肢，以致腹胀膨大，手足面目浮肿，甚至浑身肿满，心腹俱胀。《经效产宝》说：“妊娠肿满，由脏气本弱，因产重虚，土不克水。”前人把它分为子肿、子气、子满、脆脚、皱脚等名称，其实同属肿满，不过肿满的部位以及起因稍有不同。如子气，足指发肿，渐至腿膝，喘闷不安，或足指缝水出，由于妊妇宿有风气，或冲任有血挟风水所致。如子满，在六、七月间起的，因胎长大，腹大胀满逼子户，妊妇浮肿腹胀而喘，坐卧不安。如脆脚，两脚肿而皮薄，亦由脾虚不能制水而起。如皱脚，两脚肿，而皮厚，是属于湿阻。《医宗金鉴》说：“头面遍身浮肿，小水短少者，属水气为病，故名曰子肿。自膝至足肿，小水长者，属湿气为病，故名曰子气。遍身俱肿，腹胀而喘，在六，七个月时者，名曰子满。但两脚肿而胀厚者，属湿，名曰皱脚。皮薄者，属水，名曰脆脚。”还有妊娠三月肿满，为水气的琉璃胎，也是子满的异名同症。主要的原因，都由于水气所造成的。不过水偏盛的多喘促，气偏盛的多胀满，喘促属肺，胀满属脾。总之，初起尚轻的，仅面部微浮，目下卧蚕形，小便短少，脚胫稍肿。重的气逆不安，胸闷连及两胁，气喘而急，肢体笨重，全身都肿。

症状：水肿的症状，约可分三种范围，一因脾虚，二因水湿，三因气滞。属于第一种脾虚症状，妊妇面目肢体虚厚，面色浮黄，神疲无力，四肢清冷，口中淡腻，胸闷腹胀，有时膨满，食量减少，大便溏薄，小溲黄少，带有白带，舌苔薄白润，脉象虚滑。属于第二种水湿症状，妊妇肢体浮肿，面色白润，怕冷，头眩而重，口中淡腻心悸，腹满胀大，小溲不利，大便溏薄，舌苔白腻，脉象沉滑。属于第三种气滞症状，妊妇肢体浮肿，行步艰难，甚至足间出水，兼见精神抑郁，气滞不畅，腹闷腹胀碍食，大便溏薄，小溲短少。

诊断：大多数在妊娠五、六月之后，脉象多弦滞，舌苔多白腻，均属水湿停积的缘故，因它的部位不同，它的名称各异。如属脾虚证兼有血虚，症见头目眩晕、心悸、寐少等现象。如属水湿证兼有气滞，症见胸闷腹胀较重、胁痛嗳气、便闭溲少等现象。

治疗：脾虚证宜全生白术散（白术、茯苓、陈皮、老姜皮、大腹皮）及五皮饮（大腹皮、生桑皮、老姜皮、茯苓皮、陈皮）；兼有血虚的可用千金鲤鱼汤（白术、生姜、白芍、当归、茯苓）；先煮约二斤重鲤鱼一尾，熟后澄清取汤煮药；水湿证宜葵子茯苓散（葵子茯苓），兼有气滞的宜茯苓导水汤（木香、木瓜、槟榔、大腹皮、白术、茯苓、猪苓、泽泻、桑皮、砂仁、苏叶、陈皮）或泽泻散（泽泻、桑白皮、木通、枳壳、槟榔、赤苓）；气滞证宜天仙藤散（天仙藤、制香附、陈皮、甘草、乌药、木香）或束胎饮（白术、黄芩、苏叶、枳壳、大腹皮、砂仁、炙甘草）。

处方：初起可用行水健脾，以全生白术散加减。

白术、云茯苓、大腹皮、广陈皮、老姜皮、汉防己、焦车前子、老苏梗、大砂仁、陈木瓜

或用《医宗金鉴》茯苓导水汤加减

陈木瓜、老槟榔、大腹皮、白术、茯苓、泽泻、桑白皮、砂仁、苏叶、陈皮

或加枳壳以破结，或加防己予以利下湿，或喘者加葶苈子以泄上水。

5. 子痫

病因：妊娠后患痫症，所以叫子痫。如果在分娩以后，这个痫病不治疗也会好的，因此很明显的说，这个子痫是由妊娠而引起，属于胎前病的一种。陈自明说："妊娠体虚受风，伤足太阳经络，复遇风寒相持，则口噤背强，甚则腰反张，名曰痉。其候冒闷不识人，须臾自醒，良久复作，谓之风痉，一名子痫。"张曜孙说："若因冬月，外感风寒，壅于肺络，内风煽炽，故痰气升逆，昏迷不醒，手足筋脉拘挛……妊娠已七八月之间，症属子痫。"引起子痫的病因，根据各家记载，大概不外血虚受风、痰热上扰所致。

症状：在妊娠后期或分娩时出现全身痉挛，角弓反张，手足抽搐，目睛直视，牙关紧闭，神志昏迷等症状，一会儿就清醒过来，清醒后如常人，或发作次数频数，间断而来。照概说所述，可分风热证、风痰证、虚风证。

（1）风热证，先时大便闭结，头痛很剧，两目昏花，面色发红，脘腹疼痛，或有呕吐，舌质红，脉弦滑数。

（2）风痰证，畏风怕冷，头眩胀痛，眼目昏花，胸闷呕吐痰涎，舌苔白腻，脉弦滑。

（3）虚风证，头眩目花，甚至头痛，心悸气短，精力疲乏，面肢浮肿，面色苍白，有时颧赤，身体怕冷，胎动腹痛，出冷汗，大便干结，小溲频数，舌淡无苔，脉细而弦滑。

诊断：子痫发病时，与中风类似而大有区别，虽然昏迷 抽搐，但须臾自醒，没有遗留口眼涡斜、半身不遂等现象，且多发生在妊娠后期，不难鉴别。况在发病之前，每有头晕眼花，视物不清，颠倒黑白，即是它的先兆，就应该注意预防。诊断子痫的纲领，大抵胎气未动，以补气养血息风为主；胎气既下，则以大补气血为主。

治疗：总的来说，以养血、祛风、清肝、化痰为主治。

（1）风热证偏重于热宜羚羊角散。

（2）风痰证宜《外台秘要》葛根汤。

（3）虚风证宜钩藤汤。

处方：羚羊角散

羚羊角、独活、炒枣仁、五加皮、炒薏仁、防风、当归、川芎、茯神、杏仁、木香、甘草

葛根汤

贝母、葛根、丹皮、防己、防风、当归、川芎、肉桂、茯苓、泽泻、甘草、独活、石膏、人参

钩藤汤

钩藤、当归、茯神、人参、桔梗、桑寄生

6. 子悬

病因：孕妇胎动不安，胸胁胀满，名叫子悬（胎上通心的别名）。因胎热而子不安，身欲起立于胞中，似有悬起的形象，非子能悬挂的意思。缘五脏系皆通于心，而心通五脏系，所以胞门子户上逼心系。胎气和则安静不动，胎气不和则伸缩转动，牵拽其系而心痛，像物悬坠的情况。沈金鳌《妇科玉尺》说："妊娠四、五月来，本君相二火养胎，平素有火，而胎热气逆，胎上凑心不安，胸膈胀满，名曰子悬。"大都是由于肝气上逆所致。我个人的见解，这种发病的原因，每多孕妇暴怒，气机不舒，肝火挟痰浊中阻，影响通降的道路所造成。

症状：妊娠四、五月间，浊气举胎上凑，孕妇自觉胎气上升，紧塞胸膈脘，腹痞满胀痛，或有呕吐气逆或兼喘急，重的胀闷难忍。约可分属实、属虚。属实又当分挟热、挟寒等区别。

（1）属实的气郁挟热，症状见胸闷腹胀，窒塞不舒，食入更甚，呼吸不畅，或有胁痛，内热口干，心烦寐少，有时颧赤，或有潮热，舌红苔薄黄腻，脉弦滑数。

（2）属实的气郁挟寒，症状见胸腹胀满，面色苍白兼黄，身体怕冷，精神郁闷，肢体疲乏，头眩心悸，呼吸不畅，舌淡少苔。

（3）属虚寒的症状见胎动，心慌，胸闷，面色青灰，身体怕冷，手足厥冷，精力疲乏，口干烦躁，舌淡少苔，脉沉微而滑，甚至若有若无。

诊断：脉象由弦滑促或六脉强盛，按之搏指，舌苔黄腻，再听取病人自报症状，添加上列症状，决定轻重来诊断。

治疗：

（1）气郁挟热的宜枳壳汤（枳壳、黄芩，研末，水煎温服）解郁汤（人参、白术、茯苓、当归、白芍、枳壳、砂仁、山栀、薄荷）等。

（2）气郁挟寒的宜紫苏饮为主（苏梗、大腹皮、人参、川芎、陈皮、白芍、当归、甘草）

（3）虚寒症的宜当归汤（当归、阿胶珠、人参、甘草、葱白）

**本人处方** 此症属实挟气的居多，所以治疗的方法，以平肝、理气为主，故本人采取疏气、舒郁、利湿、平肝、降逆的方法，仿古方紫苏饮加减。

紫苏梗　大腹皮　制香附　缩砂仁

左金丸　或加清热黑山栀　黄芩　竹茹

7. 子烦

病因：妊娠后心中时时烦闷，名曰子烦。概括说起来，不外痰和热两种原因，不过子烦皆属于热，亦有虚有实，更应当分十二经养胎的月份跟随相应脏气施治。《经效产宝》说："夫妊娠而子烦者，是肺脏虚而热乘于心，则令心烦也，停痰积饮，在心胸之间，或冲于心，亦令烦也。若热而烦者，但热而已；若有痰饮而烦者，呕吐涎沫，恶闻食气，烦躁不安也。大凡妊娠之人，既停痰积饮，又寒热相搏，气郁不舒；或烦躁，或呕吐涎沫，剧则胎动不安，均为子烦也。"约可分为四种情况，因脏热而热气上乘的心中烦；或因积痰饮，呕吐痰沫的胸中烦；或因积血停饮，寒热相搏，致胎气不安，多由阴既养胎，孤阳独旺的子烦；或因炎夏盛暑，君火大行，都能乘肺，以致烦躁胎动不安。《医宗金鉴》说："子烦，由胎中郁热上乘于心也。"

症状：在妊娠五、六月间，忽觉心中烦躁，闷乱不安，或兼呕吐痰沫，胎动不安，心悸胆怯等现象。

诊断：妊娠烦闷，身体瘦弱，面色潮红，自觉烘热，皮肤干燥，口干欲饮，大便闭结，舌红无苔，脉象细滑而数，这是属于虚热证。

妊娠胸脘胀闷，心烦不安，精神郁闷，面色灰黯，饮食减少，大便不畅，舌苔薄白，脉象弦滑不调，这是属于气郁证。

妊娠心烦，懊恼，胸闷，泛恶，面色微红，头眩内热，夜寐不安，痰多食少，舌质红，苔黄腻，脉象滑数，这是属于痰热证。

妊娠烦闷，身体肥胖，头眩心悸，胸闷，呕恶痰多，恶食，苔白腻，脉象弦滑，这是属于痰饮证。

治疗：属虚热宜竹叶汤（白茯苓、麦门冬、防风、黄芩、竹叶）、知母散（知母、麦冬、赤苓、黄芩、黄芪、竹沥）养阴清热。

属气郁宜分气饮（半夏、茯苓、陈皮、大腹皮、桔梗、苏梗、枳壳、白术、山栀、甘草、加姜枣）、越鞠丸（香附、苍术、川芎、山栀、神曲、山楂）舒中解郁。

属痰热宜竹茹汤（竹茹一两，以水一升煎取四合）、竹沥汤（竹沥、麦冬、防风、黄芩、茯苓)清热化痰。

属痰饮宜二陈汤(半夏、陈皮、茯苓、甘草)蠲饮涤痰。

本人处方  采取清热、舒气、化痰和胃为主治,用竹茹汤加减。

鲜竹沥、橘络、大麦冬、大生地、黄芩、枳壳、白芍、归身、天花粉

或用《医宗金鉴》知母汤(黄芩、知母、黄芪、甘草)

### 8. 子瘖

病因:妊娠九月而瘖,名叫子瘖,就是"妊娠不语"。所谓不语,并非不会讲话,因声音低微,或竟不能出声,虽言而无声。因音出于喉咙,发于舌本,胎儿肥大,胞宫的络脉系于肾经,阻碍肾经上行,《医宗金鉴》说:"盖少阴之脉络于舌本,九月肾脉养胎,至其时胎盛阻遏其脉,不能上至舌本,故声音细哑。待分娩之后,肾脉上通,其音自出矣。"又说:"妊娠九月,孕妇声音细哑不响,谓之子瘖。"《素问·悬解》说:"无治也,当十月复。"如果误用通声开发的药,则大错而特错,本来子瘖毋须服药,间或亦有痰迷心窍的,宜浓煎生脉散,空腹服地黄丸,助肺气以养胎。

症状:孕妇对饮食起居如常,独声音低细如哑,或言不闻其声,即使用力,仍无音出。

诊断:首先要明察音哑的主要原因,是否痰火内闭的音哑,还是风寒抑遏的音哑,但是不难辨别,凡属痰火和伤风的音哑,往往兼有恶寒发热,头疼,咳呛,咽痛等症状。

治疗:子瘖的病症比较少见,轻的毋须治疗,可听其自然,待生产后,脉络通则音自会复原。如因肾气不足的声音不响,宜用加味补肾煎。

处方:

大熟地、当归身、北沙参、大白芍、云茯苓、厚杜仲、菟丝子、新会皮

### 9. 子嗽

病因:妊娠久咳不已,名叫子嗽。由于肺气虚而寒邪乘,久嗽不已,则伤胎元。沈金鳌《妇科玉尺》内说:"妊娠咳嗽,名曰子嗽,此胎气为病,产后自愈。"根据文献所记载,有因胎火上逆,肺失清肃;有因孕妇痰湿内盛;或外感风邪引起;有因肺本虚弱,火盛乘金,应当分别诊治,恐有迫久不已,至产后成褥劳的危险。

症状:痰湿盛的症状见胸脘胀闷,恶心呕吐,四肢懈惰,精神困倦。肺虚火盛的症状见干咳无痰,或有痰红,颧赤气浅,胸膺作痛,形肉消瘦。

诊断:根据症状,详问病的久暂,再参合舌苔脉,如脉弦滑,苔白腻的,属于痰湿内盛,初起恶风发热,鼻塞流清涕的,只要发散,得微汗即愈。

治疗：湿痰内盛宜疏化痰湿,用涤痰汤加减。

肺气火盛的宜清肺平肝,补气化痰,用马兜铃散。

处方：涤痰饮

宋半夏、川贝、瓜蒌皮、苦杏仁、陈皮、茯苓、炒子芩、苏子梗、炒白术、枇杷叶

马兜铃散

马兜铃、玄参、川贝母、陈皮、桑白皮、苏子、大腹皮、五味子

（一方有枳壳,无玄参、贝母、桑皮）

10. 子淋

病因：孕妇小便,涩少淋漓,点滴疼痛,名叫子淋（又叫子漏）。它的病因,不外肾虚膀胱有积热,以致小便闭塞。因妊娠的胞系于肾,肾有虚热则移于膀胱,膀胱热就不能制水,变为点滴淋漓。巢氏《诸病源候论》说："淋者,肾虚膀胱热也。肾虚不能制水,则小便数也；膀胱热则水行涩,涩而且数,淋漓不宣。妊娠之人,胞系于肾,肾患虚热成淋。"沈金鳌说："妊娠因酒色过度,内伤胞门,或饮食积热,以致水道秘塞,小便淋沥而痛者,名曰子淋。"《医宗金鉴》说："孕妇小便频数窘涩,点滴疼痛,名曰子淋。"

症状：这个病于妊娠三、四月后发现,至七月后最多,小便频数点滴不爽,短涩疼痛,溺赤短少。约可分属实湿热证与属虚虚热证,湿热证又当辨别湿重于热,还是热重于湿,虚热证是偏于气虚,或偏于血虚。

（1）湿重于热的症见小便淋漓不利,或尿道涩痛,尿色淡黄,面肢浮肿,身重疲倦,起则头眩,胸闷腹胀,饮食呆滞,舌苔白腻,脉象濡滑。

（2）热重于湿的症状见小便黄赤,酸涩不利,面色垢黄微红,口苦干腻,心烦寐少,胸闷食少,大便燥结,舌苔干黄而腻,脉象滑数有力。

（3）偏于气虚的症状见小便频数不利,尿色淡黄,有时尿道涩痛,面色苍白,有时颧赤,精力疲乏,头重眩晕,心悸气短。

（4）偏于血虚的症状,小便短少不利,有时涩痛,尿黄,身瘦肤燥,有时颧赤,或午后有潮热,咽燥口渴,心悸,心烦,夜寐不安,舌质红绛光剥。

诊断：根据上述症状,辨别虚实后,再问孕妇从前有否患过淋证,又须与转胞情况区别,因转胞于七、八月不得小便,亦有小便难,当辨它症状决定诊断。

治疗：

（1）湿重于热的宜《金匮要略》方葵子茯苓散（冬葵子、茯苓）

（2）热重于湿的,轻的宜五苓散,重的宜地肤大黄汤（大黄、地肤子、知母、黄芩、猪苓、赤芍、通草、升麻、枳实、甘草）

　　*五苓散加减*

　　当归身、白芍、黑山栀、赤芍、黄芩、生地、泽泻、滑石、车前子、甘草

　　（3）偏于气虚的宜安荣散

　　*安荣散*

　　麦门冬、木通、滑石、党参、细辛、当归、灯心草、炙甘草

　　（4）偏于血虚的宜四物汤（芎、归、芍、地）加黄柏、知母、五味子、麦冬、元参

　　处方：清热利湿为主用五苓散加减或安荣散

　　11. 胎动不安

　　病因：孕妇胃气壮实的，冲任荣和，则胎得所，如鱼处渊。若气血不调，就有胎动不安病象。陈自明说："妊娠将养如法，则气血调和，胎得其所，而产亦易，否则胎动气逆，临床亦难，至危矣。"

　　胎动不安的原因，大多数由于冲任经虚，受胎不实；或因饮酒性交过度，损动不安；或因跌闪掣触，损动胎元；或因七情不舒，伤动血脉；或因过服缓补并误服禁药；或因其它疾病伤胎等病因，都能使胎动不安。

　　所谓胎动不安，有如下坠形状，或兼腹痛，或兼漏红，妊娠胎气，伤动欲堕，轻的转动不安，或微见红，宜安胎为主。总之造成胎动不安病因，大致可分为两种：一因母病而胎动的，只要治母病而胎自安，一因胎元不固累及母病的，必须安胎而母自愈。

　　《产宝百问》说："胎动腹痛……急服顺气安胎药，不然，变成漏胎难安矣。"《女科经论》说："胎前用药，清热养血为主，而清热养血之后，惟以补脾为要，培后天元气之本也。"

　　症状：胎动不安的症状，可分气虚、血虚、气血两虚、脾虚、肾虚、虚寒、虚热等七种：

　　（1）气虚的症状见腰腹或痛或不痛，精神疲倦，形寒，言语无力，心悸气短。

　　（2）血虚的症状见面色萎黄，心悸寐少，体瘦肤躁、腹痛、漏红、脉细。

　　（3）气血两虚的症状，即以上两虚的合并症。

　　（4）脾虚的症状见肿满或有或无，大便溏薄，神疲无力，纳少。

　　（5）肾虚的症状见腰腿疲软，身体瘦弱，头眩耳鸣。

　　（6）虚寒的症状见脘部或少腹冷痛，小溲不利。

　　（7）虚热的症状见有时腹痛，口干燥，自觉烘热。

　　诊断：李梴说："心腹痛而下血者，为胎动不安，不痛而下血者，为胎漏，二者所由分也。"《证治准绳·女科》"当以母形色察之，若面赤舌青，儿死母活。面青舌赤，口中沫出，母死子活。若唇口青，两边沫出者，子母俱死。"可参看

前妊娠舌的辨别。

治疗：

（1）气虚的宜补中益气汤加减。

（2）血虚的宜胶艾汤。

（3）气血两虚的宜牛鼻保胎丸,或安胎饮加人参。

（4）脾虚的宜四君子汤加砂仁、木香。

（5）肾虚的宜保胎丸。

（6）虚寒的宜白术散。

（7）虚热的宜黄芩汤。

处方：一般的胎动不安,用胶艾四物汤加减。

熟地（血热换生地）、归身、白芍、川芎、艾炭、阿胶。

饮食受伤的胎动不安用黄芩汤加鸡内金。

黄芩、白术、归身、砂仁、鸡内金。

劳役过度的胎动不安,用养心安胎法宜安脉汤。

党参、归身、白术、川芎、黄芪、阿胶、炙甘草、陈皮、杜仲、菟丝子。

房劳过度的胎动不安,用养血安胎法,宜八物胶艾汤。

党参、白术、归身、白芍、川芎、茯苓、熟地、阿胶、艾炭。

气机不舒的胎动不安,用顺气安胎法,宜四物汤加砂、枳。

苏梗、白术、木香、细苎根、砂仁、枳壳。

12. 胎萎不长

病因：妊娠胎气全赖血气给养,胎萎不长,都由脾胃虚弱,气血不足所致。有受胎后漏血不止,则血不归胎;有中年妇人血气衰败,则源泉日涸;有因脾胃病则仓廪薄而化源亏,以致冲任穷;有因郁怒肝气上逆,则血不调而胎失所养;有因血气寒而不长,是阳气衰则生气少;有因血热而不长,则火邪盛真阴损耗。陈自明说："妊娠不长者,因而宿疾,或因失调,以致脏腑衰损,气血虚弱,而胎不长也。"所以身体虚弱、气血两亏、或劳役过度、饮食营养不足,都能造成胎元不足,影响发育缓慢的因素。

凡属胎萎不长,宜补、宜固、宜温、宜清,但视病情而随机应变施治,待及期或过期胎气渐充,自然而然会长。不过胎的生长,虽由肝肾,而实在长养,全靠脾脏,必须以补脾为主要医治。

症状：孕妇身体瘦弱,体疲乏力,饮食减少,胎动延迟,有孕六、七月像四、五月,腹形不大。

诊断：询问怀孕日期,看腹形大小是否与怀孕月份相称,在四个月后有无胎动情况,再参合脉证来决定。

治疗:1)因母气弱而胎不长的。2)如母气旺而胎不长,必由父气孱弱。3)如体倦厌食,面黄、脯热而胎不长的。4)因怒气寒热往来,内热,脯热胁痛、呕吐的。5)腹有积冷,胎萎不长的。另外,当注意孕妇有无宿疾调治,如营养不足的,须注意多食营养丰富食物和适当的休息。

处方:

(1)宜八珍汤、十全大补汤、归脾汤、补中益气汤

(2)宜大剂保元汤

(3)宜八珍汤倍加人参、白术、茯苓

(4)宜六君子汤加柴胡、山楂、枳壳、紫苏、桔梗

(5)宜安胎白术散

13. 胎漏下血

病因:腹不痛而下血是胎漏,与腹痛而下血的胎动不安、腹中痛的胞阻不同;又与激经和尿血各别,因激经俗名垢胎,是受孕后仍复行经。尿血出自溺孔,非为漏血出于人门。约可分为以下几种 1)癥痼 2)风热 3)虚热 4)虚寒

症状:

(1)宿有癥病,受孕未及三月即动,胎动在脐上,并胎漏下血不止,皮肤干燥,自觉胸腹胀满,少腹拘急,或略有疼痛。

(2)胎漏下血形寒身热,头胀眩晕,心烦少寐,口干味苦,小溲黄赤,舌苔薄白带黄,脉象濡滑而数。

(3)胎漏下血,血色鲜红而多,内热口干,心烦寐少。

(4)胎漏下血,面色㿠白或萎黄,形寒肢冷,头晕耳鸣,身体瘦弱,精神倦怠,腰背疼痛。

诊断:胎漏是气血不足,常以止血药为主治,如宿有癥病当下其癥,气虚的宜益气固胎,血虚的宜养血安胎,血热宜清热止血,如下血而又腹痛很厉害的,更应注意堕胎。

治疗:

(1)治宜桂枝茯苓丸为主(桂枝、茯苓、丹皮、桃仁、芍药)五味各等份研末蜜和丸。

(2)治宜防风黄芩丸为主(炒条芩、防风)等分为末混和丸。

(3)治宜丹栀逍遥散为主(柴胡、白术、茯苓、当归、白芍、甘草、丹皮、山栀加黄芩)。

(4)治宜补中益气汤,或《妇人大全良方》艾胶八珍汤、牛鼻保胎丸合当

归寄生汤等类。

14. 堕胎小产

病因：堕胎与小产的区别，简单说起来，在三个月以内没有成形而流产的叫堕胎，在三个月以外已经成形而流产的叫小产。无论堕胎与小产的原因，都由胎动不安与胎漏下血进展而成。至于胎动不安与胎漏下血的起因，大多数非是男子贪淫纵情，就是女子好欲性偏，兼之嗜食辛酸热物，暴损冲任，以致造成堕胎与小产。也有其它原因造成的，有如下列各种：一、因郁怒动胎，二、因气血虚弱不能养胎，三、因跌扑伤胎，四、因热病伤胎等。

症状：分胎前和产后两种看法，在未堕产前，当根据治疗的第（11）胎动不安与第（13）胎漏下血的症状治疗，这里不再重复。如果已经堕产，应该按照产后病治疗。最普通习见的病状有两种，一是下血不止，一是血凝不出。

诊断：在未堕产之前的诊断，按照胎动不安与胎漏下血的诊断来治。在已堕产之后的诊断，血出过多不止的，大都是经脉损伤而气虚不能摄血；血凝不行作痛的是败血闭而不流，或兼有外邪。

治疗：属于胎前的不再重复。属于产后的气虚证下血不止，与瘀血证恶露不行的症状，这里先叙述梗概，待产后门再详论之。

（1）气虚证下血不止，必出现面色㿠白，精神倦怠，语音低微无力，脉象虚弱。

（2）血瘀证恶露少，或不下，少腹硬痛拒按，痛势很剧，舌质带青，脉象沉实而涩。

处方：

（1）治宜补中益气汤或归脾汤加味

（2）治宜生化汤和失笑散。

# 结　　语

中医妇科对于妊娠的诊断，历代所积累下来的经验确是不少，惜于还没有一本有系统的写作。各家立说，又有所不同，且多有门户之见，不知道如何归纳起来。况疾病的发展，亦随时代饮食起居，男女环境生活的不同而变化，这是随着社会发展规律而不断演变，医药也不能例外，跟着时代的变化而不断整理改进，来适合广大人民的实际需要。本人虽想对妇科有所贡献，又限于医学理论和技术水平，常感力不从心的苦闷，但又不愿默不作声，因此拉杂摘录一些来做我们妇科共同研究的嚆矢，还希望理论卓越和技术精深的同志们，掀起一个高潮，为中医妇科作有系统的新贡献，使中医这朵造福人类、光明灿烂的花，在全世界放一异彩。

# 十、妇科杂病诊治拾萃

妇女疾病以经、带、胎、产为主。由于妇女有不同于男子的生理、病理特点,还患有一些杂病,这也属于妇科疾病的范围之内的。它包括有:不孕、癥瘕、脏躁、乳疾、阴痒、阴挺等。因乳疾已在外科中详细介绍,此处从略。本章将常见的几种疾病作一介绍。

## 不孕

妇女婚后三年以上,配偶健康,而没有受孕;或已生育过,又隔三年以上不受孕的,都称做"不孕"症。古人对此早有认识:若婚后三年不孕者,《千金要方》称之为"全不产",《脉经》中称之为"无子"。若生育过而又隔数年不育者,《千金要方》称之为"断绪"。

产生不孕的原因,可概括为二类:先天性的生理缺陷及后天性的病理变化。

### (一)先天的生理缺陷

在古书上称为"五不女"——即:骡、纹、角、鼓、脉

骡——又称螺,阴道内有螺旋纹,不适宜交姤。

纹——女子阴窍狭小,难于交合。

角——阴中有物挺出,状如阴中有角。

鼓——阴户绷急,如蒙鼓皮,无窍可通。

脉——生无月经,也不能生育。

以上"五不女"并不是药物所能解决的,不属本节讨论范围之内。

### (二)后天的病理变化

这是能治疗的,也就是本章讨论范围。多数不孕症的妇女,表现月经不调。如《济阴纲目》中提到:"每见妇人之无子者,其经必或前或后,或多或少,或经将行作痛,或行后作痛,或紫或黑,或淡或凝而不调,不调则血气乖争,不能成孕矣。"所以治疗不孕,首先必须调月经。

造成月经不调的主要机理是肾气不足,或冲任气血失调所致。总论中提到:肾气盛——天癸至(月事以时下,精气溢满),这是受孕的第一个条件,所以受孕必须肾气盛,真阴充足,太冲脉盛,气血调和,月事月月来潮,也就是男女双方身体健康,然后二神相搏,合而成形,就能成孕。反之因肾虚、血虚、痰湿、肝郁等因素而引起了冲任失调,就不能摄精受孕。

#### 1. 肾虚

病因病机:身体素虚,肾气不足,或因房事不节,精血耗散,损伤肾阳,失于

温煦,则冲任气衰,胞脉失养,就不能摄精成孕。《圣济总录》:"妇人所以无子,由于冲任不足,肾气虚寒故也。"说明肾气虚寒可致不孕;如果经期摄生不慎,过食生冷,当风受寒,风冷客于胞中;或肾阳不足,命门火衰,不能化气行水,使寒湿注于胞中,造成宫寒不孕。

证候:月经周期常常落后,量少或中等,色淡或晦黯,精神疲惫,性情淡漠,腰腿酸楚,耐力不够,小便清长,性欲减退,舌质淡,苔滑润,脉象沉迟。

治宜:温阳肾气——毓麟珠

（1）若肾阳虚而有血瘀证,经行时用理气法再加入温肾药;经净后用温阳法——附桂八味丸。

（2）若经潮落后,少腹冷感,时常作痛,喜热按者,乃属宫寒不孕,可用艾附暖宫丸。

2. 血虚

病因病机:①平时体质较弱,阴血不足;或失血伤津,使冲任空虚,血少不能摄精成孕,故血虚产生不孕。正如朱丹溪所说:"阳精之施也,阴血能摄之,精成其子,血成其胞,胎孕乃成。"说明受孕必须精血充足,若血少,则不能摄精而成孕。②此外,又有阴虚火旺,内热血枯而造成不能凝精成孕。如《丹溪心法》讲:"瘦弱妇人,性躁多火,经水不调,不能成胎。以子宫干涩无血,不能摄受精血故也。"说明阴血内热也能导致不孕。

证候:

（1）血虚:月经落后或周期正常,量少色淡,面色萎黄,形体衰弱,头晕目眩,精神疲倦,舌质淡,苔薄白,脉细。

治宜:养血滋肾法——养精种玉汤《傅青主女科》

（2）阴虚火旺:若兼有头晕、唇红、颧赤、潮热、咽干口苦,有腰腿酸软,月经常常超前,量少色红等症时,此属阴虚火旺。

治宜:清热养阴——清血养阴汤

3. 痰湿

病因病机:体质肥胖,痰湿内盛,气机不畅,影响月经不调而致不孕;或躯脂满溢,闭塞胞宫,不能摄精成孕。《丹溪心法》讲:"肥盛妇人,禀受甚厚,恣于酒食,经水不调,不能成孕,以躯脂满溢,痰湿闭塞子宫故也。"傅青主说:"妇人身体肥胖,痰涎甚多,不能受孕者,是湿盛之故。"这些都说明肥胖体质,夹有痰湿的,不能生育。

证候:婚后多年不孕,形体肥胖,面色㿠白,头眩心悸,白带稠粘而多,月经落后,量少色淡,苔白腻,脉滑。

治宜：燥湿化痰——启宫丸

4. 肝郁

病因病机：情志不畅，肝气郁结，血气不和，冲任不能相资，不能受精成孕。傅青主说："不能生子者……是肝气郁结。"所以气郁可造成不孕。

证候：月经惯常落后，量多少不定，色紫或有血块，或者经闭，经前预感乳房作胀，性情抑郁不乐，胸部满闷，胁部作痛，舌质正常，苔白腻，脉弦。

治宜：疏肝解郁，佐以养血扶脾——开郁种玉汤

5. 补充一类型

有的不孕，无何症状，治疗时用补肾药。因为肾为精神之舍，经水出于胞中，肾系胞胎，所以治不孕以养肾阴、补肾阳为主。

种子丹《吴医条编》方——生地、熟地、天冬、麦冬、鹿角霜、黄柏，共研细末，蜜为丸。

## 癥瘕

癥瘕是发生在腹腔内的结块，由气血聚结而成，在症状上自觉有满、胀、痛的感觉，男女皆有，而女子由于生理的特点，发病较多，位置多在小腹部。二者在症状上颇相同，故临床上常常癥瘕并称。《医宗金鉴》："牢固不移有定处者，为癥为积；推之转动，忽聚忽散者，为瘕为聚。故曰："癥者，征也，言有形可征也；瘕者假也，言假物成形也。""

癥——坚硬成块，固定不移，推揉不散，痛有定处，病属血分。

瘕——感觉痞满，时聚时散，推揉转动，痛无定处，病在气分。

根据临床所见，常常先有气聚，日久则血瘀成癥，所以不能把它们截然的分开，每每并称之。

至于积聚之征，与癥瘕是同病异名，癥与积都是有形可征，坚硬不移的；瘕与聚是聚散无常，推之可移的。

此病发生的原因，多因脏腑不调和，气机阻滞，瘀血内停，气聚则为瘕，血结则为癥。

治疗本病，以理气行滞，活血破积为主，因为癥为血结，宜行瘀破坚；瘕为气滞，宜理气行滞。新病时，正气尚强，邪气尚浅，以攻为主；病情发展后，邪气较深，正气渐衰，宜攻补兼施；久病患者，邪气侵袭，正气消落，则宜扶正为主。总之，根据病人体质强弱，病之久暂，酌用攻补，或先补后攻。

### （一）血瘀

病因病机：产后胞脉空虚，或经期血室正开，风寒乘虚侵入，凝滞气血；或暴怒伤肝，气逆血留；或经期、新产房室所伤，气血凝滞；或郁思伤脾，气虚血

滞,气虚则无力推动血流,日久渐积成癥。

证候:结块坚牢,固定不移,癥在少腹,且连着子宫,或腹有酸痛,皮肤不润,形体消瘦,月经或正常或不正常,量多少无定,并见口干不喝水,舌边紫,苔厚而干,脉沉而涩。

治宜:破血消坚: 轻:桂枝茯苓丸

重:大黄䗪虫丸

## (二)气滞

病因病机:七情所伤,肝气郁结,气滞不宣,以致聚而不散,久结成癥,聚者乃六腑所病,六腑属阳、主动,故见痛而无定处。

证候:结块常在脘腹或胁下,不坚,按之可移,时聚时散,或上或下,时感疼痛,痛无定处,精神抑郁,嗳气泛恶,舌苔薄润,脉象沉弦。

治宜:行气导滞——香棱丸

若久患癥瘕,气血大虚,阳气衰弱,见面色苍白或淡黄浮肿,形肉枯瘦,手足逆冷,耳鸣眼花,皮肤干燥,精神萎靡,食欲减退,大便溏薄,舌淡苔薄白,脉象虚软无力,此为气血虚弱。用十全大补汤以固正气而调脾胃。或者在补气血药中加上理气药治之。

## 脏躁

妇人无故悲伤啼泣,或哭笑无常,频作呵欠,称之为"脏躁"。《金匮要略》:"妇人脏躁,喜悲伤欲哭,象如神灵所作,数欠伸,甘麦大枣汤主之。"

### (一)造成脏躁的原因

情志过于失调,精神长期刺激,五志生火,内灼津液,阴液损伤,气血衰少,不能濡养五脏,因此出现一派阴液少,急迫难忍的五脏干燥之症状,故称之为"脏躁"。首先受累的是心与肺,心夺于损,心火消烁肺金,心肺二经受病,(心主喜,肺主悲,心肺受病则悲喜哭笑无常),同时可见到肝脾的症状(如精神萎靡,情绪波动,食欲不正常等)。这些症状往往变化多端。

### (二)病因病机

忧愁思虑伤心,劳倦过度伤脾,心脾受伤,则精血之化源不畅;或因病后伤阴,或因产后亡血,以致精血内亏,不能濡养五脏,五脏虚则阳无所附,出现五脏干燥之症状,尤以烦乱、悲伤等神志症状为明显。

### (三)症状

神志方面:无故悲伤,哭笑无常,频频呵欠伸腰,精神萎靡不振,情绪易波动,睡眠不安,或嗜卧、健忘。

肠胃道方面:食欲有时正常,有时很差,大小便也无规律,大便时溏时燥。

口渴不饮水。

运动方面：四肢不遂或下肢麻痹，立行不能，四肢出现抖动或乱动。

脉象：细软而数，舌质淡或嫩红。

［治疗］

甘润滋补，调养心液——甘麦大枣汤（《金匮要略》）

加减：①若睡眠不安，加伏神、枣仁、竹茹

②烦躁者加黑芝麻以养肝肾而润大肠。

### 阴痒

妇女阴道内或外阴部搔痒，甚则痒痛难忍，或时出黄水，坐卧不安，称为"阴痒"，又称"阴门搔痒"，严重的可发生疮疡。

此病多因忽视卫生、感染了病虫，造成虫蚀作痒；或肝经郁热，挟湿下注，造成湿热阴痒。《妇人大全良方》："夫妇人阴痒者，是虫蚀所为……微则为痒，重者乃痛也。"薛立斋曰："妇人阴中生疮，乃七情郁火伤损，肝脾湿热下注。"以上说明阴痒不外是肝经郁火、湿热下注以及虫蚀所致。

治疗原则，以清热化湿杀虫为主，再配合外治法。

### （一）虫蚀阴痒

病因病机：平时不注意卫生，感染病虫，病虫侵入阴道，又由于素来脾虚湿盛，郁久化热、湿热蕴积，注于下焦，虫蚀阴中而见搔痒。

证候：阴内或外阴搔痒，严重则见疼痛，时出黄水或黄带，心烦少寐，坐卧不安，口苦而腻，胸闷不舒，小便黄赤，严重则小便发红，且尿时疼痛，白带或黄带量多，舌苔黄腻，脉象弦而数。

治宜：清热渗湿，兼以杀虫——草薢渗湿汤

再配合外用熏洗以杀虫：

①蛇床子洗方——蛇床子、花椒、白矾

洗法：待月经干净后，用纱布包药，煎水，水的高度要超过阴道的深度，每天坐 2~3 次，待不痒后，予下次经净后再洗。

②塌痒汤《疡医大全》——鹤蝨草、苦参、威灵仙、归尾、蛇床子、狼牙，煎汤熏洗

③大蒜头煎水熏洗，能止痒杀虫。

④新鲜鸡肝，内放冰片，纳入阴道内。

### （二）肝经郁热

病因病机——忧愁忿怒，肝郁生热，郁热挟湿下注，而见带多阴痒。

证候——阴道内搔痒颇甚，心烦易怒，精神抑郁，便秘或小便短赤，或二胁

作痛,有潮热,口苦而干,舌质红,苔薄白,脉弦细而数。

治宜:泻肝泻热利湿——龙胆泻肝汤《医宗金鉴》

或丹栀逍遥散《妇科准绳》

若检查阴道内有滴虫也可配合熏洗。

**阴挺**

妇人阴中有物下垂,或挺出阴道口外,名叫"阴挺"。阴道包括妇女的阴道前壁膨出、阴道后壁膨出以及子宫脱垂三种。历代医家对此病因脱出的形状大小不同,而有不同的名称。如巢氏《诸病源候论》称"阴挺出下脱",《千金要方》称之为"阴脱""阴癫""阴菌"等,叶天士称之为:"子宫脱垂出",也有的称为"子肠不收"等。

本病大多发生于多产者,或产后中老年妇女,主要原因是气虚下陷。如子宫脱出于阴道口外,时日一久,由于摩擦、感染、糜烂,又可继发为湿热下注型阴挺。

根据子宫脱出程度的不同,可分为轻、中、重三度。

轻度脱垂——子宫体下移,子宫颈在阴道口或阴道中段,又称第一度脱垂。

中度脱垂——子宫体仍在阴道内,子宫颈口暴露在阴道口外,此又称为"第二度脱垂"。

重度脱垂——子宫体全部暴露在阴道口外,又称"第三度脱垂"。

治疗阴挺的总则,是补中益气、升提固涩、补肾收脱为主。除内服药物外还配合外用熏洗和针灸治疗。

临床上多见的有气虚、肾虚与湿热三种类型。现分别叙述其病因病机和症状治疗。

**(一)气虚**

病因病机:素体虚弱,中气不足,或产后劳力过早,或分娩用力过度,都可导致气虚下陷,气虚则无力擎胞,造成子宫下垂或脱出不收,正如《妇人大全良方》说:"妇人阴挺下脱,或因胞络损伤,或因子脏虚冷,或因分娩用力所致。"

证候:阴道内有物下垂到阴道口,或挺出阴道口外,严重则挺出数寸,自觉小腹下垂,并见面色㿠白,精神疲惫,心悸气短,白带较多,舌质淡,苔薄。若垂至阴道口外,则影响行动坐卧;若伴有膀胱膨出,会出现小便频数、不畅;若伴有直肠膨出,则会有大便困难。

治宜:补气升提——补中益气汤

**(二)肾虚**

病因病机:生产过多,或房劳所伤,肝肾亏损,肾气不足,肾能藏精而系胞,又是奇经八脉所属,肾虚则八脉亦虚,以致带脉失约,冲任不固,不能系胞,或劳力过度,便秘努责,是以子宫下垂或脱出不收。

证候:阴中有物脱出阴道口外,腰酸腿软,小腹下垂,白带淋漓不断,小便频数,头晕耳鸣,舌质淡红,脉象沉弱。

治宜:补肾养血,温阳益气——大补元煎《景岳全书》

**(三)湿热**

病因病机:薛立斋:"妇人阴中突出如菌……此肝火湿热而肿痛,脾虚下陷而重坠也。"《医学心悟》说:"妇人隐疾……阴挺下脱……推其因,总不外乎湿热也。"说明肝脾二经湿热下注,可造成阴挺。

巢氏《诸病源候论》:"此或因带下,或举重,或因产时用力,损于胞门,损于子脏,肠下乘而成。"说明若子宫体部分或全部脱出,时日一久,因擦伤而感染,可见到溃烂、肿胀,此也属于湿热型。

证候:阴门肿胀溃烂,黄水淋漓,或有红水,发热口渴,心烦少寐,胸闷食少,小溲热赤或溺痛,舌苔薄黄腻,脉滑数。

治宜:清利湿热——龙胆泻肝汤《李东恒方》

(龙胆草、当归尾、栀子、黄芩、甘草、柴胡、泽泻、车前子、木通)

〔外治法〕

1. 枳壳汤《丹溪女科》

枳壳二两,煎水,乘热先熏后洗,每日二至三次。或上方加入五倍子一两(本方用于气虚者较佳)

2. 乌梅汤

乌梅二两,煎水,乘热先熏后洗,每日二至三次。

3. 加减苦参蛇床子汤

苦参、蛇床子、生黄柏、黄连、白芷、枯矾,煎水,乘热先熏后洗,不拘次数。(此方用于子宫脱出并有湿热证者)

〔针灸法〕

一般应用补法,针刺前排空膀胱内尿液,并将子宫推上,采用穴位可分下列二组:

甲组:关元、气门(奇穴)、维道、次髎、三阴交、水泉。

乙组:阴交、子宫(奇穴)、玉枢、上髎、曲泉、然谷。

备穴:百会。

以上甲乙两组可隔日交替使用,二度或三度脱垂者,可加用针灸百会,以十二次为一疗程,必要时再重复一个疗程。

# 第六章

# 留方随笔

## 1. 民国二十一年

**葶荪先生　五月十三日**

引自欧风东渐,入兢维新,医之一道,金谓西法精美,将中国数千年岐黄之术一旦推翻,凡精于西术者深佩中学之奥妙,通于中学者众崇仰西术之灵速,惟不学之徒互相谤毁,惟日本研究吾国医学最为精良,注解各种医籍往往胜于吾国名医之上,自明治维新以来全国众采用西法打倒中药,近年鉴于内症治法之不良,今渐恢复中药,然国人不加研究往往喜新厌旧,凡遇疾病所谓不延西医不能愈病,众不足夸示时髦,惟尊恙初起在耳,听失其聪,此系肝胆之火上升蔽其清窍,以至鼻流浊涕,治久未愈,延及头痛。

阁下素性喜饮,醉后不慎为风寒所袭,势所难免,兼之酒性入胆,胆中地位狭小,积热不能久贮,上干于脑,日积月累,热极生风,因此头痛不已,症在厥少二经毫无疑义,治得其效,一剂可愈。至于鼻息一层此系节外生枝,与病源不涉,西医称谓鼻瘤,瘤者赘也,息者多也,中西名称虽异,究其理则类同,今治非其本安能疗标。

昨诊阁下之脉,左右两部少力,不能鼓指,此系冬病元虚并非坏脉,独胃脉往来和缓,则后天之本尚未摧残,且喜胃尚能纳,舌有厚苔可知余脏无恙,宜急进养阴生津之品,元气尚可恢复,若仍以爱克司光照治无异负薪救火,以父母遗体作为熏灸品,甚不值得,一旦津液煎涸,即妙手亦难回春,况且治经数月不但不能愈本,然治标众毫无效验,高明如阁下者可以悟矣,今拟一方照录于后,虽不能霍然而愈,尚可稍杀病势,案中谏言尚希采纳。

辛夷清胆中积热,草乌、细辛去头中之风,当归和其血因此多用,元参色黑能入肾经,更兼清火,柴胡、山栀能解久郁,竹茹尚能解酒之毒,柴胡一味兼为引经之药,切勿目为发散之品也。

夏月阳外阴内,偏嗜生冷,腠理开散,外邪易袭,骤触疫病,不正之气由口鼻而直入中道,挟寒暑湿滞,互阻中焦,清浊混淆乱于肠胃,胃之失降如脾乏升运,而大吐大泻,挥霍缭乱,阴邪固闭于内,中阳不伸,不能鼓击于脉道,故脉伏不能通达于四肢,故肢冷,两足转筋,一因寒则收引,一因土虚木贼也。入春地气升,肝之阳易动,喜着右卧左眠,咳呛,大便燥结不解,肛觉坠胀,殊欠适畅。

**2. 素体肝阴不足,肝阳有余,经阻将三月,昨见不多,胃闷不饥,泛泛作恶,头蒙神疲,自汗津津,脉细弦数,先和肝胃以观动静**

左金丸七分(包)　桑寄生二钱　橘叶络(各)一钱　大白芍一两

浮小麦三钱　炒竹茹二钱　炒夏曲一两(包)　辰茯神四钱

大腹皮二钱　鲜荷叶一两　生谷芽四钱

**3. 张某**

**一诊　六月八日**

纳食主胃,化糟粕转味出入则属于肠,肠回紧急脾运委顿,胃气翳滞,大便非服利导药不下,由来已久,腹胀痛纳少而难于消受,既而大便不调,或秘或泻,日来则日泻多起,且作呕恶,畏寒少寐,脉濡弦,治以和中分利,运脾健胃舒肠可矣

生白术二钱　益智仁一钱　煨肉果一钱　云茯苓二钱

佩兰三钱　旋覆花二钱(包)　川桂枝一两　沉香曲一两(包)

广皮一两　陈大麦三钱　米炒荷叶三钱

**二诊　六月九日**

脾运呆钝,肠府传化失常,腹痛肠鸣溏泻,有冻胶血膜潺潺不夹,五昼夜不得寐,发热头疼耳鸣,舌苔黄糙,脉弦稍数,再从和中分利

茯苓三钱　制蛇含石二钱　法半夏一两　白术二钱

煨肉果一两　北秫米三钱(包)　杭白芍一两　陈六曲三钱(包)

环粟子三钱　桂枝一两　佩兰三钱　荷叶蒂三枝

**三诊　六月十一日**

热度稍低,苔黄糙略化,肠痛肠僻仍有,冻胶血膜但较前次数见减,稍有小溲,未能安榖,脉濡弦带数,仍以和中分利

白术二钱　制禹余粮三钱　陈枳壳一两　茯苓三钱

陈六曲三钱(包)　制蛇含石二钱　桂枝一两　煨肉果一两

罂粟壳一两　白芍二钱　光杏仁三钱　环粟子三钱

荷叶蒂三枝

**四诊　六月十五日**

水谷已得分泌便见糟粕,溲水略畅。惟昨今如厕,尚有多起冻胶血膜未

弭,腹痛纳食仍少,脉耎弦,仍以和中分利

生白术一钱　制禹余粮二钱　炒槐米一钱　茯苓二钱
制蛇六谷一钱　炒木贼草六分　川桂枝一两　炒贯众一钱
罂粟壳一钱　杭白芍一两　煨肉果二钱　环粟子三钱
荷叶蒂三枝

### 4. 顾先生

**一诊　十月十二日**

思虑伤脾,怒气伤肝,肝脾不协,向有脘腹不舒,肚角作痛,适来神志乍清乍浑,静则多言而错语,动则癫狂而奔走,舌苔淡黄,质红,脉息左细不畅,右滑数,肝胆气火内扰,痰热蒙蔽清灵。法当清肝火以解郁,化浊痰,安神明

煅决明一两　川贝母三钱　钩藤三钱　黄玉金一个(明矾水磨冲)
远志肉一钱　陈胆星四分　白蒺藜三钱　辰茯神四钱
九节菖蒲四分　竹沥半夏三钱

**二诊　十月十六日**

神志乍清乍浑,静则多言而错语,动则癫狂而奔走,不饥不食,夜不熟睡,多郁多疑,舌淡黄中心露剥而质绛,脉细弦数而滑:滑是痰,弦是肝,数是热,热痰弥漫,蒙蔽清灵之窍,肝火升腾,神明不能自主也,再从养阴平肝化痰宁神,不致风动厥变为幸。

原金斛三钱(先煎)　煅龙齿三钱　黄玉金一两　煅决明一两
朱茯神四钱　鲜竹茹一钱　川贝母三钱(去心)　远志肉一钱(水炙去心)
带心连翘二钱　浮小麦四钱　生谷芽四钱

**三诊**

神志清,尚能安睡,大便通,小溲尚利,惟不饥不食,面赤唇燥,苔花舌红脉细弦数,左大已平,肺胃之阴被木火所烁,津液煅炼为痰,痰热弥漫而不化,清灵之窍、神明之府被扰而不宁也。再守存津养胃以平肝火,清热化痰而安神明,即请裁治

石斛先煎三钱　朱茯神四钱　黄玉金一两　段决明一两
远志肉一钱(水炙去心)　鲜竹茹一钱　川贝母二钱　煅龙齿二钱
带心连翘一钱　生谷芽四钱　浮小麦四钱

### 5. 顾太太

**一诊　十一月三十日**

胃宇嘈杂而觉辣,肝火内寄也。咳呛痰粘,稍有形凛,邪恋肺经也,苔薄腻,舌质红,脉弦数。先从清金平木,宣肺祛邪裁治

淡桑叶二钱　黄玉金一两　煅决明五钱　象贝母三钱

朱茯神四钱　光杏仁三钱　薄荷炭七分　橘叶络（各）一钱

丝瓜络一钱　煅瓦楞子四钱

### 二诊　十二月四日

咳呛减,胃闷气紧而觉辣,能纳不能消,夜不熟睡。苔淡黄,脉细弦数,劳顿抑郁,肝胆气火内炽,肺胃受伐,清肃不行,再从清金平木,化痰宁神

旋覆花一两（包）　绿萼梅八分　远志肉一钱（去心）　煅瓦楞子四钱

鲜竹茹二钱　丝瓜络二钱　橘叶络（各）一钱　辰茯神四钱

川贝母一两（去心）　夜交藤四钱　左金丸七分（包）

### 三诊　十二月七日

胃闷觉辣已退,纳谷已馨,气升室塞,痰多极粘,脉细弦数,气火未平,肺胃受伐,再守原意,出入一二

旋覆花一两（包）　远志肉一钱（水炙去心）　川贝母一两　煅赭石三钱

鲜竹茹二钱　黄玉金一两　煅瓦楞子四钱　茯神四钱

橘叶络（各）一钱　夜交藤四钱　清炙枇杷叶四钱（包）

### 四诊　十二月十四日

肝胆气火不平,肺胃受伐,痰因火动,肃降无权,咳呛痰多不爽,嘈杂不能多纳,苔薄腻,脉细弦数,再从清金平木,化痰悦胃

细川斛三钱　橘叶络（各）一钱　水炙款冬三钱　旋覆花一两（包）

白蒺藜三钱　海蛤壳四钱　朱茯神四钱　水炙竹茹二钱

佛手花八分　生谷芽四钱　夜交藤四钱

### 五诊

向患环跳及腿部作痛,天雨每令则甚,头蒙作眩,腹块攻痛且胀,脾主思,思虑则伤脾,肝恶郁,抑郁则伤肝,脾弱则健运无权,化源日薄,肝旺则气火内炽,横逆不平,诸筋皆隶属于肝,环跳属少阳之经,血虚不能养筋,湿热易于袭络也。爱拟培土运脾以化湿热,养血平肝以理气机

吉林人参须一两（另煎汁收膏时入）　杜仲三两　天仙藤三两　潞党参三两

沙苑子三两　络石藤三两　生白术一两四钱　白蒺藜三两（去刺）

川断肉一两四钱　茯神苓三两　稽豆衣三两　桑寄生二两

炙生地四两　四制香附一两四钱　宣木瓜一两四钱　当归身二两

金铃子一两四钱（炒）　炙功劳叶三两　大白芍一两四钱　丝瓜络二两

大丹参二两　麸炒枳壳一两　香谷芽四钱　淮山药三两

新会皮一两　陈阿胶四两　山萸肉一两四钱　熟米仁三两

桑枝膏四两　采云曲一两四钱(包)

**六诊　一月三日**

诸患悉退,寝食亦颇好,惟舌光无苔,脉细数无力,正气乏,阴津液伤不能统润于诸经,洒陈于六腑,仍守清养以冀虚不生枝

西洋参一两　原金斛三钱　川贝母一两(去心)　大麦冬二钱

朱茯神四钱　黑元参三钱　细生地四钱　煅牡蛎四钱

丝瓜络三钱　生谷芽四钱　煅龙齿三钱

### 6. 林先生

**一诊　十一月十二日**

始由腹痛泻利,既而脘痛,时有嗳意或头疼,耳内气闭不爽,夜寐欠安,脉濡弦,肠病累胃,胃病累脑,治以通和可也

法半夏一两　石菖蒲一钱　陈枳壳一两(炒)　广陈皮二钱

藿香一两　白豆蔻一钱　茯苓三钱　白蒺藜三钱

佩兰三钱　蔓荆子三钱　陈六神曲三钱

**二诊　十一月十三日**

肝失疏泄,胆欠清静,少火变化壮火,脘中作嘈难过头疼,偏右转甚,颧颊泛赤,夜眠失安,口干黏且苦,纳少寡味,脉弦滑,仍以清泻少阳、阳明可也

白蒺藜二钱　香白薇二钱　金石斛三钱　蔓荆子三钱

锻龙齿四钱　绿萼梅八分　夏枯草三钱　茯苓四钱

法半夏一两　苦丁茶二钱　远志肉一钱　北秫米四钱

竹茹一钱

**三诊　十一月十四日**

腹痛泻利既愈,脘痛亦瘥,作嘈如饱,食欲不启,时有嗳噫,夜眠或安或不安,耳内气闭较利,偏右头疼,牵引齿颊,脉濡滑而弦,再以清和可也

白蒺藜三钱　佩兰三钱　山豆根二钱　蔓荆子二钱

茯神四钱　广皮白二钱　夏枯草二钱　金钗斛三钱

荷叶筋二钱　苦丁茶二钱　石菖蒲一钱

### 7. 杨太太

**一诊　十一月初十**

咳呛音闪不朗,气急胁痛,泛泛欲恶,纳谷不思,大便不通,小便不利,口干唇燥,苔腻垢色白,脉滑数,此乃风温夹痰相搏肺胃两病也。防喘变,法当宣肺祛邪,清肃化痰

前胡一两　象贝母三钱　福橘络一钱　朱茯神四钱

海浮石三钱　桑叶三钱　净蝉衣八分　光杏仁三钱

旋覆花一两（包）　二竹茹二钱（水炙）　黄玉金一两

**二诊　十一月十二日**

昨投宣肺祛邪,清肃化痰,小溲较多,气急胁痛均减,咳呛音不朗,暮分仍有微热,大便不通,苔薄腻,脉细滑数,风温夹痰互阻肺气,窒塞不宣,防喘变,再从宣肺化痰,清肃邪热

经桑叶三钱　福橘络一钱　朱茯神四钱　海浮石三钱

象贝母二钱　二竹茹二钱（水炙）　冬瓜子三钱　旋覆花一两（包）

光杏仁三钱　黄玉金一两　炙款冬三钱

**三诊　十一月十四日**

咳痰较洽,气急未平,口干舌毛,纳谷不思,暮分仍有微热,苔糙黄,脉细滑数,风温化热夹痰相搏,肺胃肃降无权,防喘变,再从清肃除邪,存津化痰

原金斛三钱（先煎）　福橘络一钱　旋覆花一两（包）　干芦根四钱

象贝母三钱　二竹茹二钱　海浮石三钱　冬瓜子三钱

光杏仁三钱　朱茯神四钱　炙款冬三钱

**四诊　十一月十六日**

暮热已退,音声已朗,咳呛气急略平,纳谷不多,苔不糙,舌质红,脉左细弦数,右细滑软,风温已解,肝火内炽肺胃津液为痰,痰随气升,清肃之令不行,防正不胜任滋变,再从清肃降逆,养正悦胃

金石斛三钱　橘络一钱　海蛤壳七钱　生谷芽四钱

西洋参一钱　冬瓜子三钱　朱茯神四钱　清炙枇杷叶四钱（包）

旋覆花一两（包）　炙款冬三钱　川象贝母（各）一两

**五诊　十一月十八日**

热退腑通,纳谷式微,汗多,神疲,咳痰不爽,口干舌毛,苔如糜,脉息细软滑数带有歇止,外感已解,痰浊盘踞,清肃不行,正气有不支之态,骤变堪虞。法当养正存津,化痰悦胃

吉林参须一钱　浮小麦三钱　朱茯神四钱　二竹茹一两

糯稻根一钱　橘络白（各）一钱　原金斛三钱　川贝母一两

生谷芽四钱　海蛤壳七钱　真坎炁一条

**六诊　十一月二十日**

昨投养正存津化痰悦胃之法,汗出已少,脉不歇止,糜苔较化,咳痰较活,气分有时急促,精神不振,气虚而阴液伤,痰浊稽留清肃不行,稍得见松,不足为恃也,再守原意

吉林参须一钱　浮小麦三钱　朱茯神四钱　福橘络一钱

金石斛三钱　糯稻根四钱　生谷芽四钱　二竹茹一两

川贝母一两　海蛤壳八钱　水炙款冬三钱

**七诊　十一月二十二日**

连投养正存津化痰降逆之法,纳食较馨,糜苔悉退,咳痰仍粘,气分不舒,汗出津津,左脉细小,右部濡细而滑,虚多邪少,肝阳偏亢,痰浊稽留,肺胃清肃失司也,再从前方出入以冀勿生枝节为幸

吉林人参须一钱　川贝母一两　朱茯神四钱　炙款冬三钱

旋覆花一两（包）　金石斛三钱　浮小麦四钱　福橘络一钱

煅赭石三钱　生麦芽四钱　鲜竹茹二钱

**八诊　十一月二十四日**

诸悉均退,惟咳痰有时带红,精神不振,轰热汗出,口干舌毛,脉息左细小右数较大,气阴两虚,木火内炽,肺胃肃降无权,再守清养,防虚脱

西洋参一两　冬瓜子三钱　海蛤壳七钱　原金斛三钱

朱茯神四钱　天花粉三钱　川贝母三钱　福橘络一钱

左牡蛎四钱　浮小麦三钱　生谷芽四钱

**8. 吴女士　蔡香苏拟**

妄行后脉虚数,宜清理防变

金铃子三钱　四制香附三钱　炒青陈皮（各）一两　仙半夏一两

焦枳壳一两　白芍四钱　红苏梗三钱　焦蒌皮三钱

白蒺藜三钱　炒怀膝三钱　荆芥一两　焦谷麦芽（各）一钱

红通一钱

肝脾不协,气机不调,腹胀且鸣,便泄腰酸,法以和脾平肝而理气机

**9. 花小聆拟**

经居两月,昨日徒然见红,背脊酸楚,皆由劳动太过,防其小产

当归身一钱　抱茯神二钱　条芩炭一钱　炒白芍一钱

川断肉二钱　荷蒂五枚　桑寄生二钱　丝瓜络三钱

陈广皮一钱

**10. 徐某　苏州郑燕山拟**

经后期,暑湿为困,气滞凝阻,午后发热,形凛汗不易泄,防连热增重勿忽

玉枢丹一锭（另外服开水送下）　滑石三钱　大腹皮一两　红通五分

藿香一两　白蔻仁五分（人工打）　郁金一两　地粟苗三钱

鲜佛手一两　白蒺藜三钱（去刺）　炒秦艽一钱

### 11. 潘杏初拟

阴虚肝旺,丹溪云:上升之气自肝而出,月事不能循期而至,少腹酸疼、头痛、腰酸带注,脉弦舌糙,拟从三阴立法

生冬术一两　酒炒当归一两　焦山栀一两　云茯苓三钱

清炙甘草三分　醋炒白芍一两　粉丹皮一两(盐水)　软柴胡四分(盐水)

酒炒川芎一钱　制香附三钱　乌贼骨三钱　川郁金一钱

### 12. 韩某　徐相震先生拟

#### 一诊

肝胃不和,呕吐酸水,胃腹胀痛,纳谷减少,月事衍期,咳嗽喉痒,脉沉,头胀,病情复杂,当以复杂之剂治之

左牡蛎四钱　陈木瓜一钱　川楝肉一钱　霜桑叶一两

嫩桔梗一钱　冬瓜仁四钱　川象贝(各)一两　制香附一钱

炙内金三钱　竹沥青一钱　生熟谷芽(各)四钱

#### 二诊

肝胃之气调和,呕吐酸水,头胀腹痛皆退,惟伤风咳嗽喉痒口淡,春寒多风感冒不净,血分之病未便混和,施治宜先去风开肺,肃清外邪

春苏梗一两　熟牛蒡一钱　嫩桔梗一钱　大浙贝三钱

生甘草五分　冬瓜子三钱　炙内金三钱　胖大海一两

光杏仁三钱

### 13. 严某　九芝山馆拟

寒热起伏将已十余日,咳呛,纳呆,苔腻,口苦,脉息细数,伏邪痰湿交阻,防延变迁

清水豆卷三钱　桑叶三钱　橘络一钱　焦山栀一两

象贝三钱　竹茹一两　鸡苏散三钱(包)　杏仁三钱

朱茯神三钱　丝瓜络一两

### 14. 陆甸孙拟

小产后瘀阻于络,四肢酸楚,不能用力,两腿骱不利,防其增重

全当归三钱　炒川芎七分　丝瓜络三钱　赤芍三钱

丹参三钱　橘络一两　制香附三钱　制乳香一两

炒熟地三钱　木瓜三钱　秦艽五钱

# 附　录

## 著名中医妇科专家陈大年的临床经验

上海中医学院（上海中医药大学）　王大增　黄宣能　戴　悠
中国福利会国际和平妇幼保健院　李国维

先师陈大年（1900~1975年），生前为全国计划生育委员会委员、中华医学会妇产科学会委员、上海中医学院（上海中医药大学）妇科教研组主任兼附属龙华医院妇科主任和上海中医学会常务理事。

在学术上，他继承其父陈筱宝之家传，又受业于儒医苏烈候，极推崇宋代陈素庵、明代王肯堂、傅青主和清代叶天士，尤对陈氏《妇科医药》赞赏备至。他擅长妇科，但对内外科亦颇有心得。行医五十余年，临床经验丰富。在临诊中善调治月经病、不孕症、产后病及妇科杂病。陈师一再指出："治病易，识病难；识病易，明理难。"治病重在识病明理，才能用药对症。

## 一、诊　病

首重望诊：已察其外观之状也，所谓"有诸内必形诸于外。"望诊中尤重视望目。目者精明也，五脏六腑之精气皆上注于目。陈师曰："目者肝之官也，瞳子属肾，人以肾气为本，女子以肝为先天，故望目能知气色之好坏、脏腑精气之盛衰及阴阳虚实之转机。"如开目喜见人者属阳，闭目不欲见人者属阴，瞋目者属阳气盛，瞑目者属阴气衰，又目为心之使，所谓眼灵则心灵，每遇情绪变化，情志不遂而生郁者皆可表达于目，如患者两目迟钝或两眉紧锁不展者，则其人心胸狭窄,疑虑太过,或有忧悲之情;两眉舒阔,两目灵活,展视自如者必为心胸开朗,或为喜乐之象;两目瞪视为脾气迟钝;目光炯炯多属心火盛;目珠突露、暴露凶光无慈祥之气者多为肝气盛。血之经为络,血络属心,如两眼白血丝满布者,为心火旺盛,或为用脑过度,或视物过久,或为房事之后。眼白属脾,混浊或黄染者为内有湿热,眼眶黧黑者多属肾亏,或为肝肾不足、产育过多、房事不节。总之通过望目,能推知患者性情之好恶和精气之盛衰。

除望目外,如外观形瘦色苍,面有雀斑者多属阴虚多火之体;形体肥胖者多为气虚痰湿;皮肤纹理细腻、面色㿠白者多为气虚;面色萎黄无华多属血虚。肺开窍于鼻,两鼻翼红为肺内有热。观仪表:穿着衣冠楚楚,此人洁身自爱细心谨慎;穿着不修边幅,其人不拘小节,豪爽粗犷。由父母或爱人陪伴来诊者,多为较弱;由爱人代为问答月食等有关病情者,每多房事致伤冲任。患者动作快,反应敏捷,多属性情急躁,反之则性情温和迟钝或体质虚弱。

望舌苔,陈氏颇多研究,著有《舌苔学讲稿》一文,分61节,介绍详尽。曾说:"信而有征者,莫过于舌苔,况症有真假,苔无虚伪,求诸色脉而不得者辨之于苔,则无或少误。然舌苔由多种,舌质之复杂,苟不详辨,亦有千里之误。"如见舌苔薄白者为风寒在表,黄则为化热入里,深黄为热盛于内,于黑为热极津枯,此为辨其表、里、寒、热也,舌质淡红为正色,深红为热入营分,红绛为血分热极,绛而干者为热深而营血已伤,此为诊其邪之深浅也。肾胃为先后两天之本源,如两天告竭,可反映于舌苔,观察舌苔之有根与无根,对老年久病体虚患者可测其预后之凶吉。

问诊:除询问病之所苦,时间之久暂,旧疾之有无,胃气之如何,两便之通调与否,前医之施治等情况外,还应了解患者处境之顺逆,七情之所伤,生活起居,婚姻生育,要审其偶,察其遇。女子以肝为先天,又善隐曲,所以要抓住患者之心理及隐曲之所在,有的放矢地给患者以安慰譬解,做到药治与心解结合,常能收到事半功倍的效果。

闻诊:如患者闷闷不乐,懒语,或问一答半,语音低微者,其人多郁,多气虚;若讲话滔滔,声宏嗓粗者,其人性情开朗,多急躁,多属火属实,闻其月经、恶露或带下有腥臭气者多属湿热内盛,口臭者为胃热或内有积滞。呼吸急促喉间痰声漉漉者,多为痰饮痨疾。

切诊:陈师强调指出,切脉除了主意浮、沉、迟、数、滑、涩、结、代外,有时要从症从脉,以脉合症,否则指下了了,心中无数。如对肝郁者,应重视左关,脾胃病者重右关,外感者重右寸,不育、闭经者重两尺,妊娠者重左寸,停经后见两尺弦滑者,要考虑怀孕有喜。

　　通过望其形、视其神、察其色、听其言、闻其气,结合问切,从而辨其证,识其病,明其理,然后才能投放中的,药到病除。

# 二、治　病

　　1. 强调保护元气　凡人病重而元气不损者可治,元气既伤,虽病轻亦难愈。因之在用药时,要避免取快一时,而重用攻逐,即使必用,剂量宜小,不可久用。更应重视攻补兼施,或先攻后补,以扶正驱邪,这对久病体虚者尤为必要。

　　2. 注重脾胃后天之本　人以胃气为本,有胃气则生,无胃气则亡。用药时要注意保护胃气。苦寒败胃之品不宜多用久用。

　　3. 调经重视气药配合　调治月经,奇经八脉固属重要,但决不能忽视调肝,尤对中年妇女,因女子以肝为先天,以血用事,肝郁则气滞血亦滞。气主动,血主静,气为血之帅,气行则血行,气滞则血凝。故调经必先理气,切忌破气,宜疏肝理气,或行气祛瘀,或顺气调肝。主张用行气开郁之品配合血药以治月经不调。如遇气郁化火者,亦宜理气药中加入清热凉血之品;寒凝阻滞者以辛温之香附、乌药、木香、肉桂等加入养血药中,以达到行气开郁,逐寒祛瘀。在调经中对辛热药或寒凉药的应用,亦不宜多用久用,要中病即止,一般要与其它佐使药配合,以免过于辛热而使血热妄行反伤阴血;过于寒凉虽能除热,然有火退寒生之弊。总之,清不可过用寒凉,温不可过用辛燥。

　　4. 湿热分清　带下病虽有赤、黄、白、青、黑之分,其病因陈师归纳为湿与热二者。临诊时主要辨其属湿属热,或湿重于热,或热重于湿。湿重者拟运脾以化湿,兼以清热止带,热重者以清热为主,兼以化湿止带。

　　5. 慎防损胎　胎前宜凉,忌用温热动血通利滑顺之品,防损胎元。对平素月事准,今逾期未行者,慎防有孕,用药时以调气养血、益肝肾为治,达到有胎养胎,无胎调经之目的。

　　6. 产后宜温　陈师指出:“产后虽为气血虚弱,但有‘产后多瘀’之说”,因此主张祛瘀温化为要,常以生化汤随症加减为治,使瘀血去则新血生。切忌使用苦寒酸收之品如黄芩、白芍而败胃留瘀。

　　7. 求嗣试探　对不孕患者,经来时先给求嗣方作试探。药后有肠鸣矢气或便泄者,表示内有动气,生育有望,反之生育艰难。

# 三、验 方

1. 八制香附丸　出自陈素庵《妇科医药》。全方以香附为君,配合当归、白芍、川芎、熟地、红花、黄连、半夏、秦艽、丹皮、青皮组成,经米泔水、酒、醋、童便、杜仲、红花汁、半夏汁、黄连汁,八制成丸,起调整气血、祛除痰湿的作用。一般性月经不调者常服有效。

2. 香草汤　由香附、益母草、鸡血藤、当归、泽泻、川芎、柏子仁、红糖等组成。有养血活血、行气化滞的作用。适用于气血夹杂的闭经。

3. 回天大补膏　由人参、茯苓、当归、白芍、川芎、生熟地、阿胶、知母、红花、山药、玄参、丹皮、龟版胶、牛羊乳、人乳柿霜、梨汁、天门冬、银柴胡、鳖甲胶、八制香附等组成。适用于因先后两天不足而引起的闭经。以滋补气血,调治肝、脾、肾三脏,使缓缓而图治。

4. 柏兰汤　由柏子仁、泽兰、卷柏、牛膝、川断、熟地、当归、白芍、炙草等组成。适用于因心肾不交所致的闭经。

5. 开二汤　姜半夏、陈皮、茯苓、苍术、香附、川芎、青皮、莪术、槟榔、生草、木香、生姜等组成。运用于痰湿闭经。

6. 黑蒲黄散　出自《妇科医药》。由炒黑蒲黄、炒黑陈棕、川芎、丹皮、醋炒香附、白芍、阿胶、当归、地榆炭、熟地、荆芥、血余炭等组成。有止血固摄清热的作用,对于崩漏而使用归脾汤无效者,以本方随症加减多验。

7. 经断复来方　本方仿魏玉璜不补补之法而成,由熟地(一半炒炭)、枸杞、白芍、枣仁、酒炒黄连等组成。对老年经断复来,检查无肿瘤者,或应断而未断者,用之常效。

8. 大安荣煎　由当归、川芎、白芍、生地、丹皮、山栀、黄芩、川断、秦艽、茯苓、生草、薄荷等组成。有养血清热祛风、安定荣血之效。用于因人工流产及输卵管结扎后月经过多患者。本方出自《妇科医药》。

9. 乌药片　由乌药、砂仁、木香、延胡、香附、吴萸、炙草、归心、当归、白芍、生姜组成。有理气止痛、散寒祛瘀的作用,对气滞血瘀寒凝引起的痛经,疗效较好。

10. 所以载汤　本方出自陈修园《女科要旨》,由党参、白术、茯苓、杜仲、桑寄生、糯米、红枣组成。有益气养血补益脾肾,安胎的作用。适用于胎动不安,先兆流产。

11. 免怀散　归尾、赤芍、红花、牛膝。有活血通经回乳的作用。根据血上为乳汁，下为月水的理论而设制的，用于哺乳期后欲回乳者。

12. 求嗣方　由当归、川芎、泽兰、红花、牛膝、香附、艾叶、丹参、川断、益母草、月月红、赤砂糖组成。经来服用，有祛瘀生新，调畅气机的作用。

## 四、用 药 特 点

1. 轻可去实　一般理解是指用轻清疏解的药物，以治疗风温初起的表实证而言。而陈师提出的"轻可去实"其含义有以下几方面：① 指药物性味而言：在解表时主张施用荆芥、防风、薄荷、桑叶、菊花等轻清升散之品，不用桂枝、麻黄等重浊厚味之属；湿着中阻时施用茅术（米泔水浸）、茯苓等淡渗之品，不用苍术、厚朴等厚味燥湿之属。② 指剂量轻微：陈师所用的剂量宗叶天士法，一般均以 1~9 克为准，很少用 9 克以上的。他指出："只要掌握病情，药宜轻用，药对如开锁。重用者往往旧疾不去而反致他病。"因此，他用于疏肝解郁的柴胡、郁金只用到 2.4~4.5 克，理气止痛的制香附、延胡亦只用 2.4~4.5 克，就是常用的炙草亦常用 0.9~1.5 克。③ 指药味少而精：他说："良医治病，辨证确切，用药如用兵，要少而精，同样能取胜；多而杂，说明医生心中无数，对病情掌握不准，这样不但不能取效，往往反遭他害。"因此他的处方一般均在 9~11 味之间。

2. 重视炮制、配伍和服法　有些药物通过炮制和配伍，可减少或监视其副作用，并能增加治疗作用，如熟地、阿胶等炒炭或珠，或配以辛香理气的如炒枳壳、陈皮之品，可减少其滋腻呆胃的副作用，从而发挥其补益的作用；对六麯、蒲黄、车前子或有关丸剂用包煎，以免药液混浊；对紫菀、贯众、仙茅等品，方书记载有小毒，与甘草同用；对有特殊气味的如乳香、没药、五灵脂之类以炒炙用。如某些刺激胃肠的药物，患者服后有不适感者，嘱其饭后服。

3. 结合时令气候　陈师认为不同时令节气，对疾病亦有影响，用药亦应注意。如春天为风木之令，万物升发，肝阳易动，因此用药宜避免升提动火之品，夏令避免或少用辛热及滋腻呆胃的如附子、肉桂、熟地、阿胶之属；暑必夹湿及梅令湿重季节，要注意多用藿香、佩兰、茅术等芳香化浊之品；秋燥季节，应避免香燥之品，注意养阴为要；冬令藏精之季，根据其体质情况，要及时进补。

4. 药疗与食疗结合　除重视药物治疗外，还往往根据患者病情，体质条件及食欲等情况，采取药疗与食疗相结合。对月经过多者，嘱平时以鲜藕五片加红枣十只，煎汤常服，可起补血止血作用。对产后大便难者，建议服蜂蜜或芝麻粥,以达养胃、润肠通便,对肝肾不足者,嘱服胡桃肉、松子肉,以补肾养肝,润肠通便。对脾胃虚弱,运化不佳者,嘱常服山药、苡仁研粉煮粥。带下色白过多者,嘱白果研碎冲豆浆服,可起收涩止带作用。

5. 药疗与精神治疗结合　陈师经常告诫我们,对一些因肝气郁结、疑虑过度而导致月经不调或不孕症者,或因较弱而主诉繁多但实际病情不严重者,或因房事太过而病者,除必要的药物治疗外,应重视精神治疗,给予一定的譬解、安慰和诱导启发。所以他临诊时,经常谈笑风生,逗得病人发笑,使之心情舒畅,从而提高了治疗效果。这是陈师治病的特点。

# 著名中医妇科专家陈大年的<br>临床经验(经带部分)

上海中医学院(上海中医药大学)　王大增　黄宣能　戴　悠<br>上海国际和平妇幼保健院　李国维

## 月　经　病

陈师治疗月经病,特别注重“调”字,认为先期、后期、先后无定期、过多、过少或闭经等,均因冲任失调所致,治疗时,对热者清而调之,寒者温而调之,瘀者行而调之,主张多用和营养血,疏调气机,以冀使脏腑功能正常,冲任得以通盛。临床上常以八制香附丸为主方,随证加减治之。此外,他又强调,当行经时宜情绪舒畅,劳逸结合,避冒雨涉水,勿食生冷酸收及辛辣之物;医者切忌过用剋伐之品。

**月经先期**　先期固以血热者居多,但又因冲海有热,及肝胆气火内盛所致者亦不少,故治疗上有清热调经和养营平肝正经之别。陈师用生地、黄柏、丹皮、秦艽、青蒿梗以养营清热;用柴胡、山栀、白芍、香附等以平肝正经。然先期往往与月经过多并见,因而常加用墨旱莲、炒荆芥、乌贼骨等调经止血。

**案例:**章某。肝经火旺,冲海有热,经转先期,1周而行,色泽鲜红,质稠粘,手足心热,午夜口干,便结,脉细弦而数。拟以养营清热调经:细生地12克,地骨皮、大麦冬、炒丹皮、左秦艽、川断肉、香附炭各9克,炒黄柏6克,青蒿梗、炒荆芥各4.5克,薄荷梗3克(后下)。

**按:**月经先期多为热证,热则生风,血随风行,故方中用凉血清热药外,佐以秦艽、炒荆芥、薄荷等祛风,使风平浪静,血海得宁,经转亦得准矣。

**月经后期** 本病常与量少并见,或常为闭经之前驱病症。除因气营两虚,冲海虚弱所致者外,亦有因气滞所致的夹实证。陈师用调气和营法,以四物汤加鸡血藤、丹参等养血和营调经,并参以香附、陈皮等调气。对于奇经失利,冲海虚弱者,用温养肝肾之法以治其本,防其日久迁延成血枯之症。

**案例:** 王某。冲任督带空虚,气痹营亏,血海少贮,经事惯常数月一行,行寒怯冷,腰酸肢楚,气极日钝,苔前半薄中根腻。治拟温养八脉,调其气机。鹿角霜、菟丝子、补骨脂、煨益智、全当归、鸡血藤、紫丹参、制香附各9克,熟地炭12克,巴戟肉、春砂壳、白参片(吞)各3克,新会皮4.5克,藏红花1.5克。

**按:** 本案以八脉空虚,肝肾不足,气痹营亏为其本,当重在温养肝肾,益气养营为治,兼以香附、新会皮、春砂壳疏调气机,使肝肾得健,气机疏泄有序,生化有权,冲任充盛,则月事按期而行。

**月经先后无定期** 月经周期紊乱,无一定规律,属经行失调的一种。一般由于脾阴不足、肝郁有余、气机逆乱所致。陈师常用加味逍遥散以养营和血疏肝解郁。

**案例:** 程某。受气于谷,脾阴乏于灌溉,经脉势难营泽,而又营虚血少,肝木失养,中脘气滞,肝脾失谐,经来或先或后,眩晕惊悸,平时带下,纳谷作胀,嗳气则舒。拟以加味逍遥散养血舒气调之:当归身、杭白芍、制香附、云茯苓、炒枣仁、焦建曲(包)各9克,炒柴胡、广木香各3克,生姜2片,大枣5个。

**按:** 本案主要由于肝郁克脾,脾失统摄生化,营虚血少,以致经来或先或后,眩晕惊悸,故重在疏肝解郁,使肝脾和谐,则经事得调。

**崩漏** 盖有因劳顿有热,迫血狂行有因气虚冲任束固无权;有因心、肝、脾三脏约束无权;更有年老奇经失调所致。陈师常以"黑蒲黄散"为主方,加用丹皮、知母、黄芩、黄柏、连翘等味;气虚者治以健脾益气,固摄冲任,常以党参、黄芪、白术为主;对于年老经水复行者,以魏玉璜不补补之法治之。

**案例1:** 秦某。出血断续,遇劳则甚,色淡,夜卧梦扰,小便勤解,舌淡苔薄。心、肝、脾三脏失职,慎防狂行,拟补益心脾,引血归经,仿归脾法调之。生熟地炭各12克,党参、黄芪、云茯苓、白术、当归、炒阿胶、炒枣仁各9克,炒远志、春砂壳各3克,煅牡蛎15克(先煎),十灰丸12克(包煎)。

**按:** 使脾气有统血之权,则心营、肾阴自可仰赖于脾土健而复生矣。

**案例2:** 裘某。年逾五十,应断未断而反见一月数行,每每如崩。适逢经转,头晕目蒙,腰尻酸楚,肝肾两亏,防来而过多,仿魏玉璜不补补之法。大熟地30克(15克炒炭),杭白芍、炒远志各4.5克,枸杞子、炒枣仁、川断肉、杜仲各9克,西川连1克,炒藕节4个。

按：本方对老年经断复来或应断未断，如无癌变者，用之甚验。方内重用熟地配以枣仁、白芍等补血滋阴、养肝益肾。更妙者加用少量黄连，以达到苦寒益阴两调肝脾的目的。

闭经　闭经总属不足，但亦有夹实之证。陈师将经闭分为四种证型：（1）由于痰浊阻塞，气机失宣所致，治疗上以蠲化痰浊，调气和络，药用二陈汤、竹沥达痰丸等以化痰，再用丹参、益母草、当归、白芍或四物汤以养血。（2）气血两虚，冲海亏损。治宜益气养血调经，以八珍汤加阿胶、鸡血藤等养血，兼用香附、木香等理气并以牛膝引经血下行。（3）因心气不能下达于肾而致。常治以交通心肾，善用柏子仁丸合泽兰汤为主方。（4）由于奇经失利所致。治以调补八脉，药用鹿角、巴戟、益智仁、紫石英等，再兼用理气之品。此种证型，常见于经闭日久或青春期发育欠佳者。临床上对病因病情错综复杂的患者，陈师常以香草汤（香附子、益母草、鸡血藤、当归、泽兰叶、川芎、柏子仁、赤砂糖。有养血、活血、行气、化滞的作用）为主方随症加减。如见体质坚实而兼有腹痞、腹痛拒按者，可以本方加牛膝、莪术、红花等行气化瘀。

案例1：邹某。冲气不调，任脉闭塞，经停三月余，中脘窒塞不畅，苔白腻，脉濡缓。拟调气和络，蠲化痰浊。新会皮、姜半夏、紫苏梗各4.5克，制香附、炒白芍、大丹参、泽兰叶、益母草各9克，煨木香3克。平时早服大菟丝子丸，夜服竹沥达痰丸。

按：本案虽以蠲化痰浊为主，但陈师仍注重治本，故同时用大菟丝子丸。

案例2：孔某。经停3年余，面无华色，形神萎顿，膝酸肢楚，脉细小。气营两虚，奇经失利。气主煦之，血主濡之，气血相呼，拟调和气血而养八脉。鹿角片（先煎），肉桂（后入），川芎、茜草根各3克，巴戟肉、补骨脂、仙灵脾、制香附各9克，大熟地炭、乌贼骨、当归各12克、煨益智4.5克。

按：陈师治疗闭经，一个常规法则是初诊时多偏于通调以作试探，无效者，继以培补气血，温壮肾阳。本案就是其例，开始时曾以桃红四物汤治之，后继以益气养血调经，温肾壮阳而收功。

倒经　多因气火有余，营血空虚所致，治宜清热凉血，兼以引血下行。

案例：黄某。经停将近1年偶见口鼻出血，舌苔燥腻，脉象弦数。血室空虚，浮阳上扰，肺金被灼，先从肺胃两经调治。冬桑叶、连翘壳、天花粉、大丹参、泽兰叶、淮牛膝、益母草各9克，炒竹茹、炒甘菊各4.5克，川贝母粉1.5克（冲）。如便结者加生军3克。

按：本病常兼见月经过少或闭经。治疗上除用清热凉血以治标外，还以丹参、泽兰、当归等养血通经，牛膝引血下行。

**痛经**　陈师曰：痛经一病，乃因经血运行不畅所致。经血运行不畅者又因气滞、瘀阻，或营亏气虚、运行乏力引起。治疗应以理气、养营、活血、温通为治则，根据不同证型，施治有所侧重：对气滞不调，冲任失和者，治以调气和络而调冲任，药用香附、延胡、木香等理气，当归、丹参、泽兰、月季花以活血，桂枝、艾叶、吴萸温通，白芍柔肝缓急止痛。对营虚气滞者，以养营调气，重用黄芪、当归益气养血。对由血虚所致的虚痛者，以调补为主，用黄芪建中汤养营温补以止痛。

**案例 1：**周某。经转超前 2 天，腹痛，胀盛于痛，腰酸难支。皆属气滞瘀阻，从宣气和络而利机关。全当归、制香附、炒延胡、茺蔚子、川断、丹参各 9 克，煨金铃、紫苏梗、炒白芍各 4.5 克，月季花 5 朵，赤砂糖 1 匙。

**按：**本案用延胡金铃散为主方，使气血通调，痛得减矣。月季花为甘温通利之品，多用者可能引起便溏腹泻，故对脾胃虚弱者慎用。赤砂糖活血化瘀，与月季花同用，共奏活血通经，通利化瘀之功。

**案例 2：**王某。经将临期，来则每每腹痛，得热则痛减，行寒怯冷，面色㿠白，大便多行，舌淡，脉沉紧。受寒挟气瘀交阻不化，拟以温通。淡吴萸、煨木香各 3 克，炒白芍、焦白术、大丹参、制香附、炒当归各 9 克，失笑散 12 克（包），肉桂 1.5 克（后入），煨姜 1 片。

**按：**本案以温经汤为主方，用吴萸、肉桂、煨姜以温通散寒，失笑散以活血行瘀止痛。

**经前期紧张症**　是指经前或经行时所出现的一系列症状，常见的如性情改变，烦躁易怒，头晕头痛，心悸失寐等。陈师辨证属心肝两经之病，一是因营血不足，肝阳上越，治以养营平肝；二是因心血不足，心用有余，治以养心脾，安神定志，如见挟痰浊者，以兼化痰浊。

**案例 1：**盛某。素体肝气肝阳易动，经前烦躁易怒而喜疑，夜寐不安，幻梦纷集，前日经转颇多，头目眩晕，舌苔中根黄腻，脉细弦。种种见症皆属于肝，拟调其气而潜其阳，和其营而清其热，参以息风豁痰，安神定志。生石决 30 克（先煎）、炒甘菊、炒远志、姜半夏、炒白芍、炒丹皮各 4.5 克，带芯连翘、煅龙骨（先煎）、双钩藤（后入）、赤茯苓、白蒺藜、炒当归各 9 克，炒竹茹 4.5 克。

**按：**女子以血为用，肝体阴而用阳，肝阴不足则肝阳易亢，故见经前、经行时烦躁易怒，头晕目眩。本案以养其阴而潜其阳，和其营而平其肝，并兼化痰浊法治之。如此者调理数周而诸症解矣。

**案例 2：**杨某。经前头痛似刀劈，齿浮龈肿，口唇破碎，冲海有热，肝火内炽，舌尖红苔薄腻，脉弦数。拟以养营清热而调月事。龙胆草 3 克，焦山栀、蔓荆子、大丹参、制香附、泽泻、茺蔚子、桑寄生各9克,炒丹皮、炒赤芍各4.5克。

按:本案为肝经之火上扰引起的头痛、齿龈浮肿、口唇破碎等症,故仿龙胆泻肝汤意,取龙胆草、山栀泻肝胆之实火;取丹皮、泽泻清膀胱之火,使湿热从小便出;一味丹参功同四物,与桑寄生合用,共养肝肾之不足。本方妙在泻中有补,清中有养。可见陈师辨证之严谨,用药之精确。如此者调理数周而诸症若失。

**经前乳胀** 本病为经前紧张症的一种表现,以乳胀为其主症,故作为单独一个病来辨证论治。陈师认为本病主要因肝气有余,胃失和降所致。因乳头属肝,故以疏肝理气为治;又因乳房属胃,故参以白芷、瓜蒌等阳明经药,以加强疗效。常用荔枝核、橘核、山楂核、青皮等疏肝理气;穿山甲、王不留行、路路通、甘草节以通络。偏热者用连翘壳、蒲公英等。对此类患者,陈师又喜用济生橘核丸予常服,而取得较好的疗效。

**案例1:** 李某。经将临期,预感乳房作胀,牵引及胁部、腋下疼痛,泛恶,小腹隐隐胀痛不舒,肝气抑郁,中焦不得舒展,拟以调化。荔枝核、橘核、制香附、醋炒山楂核、全瓜蒌(切)、留行子各9克,炒青皮、炒柴胡、香白芷各3克,广郁金、炒白芍各4.5克。

按:本方重在疏泄肝气。陈师喜用醋炒山楂核,取其醋为酸,酸入肝之意,且山楂核能活血理气止痛。

**案例2:** 高某。经净后乳房又见胀痛,此乃肝胃两经之气失和,舌红,脉弦数。拟疏肝理气。蒲公英、连翘壳、大丹参、荔枝核、橘叶、橘核、留行子、炒赤芍各9克,全瓜蒌(切)12克,甘草节、炙甲片、醋炒青皮各3克,左金丸2.5克(分吞)。

按:本案乃肝气郁而化热,故方中用蒲公英、赤芍、连翘等以清热;左金丸以辛开苦降和胃。全方共奏疏肝解郁和胃之功,以调肝胃两经之气;清热活血,以解郁热。

**经行泄泻** 陈师认为本病是由于脾失健运,冲海衰弱或肝脾失协所致,故采用温肾健脾或理气和中。

**案例1:** 王某。经行便泄,稀如水样,日行数次,经色不鲜,量多,面色萎黄,舌淡胖,脉濡细。乃火土不足也,治拟温补。制附片1.5克,炒白术(土炒)、补骨脂、党参各9克,煨姜1片,大枣5个。

按:本案乃肾阳不足,釜底无薪,故用附片、巴戟肉盐水炒以温肾,是釜底添薪之意;土炒白术以健脾。

**案例2:** 陈某。经事过期7天而行,经临大便溏薄,伴有腹部胀痛,乳胀嗳气,面色浮黄,舌苔燥腻尖红,脉细数。脾土不足,气郁失宣,拟理气和中。醋炒香附、焦白术、炒扁豆、桑寄生各9克,新会皮4.5克,春砂壳、煨木香各3克,艾叶炭1.5克,石莲肉4枚。

按:本案乃为脾虚气滞,经云:"知肝传脾,当先实脾。"故以焦白术、炒扁豆等健脾和中,以醋炒香附以疏肝理气。

## 带 下 病

湿浊下注,带脉失司则成带下。如脾失健运,湿聚下注带脉则成白带,质稀。湿蕴成热则成黄带,质稠粘,且有秽味;带下色赤者,常因肝肾两亏,奇经失利所致。陈师常用黄柏、黄芩、丹皮等清热,赤苓、车前子、泽泻、萆薢以利湿,椿根皮、乌贼骨、莲鬚、鸡冠花以固摄止带。根据湿热之轻重,清热与化湿药则有所侧重。对肝肾两亏、奇经失利者,以养肝肾,和脾胃,兼固摄,常用熟地、萸肉、枸杞子等补肝肾外,往往配合旱莲草、牡蛎、阿胶、藕节等止血固摄之品。

案例1:祝某。带多色白或黄,质稠粘,且有秽气,心烦易怒,便结,胁胀不舒,舌红苔薄黄腻,脉弦数。肝有郁热挟湿下注,带脉失司,治拟清热利湿。龙胆草、细木通各3克,焦车前、块滑石(包)、生苡仁各12克,泽泻、炒黄柏、粉萆薢、椿根皮各9克,炒丹皮4.5克。

按:本案为热重于湿,故以清热利湿。

案例2:陆某。脾失健运,湿浊内蕴,带下频频,神疲乏力,纳呆便溏,舌苔中腻而边薄,脉象濡细。拟以运脾化湿固带。党参、淮山药、云茯苓、赤猪苓(各)、建泽泻、焦车前、椿根皮、鸡冠花各9克,细木通、制茅术各3克,白果7个(打)。

按:本病因脾不健运,湿浊下注,带脉不固。本方仿傅青主完带汤意,则湿浊自化,参入白果、椿根皮、鸡冠花固摄止带之品。

# 著名中医妇科专家陈大年的临床经验(续完)

上海中医学院(上海中医药大学) 王大增 黄宣能 戴 悠
中国福利会国际和平妇幼保健院 李国维

凡有胎者,贵冲任旺盛,元气充足,以保无虞,分娩顺利;若气血不充,冲任脉虚,则经水衍期,难以孕育,即或得孕,亦多胎孕不实,重者殒堕。故凡有胎者,务必益气养血,以安为要;即或有病,用药不碍胎为原则,避免使用温热、破气破血、通行滑利之品,以防伤损胎元。陈师对已婚妇女月经临期未行者,予和养脾胃,补养肝肾,以起到有胎养胎,无胎调经的作用。

# 一、妊　娠　病

**恶阻**

妊娠后,每见恶心呕吐,思食酸味,困倦欲卧。陈师认为,此际乃因血聚养胎,肝阴不足而横逆克土,土随肝急则火动而上逆所致。常用白芍以养肝,菊花以平肝阳,又善用左金丸辛开苦降,和胃止呕。此时宜轻淡酸味之属,忌厚味滋腻之品,在服药方法上,宜少量多次服,必要时在服药前用鲜生姜片擦舌,以防呕吐。

**病例:**吴某,妊娠近3月,仍呕吐频作,吞酸,脘闷拒纳,头晕目花,困倦乏力,舌苔黄腻,脉象细滑,肝胃不和,拟两顾,处方:戊己丸(包煎)、紫苏梗、炒甘菊、陈皮各4.5克,姜半夏、桑寄生、姜竹茹各9克,春砂壳、乌梅各2.4克,枇杷叶(去毛)3片。

**按:**本案用戊己丸,乃黄连、吴萸、白芍组成,取平肝和胃降逆。枇杷叶和胃降逆止呕;乌梅胃酸入肝,益津开胃止呕;桑寄生补脾肾之不足,以养血安胎。全方共奏养肝肾之阴,以平肝木之旺,和脾胃以降逆止呕。

**胎漏**

陈师认为,妊娠胎漏与妊娠下血应予区别。妊娠后每下血以月信者,名曰妊娠下血,又名"激经",或称垢胎。此为孕妇血盛气衰,或为营分伤风所致。妊娠后经血不时而下者,名曰妊娠胎漏,此乃因冲任两经气虚,肾脉无力系胎所致。故安胎以补肾为主,但胎儿之生长发育,又赖母体营血之充沛,所以往往脾肾同治之,常用陈修圆之"所以载丸"为主方,并随症加减。对习惯性流产患者,除药物治疗外,并嘱患者每晚服用桂圆红枣糯米粥,以药疗与食疗共补之。且注意妊娠期摄生,切忌房事,对于安胎药苎麻根及南瓜蒂的应用亦有区别:若孕妇兼有便秘者用南瓜蒂,大便通顺者用苎麻根。

**病例:**蔡某,妊娠3月,漏红反复,腰尻酸楚,冲任亏损,防其结而不实,有坠下之险,拟以和之养之,处方:党参、炒白芍、新会皮、苏梗各4.5克,生棉芪、焦白术、菟丝子、覆盆子、阿胶珠各9克,炙甘草3克,大枣3枚,米炒荷蒂3个。

**按:**陈师对胎动不安、妊娠胎漏者,又常善用米炒荷蒂,取其和胃安胎、止血,且有升举之功。

### 胎萎不长

胎萎不长者,多因孕妇有宿疾,脏腑虚弱,气血不足,又加将息失宜,不善调摄;或伤损胎气,致使胎儿生长缓慢,法当益气养血,补益肝肾;祛其宿疾,随症治之。

病例:李某,妊娠 6 月,胎儿小于月份,脾胃素弱,食少事烦,形神委顿,气血不足,冲任虚损,治拟补脾胃,培气血,安养其胎,处方:党参、焦白术、炒淡芩、当归身、炙绵芪、云茯苓、桑寄生、川断、大熟地、淮山药各 9 克,杭白芍 4.5 克,春砂壳 2.4 克。

按:本案按上述治则,调胎 3 月余后,胎儿应期娩出,母子双健,现代医学亦有"宫内胎儿发育迟缓"病名,据称与胎盘功能不良有关,目前尚无统一的有效治法,中医药能通过调补脾胃,益气养血等治则辨证施治,促进胎儿宫内发育。

### 子肿

古人对妊娠期身体四肢肿胀,按程度表现不同而分别称为子肿、子满、子气、皱脚、脆脚等。均可从肺、脾、肾三脏论治。

病例:王某,妊至 9 月,胸满腹胀,咳呛气逆,卧不着枕,已有半月,此属子肿。处方:紫苏叶、福泽泻、光杏仁、生白术各 9 克,炒枳壳、炒淡芩、新会皮各 4.5 克,桑白皮、净葶皮各 12 克,煨木香 3 克,枇杷叶(去毛,包)3 片。

按:妊娠 9 月,当为肾气司胎,本案之成因,为脾不健运,肺气不调,非独肾气之不鼓舞也,陈师认为,凡水之为病多喘促,气之为病多胀满;喘促属肺,胀满属脾,所以本方从上中二焦论治,使肺气通调,脾运得健,则胸腹胀满、咳呛气逆诸症自然消矣。

### 子烦

妊娠以后,出现心悸胆怯、烦闷不安者名曰子烦,大凡由于素体阴虚火旺所致,或由痰湿阻滞,或由肝郁气滞,施治者当以辨证。

病例:张某,妊娠 6 月,心中闷乱,烦躁不安,大便干结,脉细滑数。为胎中郁热,治拟清热降火,养阴除烦。处方:姜川连 1.5 克,炒竹茹、焦山栀、淡子芩各 4.5 克,肥知母、大麦冬、杭白芍、焦白术各 9 克,生甘草 2.4 克。

按:本案素体阴虚,妊娠后血聚养胎,阴血更见不足,君相二火偏亢,以致出现心中烦闷不安,当以麦冬、白芍、知母养阴除烦,川连、山栀、子芩以清热降火,调治 2 月余,诸症若失。

# 二、产 后 病

由于产时的创伤与出血,以致元气耗损,抵抗力薄弱,加之将息失宜,调摄失当,易致产后诸疾。陈师对产后病的论治,主要根据《金匮》中提出的三审:先审小腹痛与不痛,以辨恶露有无停滞;二审大便通与不通,以验津液之盛衰;三审乳汁行与不行,饮食之多少,以察胃气之强弱。根据产后多虚多瘀的特点,随时照顾气血,陈师在选方用药上采取产后宜温,补虚不忘化瘀,但补虚不致滞邪,化瘀不宜过于耗散气血,消导必兼扶脾,清热不宜过于苦寒,解表不宜过于发汗,攻邪不致伤正的原则进行辨证施治,选用生化汤加减治疗产后诸疾,且以此方作为产后无病则防,有病则治的常规用方。

**产后恶露不绝**

陈师将之分为虚实两种,虚者因耗气伤血太过,又加劳顿而致气营两亏,冲任束固无权,治宜益气固本,用两仪膏加味,药用党参、黄芪、白术、熟地、阿胶、艾叶、炮姜等;实者因肝气抑郁,气滞则血瘀,瘀血不去,新血不得归经所致,治宜祛瘀生新,以生化汤加味,药用当归、川芎、炮姜、益母草、炒荆芥、山楂、香附炭等。

**病例 1**: 王某,产后 2 月,秽下断续,遇劳则多,头晕目眩,腰腿酸软,气血两虚,八脉内伤,舌苔薄腻,脉象细迟,治拟益气固本,和胃补腰,处方:大熟地黄 12 克,党参、焦白术、陈阿胶(烊冲)、川断、炒枣仁各 9 克,炮姜 1.2 克,春砂壳 2.4 克,炒藕节 4 个,炙甘草 3 克。

**病例 2**: 姜某,流产刮宫后,恶露淋漓不净,小腹坠胀且有隐痛,体力未复,舌苔薄腻,脉濡数,气滞血瘀,拟生化出入,处方:全当归、炒荆芥、台乌药、制川朴各 4.5 克,川芎 3 克,炮姜炭 1.5 克,制香附、泽兰叶、焦楂炭、川断、淮牛膝各 9 克,炙甘草 2.4 克。

**按**: 例 1 为虚证,虽用补法,但补不留瘀,例 2 为实证,虽用逐化,但不用桃仁之攻逐峻力之品,使逐化不伤正,这是陈师一贯的用药法则。

**产后乳房胀痛结块**

产后乳房胀痛结块,一般多见于乳痈之初期,乳房属阳明,乳头属厥阴,多因肝郁气滞,气血不畅,络道不利;或为乳头凹陷,乳汁壅塞不畅;或为乳儿吸允不力,乳汁积滞;或因乳头破碎,邪毒入侵所致。治疗一般多以疏肝理气、活血通络、清热解毒,如不及时治疗,将变为乳痈。

**病例**: 顾某,新产 10 余日,乳汁不畅,胀痛有块,胸闷烦躁,肠燥便结,苔薄黄腻,脉象细弦而数,木郁化火,挟痰凝滞,络道不利,拟清泄肝木,条达气机,活血通络,润燥通便,处方:橘叶核、炒青皮、川郁金、炒枳壳各4.5克,全瓜蒌(切)、蒲公英各12克,全当归、桃仁泥、泽兰叶、丝瓜络各9克,漏芦、木通各3克。

**按:**本案为厥阴、阳明化火化燥,络道不利,取桃仁泥活血润燥通便,经两经同治后,气机得畅,络道得通,诸症若失。

#### 产后汗出

由于产时耗气耗血,阴阳俱虚,卫外不固所致。

**病例:**李某,胎前汗出咳嗽,产后自汗更多,怔忡短气,营卫失调,骨节骶痛,祛冷,胸膈积饮不化,带下淋漓,脉濡细,拟以甘温和营、镇逆,处方:川桂枝2.4克,杭白芍、新会皮各4.5克,紫石英、酸枣仁、云茯苓各9克,花龙骨、煅牡蛎(先煎)各15克,黑大枣5个,饴糖一匙。

**按:**本案以阳虚为主,营卫失调,卫阳不固,又加中州不化,故仿建中意调治;汗为心之液,心阴不足则心悸怔忡,配紫石英、龙牡以镇逆固涩。

## 三、杂 病

陈师治疗妇科疾患,除经、带、胎、产外,尚有不孕、乳疾、癥瘕、经断前后诸证、阴痒、阴吹等病,都在杂病中论述。

#### 不孕

陈师在论治功能性病变引起不孕的患者中,常见有两种证型:一属虚证,乃由肝肾不足,冲任失调,八脉空虚所致,治宜温养肾阳,益气养血,调摄冲任,填补八脉,常用药物:温养肾阳者如鹿角、巴戟肉、仙灵脾、紫石英、益智仁、菟丝子等品;益气养血者如潞党参、生绵芪、熟地、白芍、白术、当归等;调摄冲任者如茺蔚子、艾叶、月季花、玫瑰花、赤砂糖之类,其方药如五子衍宗丸、四物汤、艾附暖宫丸、毓麟珠等化裁。一属实证,乃由肝郁气滞、痰湿阻滞所致,治宜舒肝解郁,疏调气机,燥湿化痰,常用药物有醋炒柴胡、制香附、苏梗、枳壳、茯苓、米仁、茅术、制半夏之属,方药以九制香附丸、苍莎导痰汤等化裁。

**病例1:**徐某,素体不足,冲任不调,月经逾期而至,婚后4年不孕,法当培补脾肾,温养八脉,处方:鹿角片3克,仙灵脾、覆盆子、淮山药各9克,菟丝子、党参、制香附、茺蔚子各6克,大熟地12克,鸡血藤膏2.5克,月季花6朵,赤砂糖1匙。以上方出入调理半载余,冲任得调,月事应期而行,又服2月余而胎孕。

**病例 2:** 张某,每逢临经,乳腹胀痛,纳谷欠佳,婚后 3 年不孕,舌红苔薄,肝脾不协,气机失畅,拟调气和中,处方:炒柴胡 2.5 克,紫苏梗、制香附、大白芍、焦白术、焦建曲、丝瓜络各 9 克,台乌药、橘核络各 4.5 克,煨木香 3 克,鸡血藤 12 克,玫瑰花 5 朵,上方出入连服 4 月余后,气机得畅,经行乳腹胀痛亦除而孕育。

**按:** 此两案,前者为虚证,后者为实证,肾为先天之本,十二经脉之根,冲任两脉皆隶于肾;脾为后天之本,气血生化之源。案 1 系先天不足,后天失养,故见素体虚弱,冲任失调,八脉空虚,法当培补先后两天,温养八脉。案 2 肝郁气滞,肝木晦土,法当疏肝解郁,调气和中。此为同病异治之法也。

### 乳癖

乳癖相当于现代医学所谓小叶增生或慢性囊性增生。本病的发作往往与月经周期有一定关系,或伴有月经不调或不孕,多从肝胃及冲任诸经调治。

**病例:** 蔡某,经将临期乳房乳头先有胀痛,触之更甚,块如李核,皮色不变,伸举不便,婚后 3 年不孕,肝气失调,胃经失和,冲任亦有不调,法当疏肝解郁,理气通络,化痰软坚,兼调冲任。处方:鹿角片、橘叶核、漂海藻、淡昆布各 9 克,紫丹参、炒延胡、焦萎皮、路路通、丝瓜络各 6 克,炒赤芍、炙甲片、醋炒柴胡各 4.5 克。

**按:** 本病乳房胀痛结块与产后乳房胀痛结块不同,前者往往呈周期性的发作,其皮色不变,且不在哺乳期;后者在新产后的哺乳期,局部红肿热痛。本案以上法出入并与逍遥丸、九制香附丸、小金片等交替服用,经调治 4 月余,诸恙好转。

### 癥瘕

妇人癥瘕,多以下腹为主,证属任脉为病,冲气不宣所致,有挟气、挟血、挟痰之别,以理气活血、化痰软坚、消癥散结为治。根据患者体质强弱,陈师主张攻补兼施,或寓攻于补,或寓补于攻,以缓缓围攻为上,切忌急于求成,轻投或妄投峻厉之品以戕正。

**病例:** 黄某,右侧少腹结块胀痛,攻窜不定,似属瘕聚之象,带下颇多,舌苔黄腻,脉濡弦,任脉为病,冲气亦不宣达,肝脾之气不调,体丰之质,多痰多湿,治宜条达气机,宣通脉络,化痰软坚散结,处方:制香附、漂海藻、淡昆布、鸡血藤、枳实消痞丸(包)各 9 克,煨金铃、仙半夏各 6 克,台乌药、焦白术、炒陈皮各 4.5 克,制川朴 3 克,姜川连 1.5 克。

**按:** 癥与积为有形可征,坚硬不移,痛有定处,病属血分;瘕与聚时聚时散,推揉可移,痛无定处,病属气分。气滞日久亦可致瘀,前者治宜活血化瘀,软坚消癥散结;后者治宜行气导滞散结。陈师对本案采用条达气机、宣通脉络、化痰软坚散结中加鸡血藤一味,为气血同治之意,但行气药重于活血药,掌握分寸,用之得当。

### 经断前后诸证

陈师认为由于阴虚于下,阳冒于上,肝阳上腾,清空被扰,以致神无所归,其证常见头晕目蒙、心悸失眠,烦热汗出等症,当以养营平肝,育阴潜阳,宁心安神,兼化痰浊。

**病例:**李某,年已七七而过,月事应断未断,血海有热,来潮量多,头晕目蒙,时有烘热汗出、心烦,夜不成寐,肢节酸楚乏力,舌尖红绛少津,脉象细弦。治拟滋水涵木,育阴潜阳,处方:大生地(蛤粉炒)、青龙齿(先煎)、紫贝齿(先煎)各 12 克,杭白芍、炒枣仁各 9 克,枸杞子、潼白蒺藜(各)、左秦艽各 6 克,炒甘菊、远志芯各 4.5 克,左牡蛎 15 克(先煎),炒川柏、二至丸(包煎)各 3 克。

**按:**本案是任脉虚太冲脉衰少,肝肾不足而出现的阴虚阳亢之象,故连投滋水涵木、育阴潜阳、宁心安神之剂后,诸恙均见好转。

### 阴吹

妇人阴中时有声出,如大便矢气之状,乃因胃气下泄所致。

**病例:**张某,阴吹振作,且有心跳不安,舌苔薄腻,脉细弦,肝气内动,胃气下泄,拟调肝胃而利气机,处方:左金丸(分吞 2.1 克),杭白芍、炒枳壳、姜半夏、炒远志、紫苏梗各 4.5 克,制香附 6 克,白蔻壳 2.4 克,制川朴 3 克,赤茯苓 9 克,玫瑰花 5 朵。

**按:**阴吹一证,早在《金匮·妇人杂病脉证并治篇》有载:"胃气下泄,阴吹而正喧,此谷气之实也,膏发煎导之。"本案乃肝气内动而胃气下泄,不用膏发煎导之,而以调和肝胃而利气机为治。可见陈师遵古而不泥古,掌握要领,灵活运用,这又是同病异治之法。


# 随师临诊中的一些体会


### 王大增


我是一个西医,离职学习祖国医学后,在随师临诊的过程中,体会很深。兹将随诊时所录的一些医案及心得体会,分为调经、带下、胎前、产后、杂病五类,举例介绍于后。

# 调　经

中医治疗月经不调,很重视血分药与气分药的配合应用,认为调经之法,固然要重视奇经八脉的关系,但亦不能忽视调肝;因肝喜条达,不宜怫郁,郁则气滞血亦滞;夫气主煦之,血主濡之;气为血帅,气行则血行,气滞则血凝;故主张调经必先理气,以行气开郁配合血分药,治月经不调。用药以香附、乌药、木香、肉桂等加入养血药中,达到行气开郁、逐寒祛瘀,以改善局部经血之运行;使"旧血散而新血生",就不致有经血凝滞之患。

在调经中,辛热与寒凉药的应用,不可过偏;过多使用辛热药,能使血热妄行,反伤阴血;寒凉之品,虽有除热结之功,但火退寒生,亦有流弊。附医案如下:

**1. 月经先期过多案**

初诊:经事先期 6 天而行,量多,四肢倦怠,纳谷如常,大便亦通,舌苔薄腻,脉濡细。荣分有热,热迫冲任。拟大安荣煎出入。

生地炭四钱　炒白芍三钱　粉丹皮钱半　左秦艽三钱　川黄柏三钱　阿胶珠三钱　川续断三钱　醋炒香附三钱　春砂壳八分　大麦冬三钱　炒枣仁三钱　白茅根(去芯)一两(4 帖)

二诊:药后经量显著减少,舌苔薄腻,脉细弦。荣分之热未瘥,冲任之气薄弱。再以清热养荣、益气和中。

生熟地炭(各)四钱　炒白芍三钱　粉丹皮钱半　川黄柏钱半　阿胶珠钱半　制狗脊三钱　香附炭三钱　炙远志钱半　炒枣仁三钱　何首乌四钱　炒藕节四个　建泽泻钱半(3 帖)

说明:大安荣煎一方,出自宋代素庵《妇科医要》,原方为当归、川芎、白芍、生地、丹皮、山栀、黄芩、茯苓、甘草、川断、秦艽、薄荷等味组成,有养血清热、泻火祛风、安定荣血之效,故名。本例为经人工流产并行输卵管结扎后月经过多案;患者年 28 岁,于 1961 年 11 月 16 日作手术,术后经来每量多如崩,数倍于常时,经 2 次治疗而血止。

**2. 月经后期案**

经转落后 11 天,经量不多;气痹营亏,调养可也。

炒当归三钱　川芎八分　制香附三钱　陈艾叶八分　新会皮钱半　川续断三钱　鹿角霜三钱　补骨脂三钱　煨益智仁钱半　巴戟肉(盐水炒)钱半

说明:月经落后而量少,总属不足;本方着重温养肝肾。

### 3. 月经先后无定期案

营出中焦,受气于谷;脾阴乏于灌溉,则经脉难以营泽;营虚血少,肝木失养,中脘气滞,肝脾失谐;经来或先或后,眩晕惊悸,平时带下,纳谷作胀,嗳气不舒。拟加味逍遥散以养血舒气。

当归身三钱　杭白芍三钱　制香附三钱　云茯苓三钱　炒枣仁三钱　炒柴胡八分　广木香一钱　焦建曲三钱(包)　生姜一片　大枣五个

### 4. 痛经案

经来日期尚准,腹痛甚剧;气滞瘀阻。拟调气和营。

制香附三钱　台乌药钱半　煨木香一钱　炒当归三钱　川芎八分　炒赤芍三钱　大丹参三钱　紫苏梗三钱　炒元胡索一钱　川续断三钱

说明:痛经以气滞瘀阻属实为多,所谓不通则痛,通则不痛。本案旨在调气行血,使气血通调,则痛亦得解。

### 5. 经闭案

初诊:15岁月经初潮,经行3次,以后未转,平常带下多,腰酸难支;舌苔薄腻,脉微涩。营血不足,冲任亏耗。当调养八脉而和月事,拟香草汤加减。

制香附三钱　鸡血藤膏八分　艾叶炭八分　泽兰叶三钱　藏红花四分川芎八分　炒当归三钱　大熟地炭四钱　淮牛膝三钱　柏子仁三钱　生卷柏钱半　川续断三钱　益母草四钱

二诊时,气营两虚,形神委顿,记忆衰退,脉濡细等。拟培养气血而调冲任。

说明:"香草汤"原方药组成为:香附、益母草、鸡血藤、当归、川芎、泽兰、柏子仁、红糖等,有养血活血、行气化滞之功。初诊时偏于通调,以作试探,继则用培补气血、温壮肾阳法。

### 6. 崩漏

崩漏案1

肝木偏盛,脾不统摄,经转每每经绵,腰腿酸软,舌苔薄黄而腻,脉象细弦。拟养荣清热,调理肝脾。

生熟地炭(各)四钱　蒲黄炭三钱(包)　阿胶珠三钱　旱莲草三钱　炒白芍钱半　炙远志钱半　炒枣仁三钱　鸡冠花三钱　椿根皮三钱　制狗脊三钱炒藕节四个

说明:上方以养荣、止血、固摄为主,适用于一般经行日期过长而淋漓不止的患者。

崩漏案 2

年已 50,月经应断未断而反颇多,断续不已;皆因气郁伤肝,肝不藏血故也;面无华色,头晕目蒙,肢节酸软,舌苔薄腻,脉细弦。治拟养荣柔肝、引血归经。

大熟地一两(五钱炒炭)　杭白芍三钱　枸杞子三钱　炒远志钱半　炒枣仁三钱　川连三分　煅牡蛎五钱(先煎)　桑寄生三钱　乌贼骨四钱(炙)　鸡冠花炭四钱　川黄柏三钱　藕节炭四个

说明:本例为老年患者,3 年来月经量多如崩,妇科检查未发现异常,经上方治疗后出血即止。此方出自严鸿志《女科医案选粹》,原方药物组成为:大熟地二两(一两炒炭)　枸杞子一两　白芍五钱　枣仁五钱　酒炒黄连三分。要点在于黄连只用三分,达到苦寒坚阴,合白芍而成戊己两调肝脾之目的。对年老经断复来,或应断未断的患者,用之有验。

# 带　　下

带下一症,方书上虽有赤、黄、白、青、黑五色之分,但归纳言之,则不外湿与热二者;主要在于辨别湿重于热、抑热重于湿。下列案中,一为湿浊偏重,治以运脾化湿法;一为热重于湿,治以清热利湿法。

**案 1**

湿浊内蕴,畏寒,右肩骨酸楚不能高举,带下频频,舌苔中腻而边薄,脉濡细。拟运脾化湿。

赤猪苓(各)三钱　建泽泻三钱　焦车前子三钱　细木通一钱　炒黄柏钱半　川草薢三钱　制苍术一钱　嫩桑枝五钱　炒独活钱半　鸡冠花三钱　椿根皮三钱

**案 2**

带下色杂,或红或淡,舌苔薄腻而黄,脉细数。此肝有郁热,夹湿下注,带脉失司。拟清热利湿。

生地炭四钱　粉丹皮钱半　炒黄柏三钱　建泽泻三钱　焦车前子三钱　鸡冠花三钱　旱莲草三钱　桑寄生三钱　香附炭三钱　椿根皮三钱

# 胎　　前

胎前诸症,用药既要祛邪,又需照顾胎元,达到病去胎安之目的。虽然《黄帝内经》有"有故无殒亦无殒"的说法,但总以病、胎两顾为上。故对胎前诸症,用药当审慎;避免使用温热动血通利等碍胎之药,以防损伤胎元。遇经事过期未行的患者,用药时亦慎防有孕,采用调气补养肝肾的治法,起到有胎养胎、无胎调经的作用。

**1. 恶阻案**

初诊(1961 年 10 月 30 日):肝胆气火内盛,夹素蕴之痰浊内阻,心烦呕吐,不思饮食,肠燥便结,旬余未解,经居 2 月余,舌苔薄黄而腻,脉细滑,拟清泄木火,兼化痰浊。

姜川连八分　炒白芍三钱　乌梅炭一钱　姜竹茹钱半　淡黄芩三钱　新会皮钱半　炒枳壳钱半　姜半夏钱半　广藿梗钱半　春砂壳八分　枇杷叶三片(去毛包)。煎后频服。

二诊(1961 年 11 月 13 日):服药后呕吐已减,肝胃两经之气较和,浊气亦得下降,脘宇渐舒,腑气仍未得通,舌淡红根薄腻,脉滑数。再拟和胃安中、清热化痰。

左金丸七分(吞)　姜竹茹钱半　杭白芍钱半　淡黄芩钱半　紫苏梗钱半　炒甘菊钱半　乌梅炭八分　枇杷叶三包(去毛包)

说明:恶阻一症,多见于妊娠 2 月前后肝胆司胎之时,气火内盛,脾运易于失司,以致浊气上逆而出现泛恶呕吐之症;治法总以清泄木火、化浊和胃为主。上方旨在和胃止呕,芳香化浊,清热宽肠,使清气升、浊气降而健运有权。吐久而有热者,治宜偏清;如见舌光剥,则应加重养阴之品。本例患者为 28 岁之经产妇,呕吐已有 1 个月,逐渐加重,吐出物中带血,初起采用西药治疗未效,尿中酮体阳性,经用中药治疗后,次日即觉胸中舒服,有 6 天未吐,以后虽出现呕吐,但症情已大为减轻。

**2. 子肿案**

妊娠 9 个月,胸满腹肿,咳呛气逆,卧不着枕已有半月。证属子肿。

紫苏叶三钱　炒枳壳钱半　建泽泻三钱　光杏仁三钱　生白术三钱　枇杷叶三片(去毛包)　煨木香一钱　炒黄芩钱半　霜桑叶三钱　桑白皮四钱　括蒌皮四钱　新会皮钱半

说明:子肿的发生,其病机与肺脾肾三脏有关。本案立方,取上中二焦,而以调气为主,清金为佐;以气为水之母,水出高源,金水同调,而水气自然通调矣。如果子肿由于肾者,实则五苓散主之,虚则肾气丸主之,非本方可以治之者。

**3. 妊娠腹泻案**

妊娠已将 3 个月。过食油荤,致肠胃分化失常,腹痛隐隐,便泄数次颇多。拟和中化浊,佐保胎元。

煨木香一钱　姜川连五分　新会皮钱半　大腹皮三钱　紫苏梗钱半　云茯苓三钱　焦扁豆衣三钱　焦白术钱半　春砂壳八分　米炒荷蒂四个

**4. 胎前发热案**

感受温邪而表热不扬,咽痛音哑,咳痰呕恶,将近1月。怀孕之体,宜防堕胎邪陷之虞。

鲜生地四钱　淡黄芩三钱　光杏仁三钱　炒牛蒡子三钱　鲜芦根一支(去节)　淡豆豉三钱　鲜石斛三钱　桔梗八分　元参三钱　枇杷叶三片(去毛包)

说明:本案为温邪留恋于肺卫心营之间,苦寒、咸寒均非所宜,宜清温祛邪、肃肺生津之法。

# 产　后

产后用药,以祛瘀生新为主,忌用苦寒酸寒药物,如黄芩、白芍之类,避免发生败胃留瘀之弊。可用傅青主生化汤出入。

**1. 产后恶露不绝案**

产后恶露不绝案1

产后体虚,荣卫两伤,秽下断续,下半身酸痛。拟调气合营。

炒当归三钱　川芎八分　炮姜炭五分　制香附三钱　川续断三钱　淮牛膝三钱　焦山楂三钱　煨木香一钱　云茯苓三钱　炙甘草八分　益母草三钱

说明:秽下不止,乃荣卫受伤所致,以生化汤出入,起调和营卫、祛瘀生新止血之功。

产后恶露不绝案2

初诊(1964年7月16日):怀孕足月,以胎元9天不动,经引产而下;产后4月余,恶露不绝,形神委顿,脉濡细。此冲任亏损,约束无权。拟养营益气、固摄冲任。

大熟地炭四钱　蒲黄炭三钱(包)　阿胶珠三钱　潞党参三钱　春砂壳八分　当归身炭三钱　炒远志钱半　炒枣仁三钱　陈棕炭三钱　焦白术三钱　云茯神三钱　藕节炭四个

二诊:略。

三诊(1964年7月22日):进养营益气、固摄冲任之剂,秽下已净,神疲形瘦,胁部作胀,舌苔薄腻,脉细软。再予益气固本、和调冲任。

潞党参三钱　云茯苓三钱　焦白术钱半　新会皮钱半　当归身炭三钱　炒远志钱半　炒枣仁三钱　香附炭三钱　桑寄生三钱　炒白芍钱半　乌贼骨

（炙）四钱　大红枣五个

说明：本例为第二胎第二产之妇，1964 年 3 月 11 日生产，产后 4 个月，恶露一直未净；曾经某医院注射丙酸睾丸酮，给服育赐奴及施行刮宫手术，未见效，经诊治 3 次而愈。

**2. 产后汗出案**

胎前汗出、咳嗽，产后自汗更多，怔忡短气，此营卫两伤之证；骨节疼痛，畏冷，胸膈积饮不化，带下淋漓不断，脉濡小。冲、任、督、带兼病。拟甘温益气和营，佐以镇逆之品。

川桂枝八分　杭白芍钱半　净饴糖一匙　黑大枣五个　紫石英三钱　酸枣仁三钱　花龙骨四钱　煅牡蛎五钱　云茯神三钱　新会皮钱半

说明：本案为产后阳虚自汗之症，治仿建中汤意立方，恐产后去血之后阴阳俱脱，故又加入石英、龙、牡以固脱，重以镇法。

# 杂　病

**1. 乳房乳头胀痛案**

经事初净，乳房及乳头作痛。此肝胃之气失和。治以和化。

炙甲片钱半　橘子核三钱　焦蒌皮三钱　象贝母三钱　王不留行三钱　白通草一钱　制香附钱半　炒元胡索一钱　煨金铃子钱半　全当归三钱　炒赤芍钱半　川黄郁金（各）一钱　左金丸七分（吞）

说明：乳房属阳明，乳头属厥阴，两经之气失和，脉络失宣，出现乳房、乳头胀痛之症，故从肝胃两经调治。上方旨在通络疏肝解郁活血利气；如有结块，常在调气药中加入海藻、昆布、西黄醒消丸等软坚散结之品。本例为 40 岁之患者，过去常发乳房、乳头胀痛，最近持续发作已有 1 个半月。服上方后症即消失。8 个月后随访，未见复发。

**2. 肝风、肝阳案**

初诊（1962 年 1 月 8 日）：施外科手术切除子宫肌瘤后 4 月余，气营两虚，虚阳上扰，头部震颤，时有轰热汗出，夜不成寐则诸恙尤甚，舌胖、胎薄腻，脉细弦数。拟育阴潜阳、镇肝息风、益气固本、化浊宁神。

龙齿四钱（先煎）　紫贝齿四钱（先煎）　左牡蛎五钱（先煎）　炙远志钱半　炒枣仁三钱　白芍钱半　枸杞子钱半　炒甘菊钱半　白蒺藜二钱　丹参三钱　炒当归三钱　炙黄芪三钱

二至四诊：略。

五诊（1962 年 2 月 12 日）：服药后头部震颤较减，睡眠亦佳，形瘦乏力。

再以平肝潜阳、和胃安神。

大生地四钱（切片，蛤粉炒） 生白芍三钱 金石斛三钱 麦冬三钱 炒远志钱半 生牡蛎五钱（先煎） 磁石八钱（先煎） 朱茯神三钱 夜交藤三钱 连翘壳三钱 炒甘菊钱半 枸杞子钱半 沙苑子钱半

自六诊至十一诊，连进益水平肝潜阳养荣宁神之剂，诸恙均见减轻，头部震颤及手抖基本消失。宗前法处方为膏剂，缓缓调治。

说明：本例为子宫肌瘤患者，年 42 岁，于 1961 年 8 月 26 日手术切除子宫及双侧附件。术后 2 个月（1961 年 10 月 19 日），开始出现全身无力及多汗之症，继则有手脚震颤、头晕头摇、心慌面部升火等症。西医诊断为绝经期综合征，由于手术切除两侧卵巢人工绝经所致。中医认为由于术后气营两虚所致；阴不足则阳不藏，气不足则卫不固，以致出现肝风、肝阳上扰及内风旋动、心神不宁诸症。经采用育阴潜阳、镇肝息风、益气固本、化浊宁神之法，各症均见轻减，恢复半天工作；十一诊后，恢复全体工作。

# 追忆陈大年先生二三事

上海中医药大学 陈 农

先师陈大年（1900~1975），上海市人，生前任全国计划生育委员会委员、中华医学会妇产科学会委员、上海中医学院妇科教研室主任兼龙华医院妇科主任，上海中医学会常务理事等职。出生于中医世家，承其父陈筱宝之家传，又受业于儒医苏烈侯，五十年代末至六十年代亲自带教和培养了西医师学习中医数人，其佼佼者数王大增、李国维主任等。陈师受业于儒医，又培养了一代西学中专家，承前启后，是我国这一历史时期特有的医文化现象。

陈师擅长妇科，但对内外科亦颇有心得，行医五十余年，临床经验丰富，已由王大增、李国维等所撰《著名中医妇科专家陈大年的临床经验》（刊《上海中医药杂志》1983 年第 10~11 期及 1984 年第 3 期）、周佩青等在《上海历代名医方技集成》中撰稿专题予以介绍，本文不复赘述，只将铭记于笔者心中的陈师印象略叙一二。

笔者是从大二时起（1958~1963）利用寒暑假随师临诊抄方，其时年仅 19 岁，留下的最深印象有三：

## 1. 譬解安慰,开导病人

陈师在问诊中很重视了解患者处境逆顺、情志所伤、生活起居、婚姻生育。其云,女子以肝为先天,又易肝气郁结,常隐曲难言,故必须剖判患者的心理及隐曲之所在,有的放矢地给予安慰譬解,与药物治疗相结合,常可收事半功倍的效果。所以临诊时经常谈笑风生,使一些忧郁寡欢的病人亦情不自禁地笑了起来,心情舒畅自然也就有助于疗效的提高。记得有一位婚后多年未育的年青女子,由一位老太太陪同前来就医。陈师诊脉后问,她心中有何不快?患者瞥一眼老太太,两目下视,默默地摇了摇头。陈师即大声说:"你脉象弦紧,左关尤甚,必有不顺心之事,月经由是不调,如何生得小孩?男婚女嫁,结为夫妇,应当相互爱惜;婆媳如同母女,都是过来之人,更应相互体贴。心情舒畅,月事一调,自然生育有望"。开了处方交给病人,并叮嘱:"心情要愉快,再服此药,必有效果。"只见患者眼含泪花,称谢告辞,老太太也是喏喏连声而去。他们走后,陈师云:"诊病首重望诊,尤其是两目。此女子两目下视欠灵活,且眉头略略不展,是心情不快之象,兼脉象弦紧,左关尤甚,更证明了这一点。诊脉时要注意,肝气郁结者要重视左关,脾胃病则重视右关……,再说这位老太太对她虽关切,但并不亲昵,故肯定是婆母……,今日回去,媳妇自觉医生知道自己苦衷,为自己说了话,心情必定舒畅些,婆婆因见医生'脉里搭得出',今后也会收敛些。"陈师"中谤人事",不但治病,还以缓解家庭矛盾,为受气的小媳妇说说公道话,这种关心爱护、譬解宽慰、开导病人的医德医风一直影响着我三十多年的临床生涯。

## 2. 计划生育,种子良方

我刚随陈师临诊时,最爱看、最爱听的就是陈师桌上玻璃板下放着的数十张小孩照片和那可爱的小脸蛋后面维系着的故事。这一帧帧照片代表着多少真情谢意,又蕴含着多少技术结晶呢?

陈师常云:"不孕的人必经水不调且有病,经水调而后方可孕子。但医生须分清是因病而月经不调,抑或月经不调而后病,前者先治其病,后者当先调其经,这里调经是关键。"男子以精为主,女子以血为主,男子精血宜闭,不可损漏,女子经血宜行,不可壅滞。月经不调有量多或少、先期后期、淋漓不止或淤滞不通诸端,治疗当"有余者通,不足者补",通乃去其闭塞损积之瘀,达到旧血去,新血生;补者培其脾肾,使新血渐生而不枯闭,故曰调也。调者,使之和而无过、无不及的意思。临床常见不孕证有虚实两种类型。虚者乃肝肾不足,冲任失调,八脉空虚所致,治当补之,常用药物中温养肾阳的有鹿角、巴戟肉、仙灵脾、紫石英、益智仁、菟丝子;益气养血的有党参、生黄芪、熟地、白芍、白术、当归;调摄冲任的有茺蔚子、艾叶、月季花、玫瑰花、赤砂糖。其方药以五子衍宗丸、四物汤、艾附暖宫丸、毓麟珠等化裁。实者乃肝气郁滞、痰湿阻滞所致,治宜疏肝解郁、疏调气机、燥湿化痰以通之,常用药物如醋炒柴胡、制香附、苏梗、枳壳、茯苓、米仁、茅术、制半夏之类;方药以九制香附丸、苍莎导痰汤等化裁。这些方法用于因功能性病变引起之不孕患者甚效。在"文革"后期我调回母校时,林海同志(知我跟随陈师临诊多年)问我:"有人说陈大年不学无术,你如何看?"我的回答就是"去看看他桌上玻璃板下的小囡照片就知道了。"

另一方面,陈师与其学生王大增还不断探索控制生育的处方,对古代一些绝育、避孕单方进行实验或临床研究,付出了艰辛的劳动。如为弄清"蚕蛻子"的避孕作用,他们亲自去无锡养蚕场;为了证明"茶籽油煎水银"的绝育效果,就在陈师自家花园里操作,将煎成的海绵状物喂小鼠,全不顾有毒气体的危害。后来王大增等人继续做了七十多种复方与单味中药的删选实验,成为上海最早从事这方面工作的单位。

**3. 辨证审因,治崩有求**

崩漏可因血热妄行或气虚冲任固摄无权而致,也有年老经断复行或当断未断者,前者陈师常以黑蒲黄散为基础,血热加丹皮、知母、黄芩、黄柏、连翘等,气虚则以党参、黄芪、白术为主;后者则仿魏玉璜不补补之法治之,方中用少许黄连苦寒坚阴最妙,对于无癌变者甚效。这些治法给我带来过欢乐与烦恼。记得刚毕业时曾用陈师的方法治好多例血崩患者,从而得到众多病家的信任。但因仅口头叮嘱"去妇科检查一下",而未将其写在病历上,招来了西医的责难,她们告知有两位病人服了我开的中药而血崩止,但未去妇科检查,半年后复发,已是晚期子宫颈癌!我由此得知,癌肿出血(尤其是早期)用中药止血有取效的可能,不可不慎。另一件记忆深刻的事是陈师应广慈医院妇科刘德傅教授之邀去该院会诊,一位三十多岁的妇女血崩不止已二十余日。刘说:"所有的西医手段均已用上,中药也吃了许多,但仍无效,最后就是全子宫切除了。"因念其年轻,检查又未发现特殊情况,故请陈师会诊,陈师将病历翻阅,见几乎所有止血方药均已用过;查病人,因血崩日久,故面色口唇苍白无华,神志困倦,四末欠温,舌淡苔薄,但脉象显大,是出血尚在继续之兆!问及大便,知已十余日未解,陈师认为这是辩证的要点,此为结热所致,釜底火旺,致血热妄行,前曾清热凉血虽是对症,但扬汤止沸如何有用?急当釜底抽薪,大剂生大黄为主清泄之。次日,大便通畅,血崩果然渐渐止住。陈师临床辨证之精确与用药之胆识如此。七十年代末,我执教《黄帝内经》,读得《素问·生气通天论》"阳气当隔,隔者当写,不亟正治,粗乃败之"一语,心中立即联想到,这正是陈师治疗此病之理蕴。所以,这个病例是我必向每届学生介绍的案例之一,并常引伸说,凡月经量多而大便秘结的,都可以加些润肠通便之品,或许对止崩有帮助。

陈师常说,欲知病之虚实,脉之浮沉滑数迟涩,饮食之多少,小溲之清白黄赤,大便之燥结与溏泄、肌肤之肥瘦等均宜细察,先须识病明理,才能用药对症。例如胃口不佳这一最平常的症状也当细辨:纳差,可食亦可不食者,或不知饥不思食者,病在中,治当醒胃健运,但如知饥而闻谷气反不欲食者,病在上部,当用砂仁芳香理气。陈师之精于辨证可见一斑。

随师临床笔记还有很多很多,当我在翻检这些笔记,撰写这篇稿子时,往事历历在目。我总觉得陈师很像是一尊大肚能容天下事的菩萨,永远那样笑呵呵,可悲的是那场浩劫竟然没有能容下这一代名家,百姓心目中的名医。我常想,如果真有在天之灵的话,当陈师闻知当年那个最年青的学生至今仍将他的教诲铭记心中,且运用于临床常取得效果的话,是定会含笑九泉的。

# 妇科陈筱宝的学术经验简介

上海中医学院(上海中医药大学)　陈大年

我家先世业医,祖居浙江海盐,先祖耀宗公徙居上海,旋即逝世。先君筱宝公,秉承家学,复受业于上海诸香泉先生。诸公深得傅青主、叶天士诸家之学,专长妇科,名重当时,先君尽得其传,年甫弱冠,即膺浦东塘桥善堂之聘,为广大群众诊病,实践经验积累至富;中年,更得陈仕良后裔宋代陈素庵《妇科医要》手抄残本,内多透析理论与经验良方,更进一步获得了有关妇科疾病的医疗知识;于是先君遂以妇科专门应世。始自清季,开业于本市城区三牌楼,以善视色脉著称。每诊病,首重望色,视人形之肥瘦,色之荣枯,而察知其人之所苦。如面色熏黄无光泽者,知其腹中冷痛;色青而唇黯者,知其多怒,主经行失调;瘠甚而面黑者,知其月事淋漓;眼眶灰黑者,知其崩中带下。尤重视病者之眼神,尝谓:"五脏六腑之精均上注于目,察目神为诊断之首要。"故在临诊时每先注视病者目珠,如目珠露突者,其肝气必盛;横目斜视者,肝风内动;眼白起红筋者,内热为甚等。又非常注意问诊,先了解其生活情况,如婚已几年,生育几胎,从而知其环境;问其所偶,审其所遇,以知其情志;然后审证按脉,病无遁情,从而处方用药,自中环节。先君尤善于言辞,每诊病,常体验病者所苦,多多譬解,以潜移默化其忧思幻想,精神与药物治疗两相结合;因此求治者,多获良效,声誉日隆。由是业务鼎盛,终其身而盛况勿衰。

先君雅好古今医籍,广事搜罗,储藏盈室,诊余披览,致力甚勤,读书偶得,随笔记录,积累日多,成《医事散记》四卷,抗战时悉毁于日寇烽火,深堪痛惜! 今所介绍者,仅就昔年侍诊所得和回忆所及的零星片段经验,十不逮一;且限于本人水平,继承不够,体会不深,误谬之处,希同道们批评指教!

# 学 术 理 论

先君对妇科疾患的诊治,积累了很多的经验,颇有独到之处,总结起来约有三个方面:1. 强调病人以元气为本;2. 认为女科以血分为主要;3. 妇人杂病以调肝为中心环节。兹撮要分述如后:

1. 病人以元气为本:他最服膺徐灵胎“元气存亡”之论。凡人有病,元气不损,虽重可治,元气既伤,虽轻难愈。病之可以缓和调治者,不宜因于急切图功而轻投峻厉之药以戕正;病之必须攻泻取效者,亦宜寓补于攻,配合补益之品以扶正;总以不损伤元气为主,维护元气为先。即以调经为例:月事之失调,乃由于七情郁结、六淫外烁,导致冲任为病,而使经行失序,治法多主用疏条气机。即使瘀阻经络,经闭不行,亦不宜快利破气。他曾告诫我们说:“峻药取快一时,虽当时获效,而元气暗损,祸患潜伏。”所以他认为保存元气之充沛,人体自能调节却病;故“气为血帅”之论,对妇科疾病之诊治,尤其有着它的指导意义。

2. 妇科以调治血分为主要:前人对于妇人疾病之论治,首重血分,有“枯者滋之,瘀者行之,逆者顺之,热者清之,寒者温之”等治疗原则,先君认为这些治则都是正确的,但是滋血宜取流畅,行瘀宜取和化,顺气应取疏达,清不可寒凉,温不宜辛燥。例如对月经不行之施治,若因风冷寒湿而致血滞者,当温经散寒、行滞去瘀,但须顾虑血分,倘过于辛热,则血热妄行,上为吐衄,下为崩败暴下之患,损伤阴血,病遂难治。他对《黄帝内经》“适事为故”的理论,有深切之体会,因此对妇人疾病,处处以养血、和血为主。

3. 妇人杂病以调肝为中心环节:先君认为妇人一生在生理病理方面,有三个不同阶段:青春时代,主重在肾;中年时期,主重在肝;垂暮之年,主重在脾。女子青春时代，正当肾气旺盛之年，任脉通，太冲脉盛，天癸至，月事以时下，当青春时代，月事之反常为病，主要关键在肾。垂暮之年，则肾气衰落，天癸竭，地道不通，气血虚弱，血液来源衰少，病患因血不足，正如唐代人王冰所说"因月经数泄，气有余而血不足，当益血之源。"脾乃藏营而统血，故主要关键在脾。中年时，由于人事环境复杂，情志拂逆为多，故肝气郁结，气盛暴厉，为肝阳亢旺；七情所伤，关乎肝木；肝木之病变，虽少壮老年皆有关连，而特别多出现于中年时期，所以中年期间以调肝为最主要。他这个论点是契合于王肯堂所说"女子童幼天癸未行之前，皆属少阴；天癸既行，皆属厥阴；天癸既绝，乃属太阴经也。治胎产之病从厥阴者，是祖气生化之原也。"因此，先君推敲厥阴之治，最服膺王旭高对肝病的几种治疗法则—疏肝、泄肝、抑肝、柔肝、缓肝、疏木培土、泄木和胃。特别对"疏木培土""泄木和胃"，有深切体会，亦有所发挥。先君认为这两个治疗法则，原则上是制木扶土，而实际上则大不相同。"疏木"与"泄木"不同，"培土"与"和胃"亦是不同。叶氏《临证指南医案》有"木乘土"一门病证，一般人都以为木即是肝，土即是脾，一律以逍遥散施治，辨证不明，安能有效。盖木有甲、乙之分，胆为甲木，肝为乙木；土有阴阳之别，脾为阴土，胃为阳土；疏木培土法，乃治"乙木（肝）乘阴土（脾）"之证，为肝旺戕贼脾阴、木横土虚的病机，症见：两胁满痛、少腹坠胀、立则剧、卧则舒，为肝气上逆，脾气下陷，此即《金匮》所言"见肝之病，知肝传脾，当先实脾"之义；亦即叶天士所谓"木乘土"之病候，宜以升提宣达如逍遥散一类之方施治。泄木和胃法乃治"甲木（胆）乘阳土（胃）"之证，为胆火上炎致胃气不降、木升土逆的病机，症见：脘痛呕吐、心中疼热、气上冲心、不饥便秘；此乃胆胃失下降之正常，不同于"乙木乘阴土"之病机，当以辛开苦泄而清胆火，同时和降胃气（胃气以降为和），故云泄木和胃，左金丸之类方所宜。这两种治疗方法，其为木土之间的生克制化之关系失常的道理虽同，而含义则实有区别；前者病在肝脾，后者病在胆胃，叶氏医案中"土乘木"一门，徐灵胎以为"木乘土"非病名，并责叶氏门徒立名不当；然于肝脾胆胃升降之关系，立论精当，处方亦佳，未可因其立名不当而加否定。王旭高深明升降之义，推论疏木培土、泄木和胃之治，足可为后世法；而在妇人科方面应用尤广。

## 经验效方介绍

先君对于妇人科疾病之治疗，即本着上文所述三方面之原则，在对经、带、胎、产各门疾病的诊治中，更掌握了很多经验有效方。现列举几个病种及几个效方介绍于下：

### 1. 调经—八制香附丸之疗效

以香附为君，组合当归、熟地、白芍、川芎、红花、川连、半夏、秦艽、丹皮、青皮成方，经过八制为丸。

此方出自陈素庵，先君认为它对调治月经病有特点，加以化裁，并且推论立方之义。

先君曾谓妇人科以调经为主要治疗之一，很赞同萧慎斋"妇人有先病而后经不调，当先治病，病去则经自调，若因经不调而后病者，当先调经，经调则病自除"之理论，这种见解正是《黄帝内经》"治病必求其本"之精神。他更体会到古人"气为血帅"之论，气行则血行，气顺则血顺，故主张调经宜理气，不可破气，必须在辛香理气中参以调肝凉血之品。陈氏此方符合这个原则，因此应用后，获得良效。

在妇科以调肝为主的原则下，以香附为君，畅肝之郁，疏肝之气，但嫌其辛燥，先用米泔浸以制其燥，亦藉谷气以入胃；次用酒炒，冀周行一身，通行三焦；三用醋炒，以引入厥阴肝经；四用童便浸，藉童便之鹹寒以下行；五用杜仲炒，使达下元腰膝；经过五制之后，分作三份；一份用红花汁拌以行血；另一份用川连汁炒以清热；还有一份用半夏汁炒以豁痰。这样经过八制，对于调整气血、祛除痰湿，各方面兼筹并顾，有助于气机血液之调畅，而湿痰邪浊之积结自去，适用于调经最合病机。

### 2. 经闭——香草汤之方义

本方由香附子、益母草、鸡血藤、当归、泽兰叶、大川芎、柏子仁、红糖等组成。

一般认为：经闭有血枯、血瘀、寒凝、气滞等四个情况，因此定补血、行瘀、温中、解郁等方法，立出不同类型之方剂。而实际上病患往往不是单纯由于一个病因所引起，故血枯也许兼有气郁，气郁或许兼有血瘀，每多不能中肯。先君认为经闭主要只辨虚实两因，主方以香草汤养血、活血、行气、化滞，四者随所见症状而配合，如身体坚实，症见腹痞，有块痛拒按，可于本方中加牛膝、莪术、红花行血化瘀，不伤正气，用之多效。他指出运用此方，必须注意一种症候—虚损劳瘵、先天不足、发育不健全者，便非此方所宜。

### 3. 崩漏——黑蒲黄散之运用

本方由蒲黄（炒黑）、棕皮（炒黄）、川芎、丹皮、香附（醋炒）、白芍、阿胶、当归、地榆（炒炭）、熟地、荆芥、血余炭等所组成。

此方也出自陈素庵《妇科医要》抄本。原书说：月水不断，或忽然暴下，谓之崩中。有因血热者,有因虚寒者,有因内动肝风、怒动肝火者,有因脾气郁结、血不归经者,有因衰弱或劳损过度、气虚不能约制经血者。各按寒热虚实之具体情况而加减运用。如实热,则去当归、熟地、香附,加知母、黄芩、黄连;如虚寒者,去丹皮、地榆,加人参、白术、炙草。倘因过服凉药致生内寒、或脾气虚寒甚者,少加桂、附以引血归经;怒动肝火者,去熟地、当归,加柴胡、山栀,甚者加龙胆草;瘀血者,去白芍、熟地、阿胶,加赤芍、五灵脂、红花等。书中又载明治疗三法:一曰塞流,二曰澄源,三曰复旧。三法之运用,都以黑蒲黄散为主方,随不同症状而异其法。所谓塞流,即止涩固崩,杜塞其放流;所谓澄源,即求其原因,寒者温之,热者清之,虚者补之,实者行之,以正本清源;所谓复旧,即崩止后,急大补气血,以恢复其故旧。要之,治疗崩漏之步骤,初用止血以塞其流,继用清热或温化以澄其源,后用补气补血以复其旧。若仅塞流而不澄源,则病邪不除;若仅澄源而不复旧,则正气不复;故本末不遗,步骤不紊,其病乃治。先君对于崩漏之治疗,其初亦从一般治法以归脾汤为主而无效,后来采用此方,所投多验,因而对陈氏方加强了信心。其后他更在此方的基础上,灵活运用,如暴崩者,以此方配合独参汤加童便,大补气血,则所谓复旧,亦不定在崩止之后了。凡色脉见虚象者,即配合补剂,应变急剧,随宜施用,此又为先君掌握了三法命名之义,加以化裁而得其深旨,亦实践所得之经验也。

又妇人经行已断多年,垂老而再行、淋漓如壮年者,先君仿魏玉璜之"不补补之"之法,以熟地二两(以一两炒炭),枸杞一两,白芍五钱,酒炒黄连三分,治疗获效。此方妙在黄连合白芍,苦寒坚阴,两调肝脾。今以治老年月经再行之症,若检验结果并非肿瘤患者,治之多获良效。

**4. 虚损——回天大补膏之滋荣**

本方由人参、茯苓、当归、白芍、川芎、生熟地、陈阿胶、知母、红花、山药、元参、丹皮、龟版胶、牛羊乳、人乳、柿霜、梨汁、天门冬、银柴胡、龟甲胶、八制香附等组成。

先君认为妇人月事不行,症见肌肉瘦削,皮肤枯索,爪甲泛青,口干,舌燥,掌心灼热,脉沉细等,纯由于血枯荣少所致,与因于七情六淫等导致经闭的实证不同。这种病机,不当以通经行经为治,根据经旨"太冲脉盛,月事以时下"的道理,即反证了经水之不应期而至,乃由于冲任虚不能灌注血海所致,当从整体论治,可用回天大补膏大补阴血。此方以四物为君,天冬、知母补肺金以培生化之源,茯苓、山药以健脾和胃,龟版、鳖甲、驴皮三胶以滋养阴血,人乳、牛羊乳取其润泽,丹皮、银柴胡、柿霜滋荣阴以除内热。妇人因虚损导致血枯经闭者,以此缓缓图治,多获良效。

**5. 不孕——服求嗣方之试探**

求嗣方系当归、川芎、香附、泽兰、红花、丹参、牛膝、艾叶、川断、益母草、月季花、赤砂糖等所组成。运用时的加减原则是:月经先期,加赤芍、丹皮;后期,加鹿角、巴戟;经行腹痛,加元胡、木香;腰酸,加秦艽、杜仲等。

妇人久不孕,审无病患,检验正常(男子亦健康),不是生理上有所缺陷,必因气血有所郁滞,可试服此方以观动静。在经行时服一剂后,腹中有气"抄动",大便微利,日行二三次,自觉舒适,继续再服二剂,即不觉"抄动",这表示气血流畅,可有生育之望。假使先进一剂,腹中不"抄动"而大便亦不得通畅,再进始有"抄动"感觉,表示气血郁结,胞络之气不调畅,则生育较慢。假使服此方而毫无动静,生育无多希望。服药后的腹中有气"抄方"感,虽与孕育无直接关系,但由此可测知气血之盛衰,任脉之通调与否。

此方应在月经来潮时当日进服,有祛瘀生新之功,可以帮助气机调畅,使无瘀滞之患;如经行日期延长者,又可以缩短;经净之后,每日服八制香附丸,使气血充旺,易于生育。

**附:治验记录数则**

(1)何太太,形体壮实而经停三月,某医投破血行经药不应,反觉腹中胀满,就诊于先君,先君视其面色枯索无泽,问其生活情况,知其操劳过甚,诊脉细弱无力,认为积劳内损,虽外形壮硕,所谓外强中干之质,不宜峻攻,以损元气,改以香草汤投之,三剂腹部胀满得除,再服三剂,月经遂行。

(2)王太太,中年而寡,情志抑郁寡欢,两胁苦满,纳少便溏,心悸失眠,病经三月,历治不痊,来寓求诊,按脉细弦,重按不应指,先君曰:"此即所谓肝木乘脾土,脾虚血少,升降之职失司。"宗王氏疏木培土法,同时嘱改变环境,调治经月后,病已。

(3)陈太太,病伤寒之后,越半年而经水不至,手足烦热,肌肤枯索,一日经忽来临不多而有瘀块,医者以为必有停瘀,方用桃仁、红花、当归等药,五六剂后,经水仍不至,更见胸腹胀满,认为瘀不下,再加京三棱、蓬莪术,病者遂见潮热、心悸不寐等;先君诊之,谓此犯"虚虚之戒",化源告竭。恣意以通利之法,无怪病日增重,乃予回天大补膏,嘱每日进服,二月后,诸恙渐瘥,三月后,经行正常,病痊愈。

(4)刘老太太,年近六十,瘠瘦尫羸,忽然经血暴下,淋漓如壮年经行,就诊于先君,先君察其唇舌干红,诊脉细弱,初以黑蒲黄散加黄芩、知母等罔效,病家疑是子宫肿瘤,就西医检查,无征,再来诊治,宗魏玉璜法两调肝肾而痊。

（5）诸太太,结婚七八年不育,经行无定期,或多或少,日渐尪羸。先君审知其夫狎邪,不务正业,认为因于情志拂逆,肝气郁结,以求嗣方试探,三剂始觉腹中略有"抄动",乃用调气疏肝法嘱连续进服二月,一面劝解改变环境,使情志舒畅,同时赠予八制香附丸久服,逾年经调,怀孕生子。

（6）谢小姐,年届标梅,经停三月,日渐羸瘦,手足掌心烦热,胃纳衰败,心悸失眠,医者咸认为劳损已成,议用补益;先君诊视,目眶黧黑,拂其肌肤,枯索而燥,告之曰:凡少女正如好花初放,面荣必有光彩,肌肤亦必润泽,今色泽适得其反,此即《金匮》所谓肌肤甲错、两目黯黑之征,是正气内伤,血瘀凝积,宜缓中补虚,和血化瘀,以四物汤乌贼骨丸投之,二月后经行,病渐向愈。

（7）陈太太,经水淋漓,经二月不已,审其病从盛怒而得,症见头晕、胸闷、泛恶,自服人参五钱许,胸闷窒塞更甚,两目昏黑,视物都作蓝色,先君曰:"此肝木亢旺于上,冲任亏虚于下也"。以黑蒲黄散加龙胆草、芦荟各五分治之,三剂获痊。

# 痛　经

上海中医学院(上海中医药大学)　陈大年

月经行时腹痛,经行前或经行后腹痛,中医都叫做痛经。这些经行疼痛,在中医学说上是有分别的,因此,它的治法各不相同。兹将古人的认识和治法,结合本人临床的经验,与同道们共同讨论。

## 一、经前腹痛

经期将来时先有腹痛,朱丹溪说:"经将行腹痛,属之气滞,"又说:"经将来腹中阵痛,乍作乍止者,血热气实,"前一种是持续性痛,后一种是间歇性痛,这两种痛的治法,前一种用四物汤加玄胡索、丹皮、黄芩,后一种用四物加黄连、丹皮,两方中的黄连、黄芩相差不多,可是前方加玄胡一味,它的作用就不同了,芩连丹皮同属凉清血热,玄胡则是破血之痛。

王海藏说:"经事欲行,脐腹绞痛者,此血涩也。"这里所说的血涩,就是指血滞。血滞腹痛。也就是间歇性的痛,一阵紧,一阵松,其痛如绞,但同样的腹痛,丹溪认为是"气滞",而海藏则说是"血滞",似相矛盾,其实气滞则血滞,血滞则气血哪一方面有所阻滞,都可因流行不畅而产生疼痛的,王海藏用八物汤加木香、槟榔、延胡、苦楝,是以活血散血利气破气为主。滑伯仁说:"有经行前脐腹绞痛如刺,寒热交作,下如黑豆汁,两尺沉涩,余皆弦急,此由下焦寒湿之邪搏于冲任,冲为血海,任主胞胎,为妇人之血室,经事来邪与血争,故作疼痛,寒湿生浊,下如豆汁,宜治下焦,以辛散苦温血药治之。"他所说的经前腹痛,和前面丹溪、海藏二氏所说全不相同。腹绞痛如刺,是锐痛不是钝痛,而且寒热下黑色血,如豆汁,脉象沉涩弦急,不是一般性的痛经。所谓寒湿邪搏于冲任,方用辛散苦温一类的药物,是符合于他所述的病症的。

明傅山说:"有经前腹疼数日,而后行经者,其经来多紫黑块,人以为寒极而然也,谁知是热极而久不化乎。一般人在临床上往往以经行鲜红为热,紫黑色成块为寒,傅氏纠正这一说法,他认为肝藏血的,在五行属木,肝郁木失通达,这是说妇人的情绪舒畅与否,和经行的关系,如果情绪不舒畅,应行的经就被肝火煎熬成块,治法要泻肝火,而最要的还是解肝郁,使神经舒畅,才是治本的方法,故用宣郁通经汤(白芍、当归、丹皮、山栀、白芥子、柴胡、香附、玉金、黄芩、甘草)疏肝解郁。

竹林女科说:"经前将来脐腹痛,由于血涩不行,"用通经汤活血行血,这与朱王二氏意见差不多。

总之经前腹痛,主要的以调气饮为主,用辛温剂的香附、乌药、青皮以行气,红花、延胡、肉桂以行血,再加艾叶、茴香以燠命门,佐入当归、川芎、远志、川断以补血和血。此外,兼有其他原因,在处方上就应加减为治,如兼寒的可酌加肉桂的用量,或因精神刺激而忧思愤怒的,应加柴胡、木香以疏肝散郁,兼饮食不调加神曲、枳壳、山楂,如因体弱血少,加参、术及丹参,肥人应加半夏、茯苓,倘时值夏令炎热时,肉桂辛热,用量可减少或不用,这些都是应当灵活运用的。

# 二、经 行 腹 痛

月经已行而兼有腹痛,主要由于血滞。由于古人认为经行不畅的腹痛和气滞的腹痛,是有先后区别的。如陈良甫说:"经来腹痛由风冷于胞络或冲任,"这是说感寒而成腹痛;戴元礼说:"经事来而腹痛,不来亦痛,皆气血之不调也。"前者陈良甫主张用温经汤加桂枝、桃仁温经而行血;如因情绪郁结而血滞的,则用桂枝桃仁汤或地黄通经丸,散郁通经;如经行有血块可用万病丸(干漆、牛膝),后者戴元礼主张用四物汤加香附、吴茱萸,或和气饮(苍术、葛根、桔梗、当归、茯苓、白芷、枳壳、甘草、陈皮、白芍)加吴茱萸,如痛势甚剧,可加玄胡索。玄胡功能止痛,又能破血滞,戴氏方剂可说是气血双调的。

竹林女科说:经来腰腹痛而气滞血实者,宜桃仁汤(桃仁、虻虫、荆芥、大黄、川芎、当归、桂心、甘草、蒲黄);经来小腹结成块,或如皂角一条横过,痛不可忍,面色青黄,不思饮食,宜服元胡散;如痛不可忍,重用元胡;经来余血未净,腹中作痛,或发热,或不发热,用红花当归汤(红花、归尾、紫葳、牛膝、甘草、苏木、赤芍、刘寄奴、桂心、白芷)活血行瘀,瘀尽则痛自止。

总之,经行腹痛,经来不多,患者两尺沉濇,以行血为主,亦可加行气之品,以防气滞,一般常用大玄胡散,方中用延胡、红花、赤芍、生地等以行血,加以肉桂、吴萸祛寒逐滞,香附、青皮、木香、枳壳行气止痛,当归、川芎艾叶补血温经,俟经止以后,另服十全大补或四物汤加红花、丹参、香附等药,于补血之剂佐以利气活血,以作善后调理。

# 三、经 后 腹 痛

经行如常,但经后忽现腹痛,是气血不足之症。朱丹溪说:"经水过后作痛,是气血俱虚也,宜八珍汤;亦有虚中有热,经后作痛,宜逍遥散;亦有经行过后,腹中绵绵走痛者,是血行气滞未尽行也,四物汤加木香。"古人以为经行后血海空虚,阴血亡失,则阳气无辅,故使腹痛,此外应注意有无兼症,如脉现浮数,兼有热象,证属虚中兼热,亦见经后痛,但非实证。然另有行经时腹痛,延续经后未止,是余血未尽,瘀蓄作痛,不能全作虚论,宜于补中兼行,故以四物中加木香利气,是有理由的。

傅山说:"又有少腹疼于行经之后者,人固知是气血之虚也,谁知是肾气不涸乎。"肾水一涸,肝气横逆作疼。治宜舒散肝气,同时兼以补肾,方用调肝汤(山药、阿胶、当归、白芍、山萸肉、巴戟天、甘草),一派强壮滋养药,有补血温经的作用。

王肯堂证治准绳说:"经后腹痛为虚明甚,若脉不数,证不显热,未可断其为热也,八珍汤为宜,有热方以逍遥散主之,"总之,气血两虚的经后腹痛宜八珍汤,或《六科准绳》的三才大补丸。用人参、白术、黄芪、山药以补气,当归、川芎、白芍、地黄以养血,杜仲、阿胶以滋阴,熟艾、补骨脂以温宫,再佐以香附行气,腹痛可除。如系余血未尽,忽见腹痛不止,可先服艾附丸二三两,用姜汤送服。

附临床常用经验方,录出以供用同道参考。

**（一）经前腹胀痛**

台乌药、当归头、延胡、香附、木香、槟榔、白术、苏梗、甘草、砂仁。

**（二）经正行腹痛**

全当归、西川芎、红花、牛膝、泽兰、丹参、香附、延胡、益母草、红月季花

**（三）经后腹痛**

白归身、大熟地、西川芎、白芍、艾叶、阿胶、山药、萸肉、巴戟天、香附。

**（四）久患痛经**

肉桂、吴萸、当归、川芎、白芍、柴胡、炙草、川断、橘核、茺蔚子。

# 中医中药治疗 98 例月经病临床分析

上海中医学院（上海中医药大学） 陈大年

1961 年 5 月间,笔者曾参加了对 ×× 大学师生员工的妇科疾患普查工作。普查对象为 259 位自诉有妇科疾病的患者,普查结果,发现其中属月经病者有 201 例,其余 58 例,或患带下或无特殊。经分析 201 例月经病患者的发病因素,大致可归纳以下三类:1）由精神刺激、情绪波动、环境变化等诱发;2）由其他慢性病所引起;3）内分泌失调所致。

本着审因论治的精神,对于三类不同因素造成的月经病患者,予以不同处理。第一类着重精神治疗,不予药物。第二类以治疗慢性病入手。第三类则以中医辨证单纯应用中药治疗。此类患者共 124 例,中医中药治疗历时三周（除因故离校者外）,于 1962 年 2 月共计随访 98 例。为求今后工作有所改进与提高起见,将临床辨证与治疗结果初步分析于下,希同道指正。

## 辨 证 分 型

经随访的 98 例月经病患者中,计月经失调者 51 例（包括月经期、量、色、质的不正常）,继发性闭经者 37 例,原发性和继发性痛经者 10 例。98 例中,

19 例症状与体征皆不显著,其余 79 例的辨证分型如下:

（1）血虚:薛立斋说:"血者水谷之精气也,和调五脏,洒陈六腑,在男子则化为精,在妇人则上为乳汁,下为月水。"女子月事由血所化,本于血海之满,今血虚则血海不足,故症见经期落后,经量少,色淡或红而质薄,或经闭;面色无华,形体消瘦,头目眩晕或头痛,精神疲惫,舌质淡,苔薄,脉细。

（2）气虚:气虚则不能摄血,阳不足则阴无以化。症见经期超前,经量多而色淡质薄,或经闭;面色㿠白,精神疲惫,头晕,耳鸣,健忘,心悸,气短,或伴有失眠,畏寒或四肢发麻;舌苔薄,舌质胖嫩而边多齿痕,脉微或濡小。

（3）气滞:气为血之帅,气行则血行,气滞则血凝,不通则痛;故症见经水先后无定期,或经闭,或经痛,少腹胀痛（胀甚于痛）,或上连胸胁痛,或乳房作胀,精神抑郁,舌苔薄白,脉弦涩。

（4）血瘀:瘀血阻滞脉络,新血不得归经,则经水先后无定期,或血瘀气滞,则经行腹痛;经量多寡不定,色紫有块,少腹酸痛,下瘀块后腹痛减轻;若瘀阻血脉,则经闭不行,皮肤干燥,舌色紫黯,脉沉涩。

（5）痰阻:肥人痰湿多重,痰湿壅塞经脉,则经量甚少,色淡,经来后期,或经闭,亦有经闭后复见体胖者;胸腹胀闷,口腻多痰,倦怠嗜卧,带下颇多,舌淡,苔薄腻或白腻,脉象弦滑。

依据上述病机与见证,在 79 例中,辨证分型,以血虚者最多,血瘀者最少,如下表（见表 1）:

表1　79 例各型分布

| 证型 | 血虚 | 气虚 | 气滞 | 痰湿 | 血瘀 | 合计 |
|---|---|---|---|---|---|---|
| 例数 | 47 | 15 | 8 | 5 | 4 | 79 |
| 百分率（%） | 59.9 | 19.0 | 10.1 | 6.3 | 5.1 | 100.0 |

## 方药组成及疗效

（1）方药组成:为便利患者接受治疗起见,在辨证分型的基础上,特协定下列 5 种方,配制成剂,以供服用,方如下:

1）代参膏:

主治:气虚血虚。

组成:阿胶一钱半　艾叶一钱半　香附四钱　丹参三钱　饴糖一两

服法:上药制成膏,每日服一两。

2）归兰丸：

主治：血瘀证。

组成：牛膝三钱　丹参三钱　香附三钱　泽兰三钱　红花一钱半　当归三钱　川芎一钱半

服法：上药轧成片剂，每片重一分，每次服 7 片，日服两次。

3）乌药片：

主治：气滞证。

组成：乌药一钱半　砂仁五分　木香一钱　延胡索一钱　香附三钱　吴萸八分　川芎二钱半　白芍五钱　生姜二片　炙甘草八分　桂心五分　当归三钱

服法：上药轧成片剂，每片重一分，每次服 6 片，日服两次。

4）二术丸：

主治：痰湿证（加用代参膏，并治气虚证）。

组成：苍术一钱半　白术一钱半　生姜二片　大枣五个

服法：上药制成丸剂，每服一钱五分，日服两次。

5）香草糖浆：

主治：无其他显著症状的月经不调、经闭、痛经等。

组成：益母草一两　鸡血藤五钱　红糖一两　香附四钱

服法：上药制成糖浆，日服一两。

（2）疗效：此次治疗虽然疗程甚短，为时仅三周，随访结果却尚令人满意。以月经失调之有效率最高（见表 2）。

表 2　98 例疗效分析

| 病种 | 痊愈 | 好转 | 未愈 | 合计 |
|---|---|---|---|---|
| 月经不调 | 26（51.0%） | 10（19.6%） | 15（29.4%） | 51 |
| 闭经 | 25（67.6%） | — | 12（32.4%） | 37 |
| 痛经 | 3（30.0%） | 2（20.0%） | 5（50.0） | 10 |
| 合计 | 54（55.1%） | 12（12.2%） | 32（32.7%） | 98（100.0%） |

## 小　结

1. 辨证审因、审因流治，是中医诊治的基本原则。通过普查，发现不少月经病的发病原因在于精神刺激、情绪波动，即由七情内因所导致。对于此类患者,采取了讲解、解释方法,不予药物治疗,结果非常满意,据了解,11 例闭经患者,亦由此而愈。

2. 自来对调经所用方药,不离四物汤等;益气补血,必用参、芪、地、归。但在这次治疗的工作中,我们所拟定的 5 个方,所选用的药物,除当归一味外(用量也很微),其他如参、芪等均不用,经过为时仅三周的治疗,疗效亦很满意。可见用药贵乎精,贵乎针对病因症情,不应拘于调经必用四物、补益务需参芪之说。以往,我们在临床中习用汤方,通过此次治疗工作,发现丸膏效果不逊于汤剂,并且服用方便,极受患者欢迎。

3. 根据辨证论治,不按病种而按证型分别治疗,举凡气虚、血虚者,予以代参膏;痰湿证用二术丸,气虚痰湿重,则代参膏与二术丸两方合用;归兰丸主治血瘀证,加味乌药片用治气滞证,至于症状不显著,难以辨证分型者,一概予以香草糖浆。疗效尚为满意。

　　身为海派陈氏妇科第四代传人,深知自身肩负着传承、弘扬家学的重任,故而更为感激于晚生后辈们为光大陈氏妇科所做之努力。

　　叔父大年先生正是海派陈氏妇科传承中一位承上启下的灵魂人物,本集的问世,是对陈氏妇科陈大年先生学术思想、临证经验等的系统总结,阅完全稿后感思于先生对海派陈氏妇科,甚或中医妇科事业做出的贡献。

　　本人自小因传承家传的使命而学习中医,后长期随叔父研习医学、跟诊抄方,耳濡目染其临证之大医风采、治学之严谨态度,一生受用。

　　大年先生临床思路灵活,随机应变,用药讲究轻灵制胜,轻可去实,这些在本集中也有详细论述,对我后期的用药思路有着很大影响。随叔父学习的过程加深、拓宽和提升了我的学术基础和学识境界;而其治学态度更是令我辈铭记于心。叔父终日劳行于诊务,然但凡得空仍研读书籍,勤做笔记。本集的"留方随笔"部分正是先生或临诊、或阅书体悟之心得记载。叔父严谨的行医治学态度正是其人生态度的现实写照,我辈深受其言传身教。

　　欣见海派陈氏妇科传人徐莲薇等后起之秀,建设陈氏妇科学术思想研究室,系统研究陈氏妇科学说,令《陈大年论治中医妇科疾病拾萃》付梓出版。全集归纳提炼大年先生其学术思想,列其临证医案并精析解读,探索其学术传承规律,是值得一读的好书,乐以为跋。

　　望本书的出版能传承、发扬海派陈氏妇科,唤起业界对陈氏妇科的关注,并可在医疗实践中惠济于民。

海派陈氏妇科流派传人

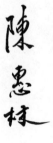
陈惠林

12<sub></sub>